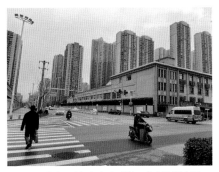

1．当初感染源を疑われた武漢の華南海鮮市場。2021年3月下旬も青色のバリケードで封鎖（p.165）

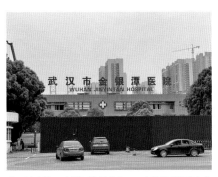

2．最も早い時期に数多くのコロナ患者を収容した伝染病専門病院の武漢市金銀潭医院（p.191）

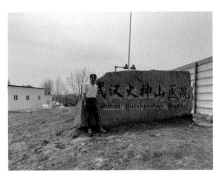

3．9日間の突貫工事で設置されたプレハブの臨時病院，武漢火神山医院と筆者（p.34）

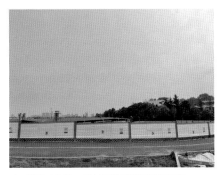

4．壁の中にひっそり佇む武漢火神山医院（p.167）

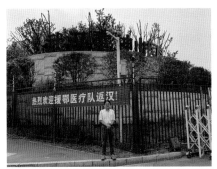

5．10日間の突貫工事で設置されたもう一つのプレハブの臨時病院，武漢雷神山医院と筆者（p.192）

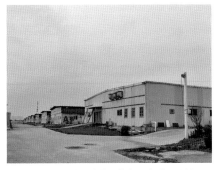

6．現在は休止中の武漢雷神山医院（p.168）

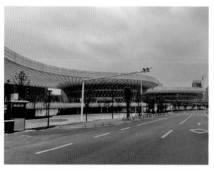

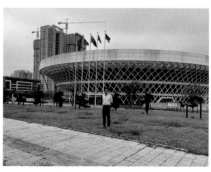

7．武漢の江夏区大花山方艙医院（江夏方艙医院）は張伯礼院士を中心に全国の中医学専門家209名の医療隊が運営（p.170）

8．江夏方艙医院があった体育館と筆者（p.204）

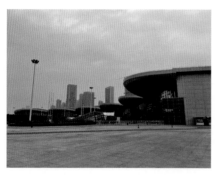

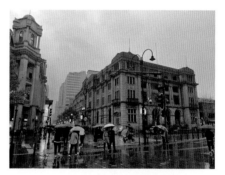

9．野戦病院として活用された武漢国際博覧センター（p.169）

10．2021年3月下旬の武漢繁華街の様子（p.164）

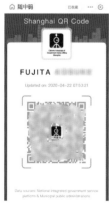

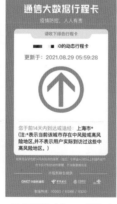

11．上海市の健康QRコードの原型（左，p.92）と通信ビッグデータ行程カード（右，p.95）

12．完全防護で機内サービスを提供するCA（p.97）

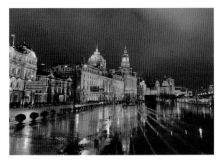

13. 2020年1月26日, 観光客が一切いなくなった上海外灘 (p.20)

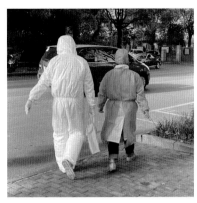

14. 上海市内で見かけた防護服を着て健康チェックに向かう医療関係者 (p.30)

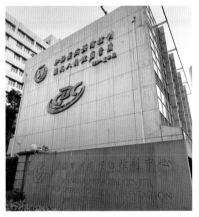

15. 上海市の新型コロナ対策の中枢, 上海市疾病予防コントロールセンター (p.104)

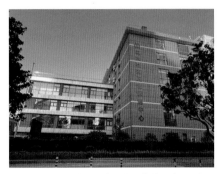

16. 地域医療を担う上海の社区衛生服務センター (p.104)

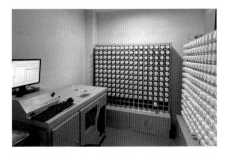

17. 単味顆粒エキス剤の調剤・分包機。全自動化されており, 武漢でも大いに活用 (p.194)

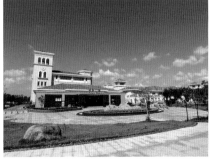

18. 上海における新型コロナの最前線基地, 上海市公共衛生臨床センター (p.16)

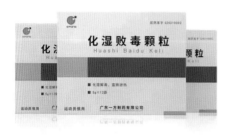

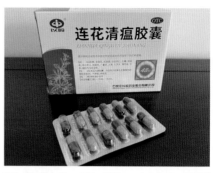

19. 新型コロナの代表処方「三方」の一つ，化湿敗毒顆粒（p.213）

20.「三薬」の一つで，新型コロナの軽症・普通型に用いる連花清瘟カプセル。2003年のSARSのときに開発（p.215）

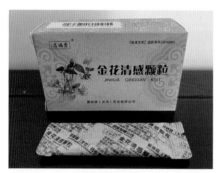

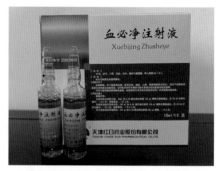

21.「三薬」の一つで，新型コロナの軽症・普通型に用いる金花清感顆粒。2007年H1N1型インフルエンザのときに開発（p.215）

22.「三薬」の一つで，新型コロナの重症・重篤患者に用いる血必浄注射液（p.272）

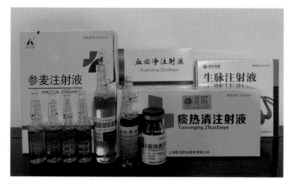

23. 新型コロナの治療で用いられる中薬注射剤（p.281）

上海清零

～上海ゼロコロナ大作戦～

藤田康介

中医学からワクチンまで

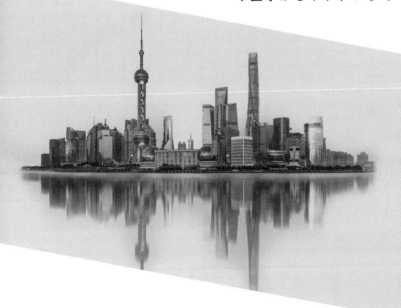

東洋学術出版社

はじめに

　2020 年春の上海。新型コロナウイルス感染症の感染拡大で，活気の
あった上海の街もひっそりとものの見事に静まりかえりました。私も勤
務先の病院が当局の要請で閉鎖してしまい診療活動が行えず，子どもの
学校も長らく休校になりました。われわれの日常生活がほんの一瞬のう
ちにすべて変わってしまいました。1996 年から上海に暮らしている私
にとっても，毎日衝撃的な体験ばかりです。その間，どこにも行くこと
ができないので，書斎にこもって，『中医養生のすすめ～病院にかかる
前に～』（東洋学術出版社）を完成させました。

　あれから約 1 年経ちました。この間，中国に暮らすわれわれの「すぐ
に収束できるだろう」という期待に反して，新型コロナウイルス感染症
が欧米をはじめとする西側先進諸国にものすごい勢いで蔓延し，しかも
より強力な変異株まで次々と登場し，多くの方が命を落としました。日
本でも緊急事態宣言が発せられ，一部では医療が逼迫する事態にもなり
ました。一方，上海での生活は 2020 年春以降，新規市中感染者が減少
するとともに徐々に正常化し，2020 年夏頃にはすっかりコロナ禍前と
ほぼ変わらない日常生活をおくれるようになりました。もちろん，海外
からの帰国者に対しては厳しい 3 週間の隔離が継続され，自由な往来が
制限されますが，中国国内では大きなイベントも再開され，飲食店も賑
わっています。国内の旅行も再開されました。われわれ中国在住の日本
人は，こうした防疫体制の変化を毎日の日常生活を通じて自ら体験して
きました。

　日本の隣国である中国のコロナ対策の仕組みは，日本では一部マスメ
ディアによって断片的に紹介されています。中国は厳しく感染者ゼロを
目指して「ゼロコロナ対策」をやっていると報道されていますが，実は
その全貌はほとんど知られていません。中国でも毎日海外輸入例から感

染者が発生し，たまに市中感染者も発生していますが，死者がほとんど出ていないこと，ましてや隔離やワクチン接種だけでなく，中国伝統医学（中医学）を使った対策が行われていることも日本ではほとんど知られていません。

中国は歴史的に常に感染症と闘ってきました。たとえば，中医学や日本の漢方医学を勉強すると必ず読む『傷寒雑病論』（『傷寒論』）の作者である張仲景（150?-219）一族は，200人以上の大所帯であったそうですが，建安元年（196年）以降の10年間で3分の2が死亡し，そのうち7割は「傷寒」（急性感染性疾患）による病死でした。張仲景はこの疾患で突然に亡くなった人たちを救ってあげられなかったことを悔やみ，『傷寒雑病論』を書くことを決心したと序文に記しています。2千年近く経った現代でも使われている，日本人には馴染み深い「葛根湯」や「小青竜湯」も，実はこの『傷寒雑病論』が出典で，新型コロナウイルス感染症対策で開発された清肺排毒湯をはじめとする数々の処方も，この『傷寒雑病論』の処方の影響を強く受けています。

本書のタイトルの「上海清零」とは，上海市内で市中感染者がゼロになり，市全域で低リスクエリアとなって，入院患者もすべて退院し，いわゆるゼロコロナの状態が達成されたことを意味します。中国では感染者が発生したとき，常に新規感染者をゼロにするまで徹底的にPCR検査を行って隔離していくことを実行していき，ゼロが達成できたとき，「清零」と呼びます。メディアなどでこの「清零」が発表されると，これでまた日常生活に戻れる，と思えて嬉しくなります。最近では，中国各地で感染者が稀に発生しても1カ月ぐらいで「清零」が達成できることをわれわれ一般市民も実感できるようになってきました。

世界各国が，それぞれのやり方で新型コロナ対策を行ってきています。本書では，そんななかで中国がどういった対策を行い，上海在住のわれわれ日本人がその中でどう暮らしてきたか，そして中医学がいかに活用されてきたかについて，中国で暮らしている日本人の視点から紹介しよ

うと考えました。

　もちろん人口が14億人，日本の約25倍の国土をもつ中国のやり方を真似る必要はまったくありません。政治体制も，文化も，民族もすべてが違います。しかし，中国のやり方を知ることで，われわれの防疫対策に何らかのヒントが得られることもまた事実です。そして，本書を通じて日々変わりゆく中国の新しい一面を理解していただければ本望です。

2021年11月　上海浦東の自宅にて

目 次

コラム

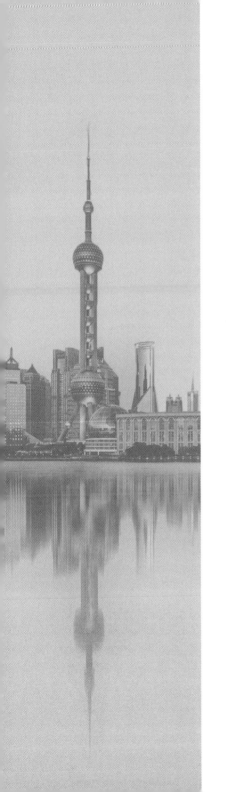

第 1 部

上海で新型コロナを
体験して

第1章

原因不明の肺炎の噂

武漢で原因不明の肺炎発生

2019年12月26日，武漢市にある湖北省中西医結合医院の近所に住む，夫婦2人の発熱患者が診察にやってきました。この2人を診察したのが，呼吸器と重病医学科主任の張継先医師。中国の公式発表では，この医師が最初に新型コロナウイルス感染症（以下，新型コロナ）の患者を発見して報告した医師となっています[1]。このケース以外にも，論文などでは2019年12月1日に発症した症例も発表されていますが，正式に当局へ報告されたのは，この張継先医師のケースが最初だったようです[2]。

張医師が胸部CT画像を見ると，従来のウイルス性肺炎とはまったく異なる特徴を持っていたことから，夫婦に対し子どもも連れてくるように指示しました。子どもに症状はなかったものの，胸部CT画像を見ると，やはり同じような画像上の特徴が見られました。普段の診察では，家族の一人が感染症に罹り，家族に付き添われてくることはよくありますが，家族全員が感染したということは，何らかの伝染力の強い感染症が発生しているに違いないと感じたといいます。かつてSARS治療にも参加した経験のある張医師は異変を察知し，12月27日に現地当局に報告しました。

武漢における新型コロナの最初の発見は，中国ではこのように報道されています。その後，事態はさらに進展し，12月30日に，武漢市中心医院眼科の李文亮医師が，「海鮮市場で7例のSARSが発生した」とWeChat（中国でメジャーなSNS）で発表する一方で，12月31日には武漢市が「原

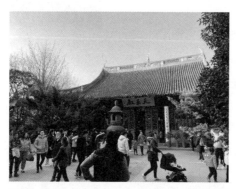

写真1　新年の上海竜華寺。上海の名刹で，三国時代に呉の孫権が母親のために創建したといわれています。このときはまだ誰もマスクをしていません。

因不明の肺炎で 27 例が感染したが，人から人への感染はない」と公表したことで，われわれ上海で働く医療関係者の間でも段々と話題になってきました。

　武漢の原因不明の肺炎に関する情報は，当時，上海でもまだ少なく，「人から人への感染はない」という当局からの発表もあり，われわれも 12 月下旬から 1 月中旬にかけてまだそれほど深刻には考えていませんでした。2019 年の年末から大晦日のわが家は上海で過ごし，いつものように NHK の紅白歌合戦を楽しみました。2020 年 1 月 1 日は，例年通りに上海竜華寺へ初詣に行っています。お寺も例年通りの賑わいでした。もちろん，当時の写真を見返すと，人混みの中でマスクをしているような人はほとんどいません。お寺も通常通りに参拝が可能で，多くの人で賑わっていました（**写真1**）。

　一方で，1 月 2 日に武漢ウイルス研究所が，ウイルスの遺伝子解析を行い，1 月 5 日には WHO が中国政府からの報告をうけて，中国で原因不明の肺炎が発生していることを公表しました。私の患者さんからもちらほら肺炎に関する問い合わせが来るようになり，インターネットなどを通じて上海在住の日本人の間でも徐々に知られるようになってきました。また，上海市公共衛生臨床センターでも，武漢で発生した原因不明といわれたウイルスの遺伝子解析が行われ，SARS と遺伝子が 89.1% 類似しており，公共の場所で警戒する必要があると報告しました。この論文は[3]，その後 2 月 3 日に『Nature』でもオンラインで発表されました。

　当時の私の Twitter（https://twitter.com/mdfujita）を振り返ると，1 月

6 日に，武漢で発生した原因不明の肺炎は，「とりあえず鳥インフルエンザ，SARS，MERS，アデノウイルスなどではないとのこと。今のところ医療関係者への感染もないとのこと。まずはなるべく人混みは避けましょう」とツイートしています。実はこれが，私が発信した新型コロナに関する初めてのツイートになります。当時の発表によると，原因不明のウイルス性肺炎に感染した人は 59 例，うち 7 例が重症で，最も早く発病した人が 2019 年 12 月 12 日，最も遅かった人が同年 12 月 29 日で，濃厚接触者 163 例が医学観察中。一部が華南海鮮市場の関係者で，医療関係者への感染者は出ていない，という報道でした。

　1 月 7 日に新型コロナウイルスが原因であることがわかりました。武漢では 1 月 10 日に最初の死者が発生し，1 月 11 日に WHO がこの疾患を「COVID-19」と命名しました。実は上海市でも 1 月 5 日に上海市公共衛生臨床センターで，ウイルスの遺伝子が解析されています。こうした中国側の情報は，1 月 11 日に WHO と共有されていました。

▍武漢から 800 キロ離れた上海では

　元旦が過ぎると，中国では旧正月（春節）に向けて年夜飯（忘年会）のシーズンに入ります。われわれの病院でも 1 月 12 日に盛大に開催されました。中国式の忘年会は，大広間にたくさんのテーブルを並べて賑やかに行います。例年，豪華な景品が当たる抽選会などもあり，職員たちも楽しみにしており，絶対に欠かすことのできないイベントになっています。こうした宴会も，この段階ではまったく問題なく実施されていました。

　その後，私は 1 月 13 日〜 16 日まで大阪・東京への出張に出かけました。まさかこの出張が，その後長らく日本へ行けなくなる，最後の出張になるとはその当時は考えもしませんでした。それぐらい当時はまだ日本の関西国際空港も上海の浦東国際空港も通常通りに運用されており，到着後の検疫や通関も簡単で，迅速に到着ロビーに出てくることができまし

5

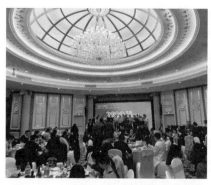

写真２　コロナ禍前の最後の忘年会。コロナ禍以降，こういう大規模な忘年会はすっかり影を潜めました。もちろん，このときは「来年も忘年会で会おう！」とお互い声をかけて別れたものです。

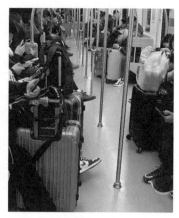

写真３　コロナ禍前の上海地下鉄の帰省風景。大きな荷物を持っている人が多いです。まだマスクをしている人はほとんど見かけませんでした。

た。中国に戻ってくるときには PCR 検査や２週間の集中隔離が日常となってしまったいまとなっては夢の世界のような話です。

　ただ，私が日本へ短期出張に行っている間にも，武漢では刻々と状況が緊迫していきました。１月 14 日に，武漢ではリスクは低いが，限定的にすでに人から人への感染が始まっているという武漢市当局の発表が出されました。

　それでもまだ，武漢から 800 キロほど離れたわれわれ上海での生活は普段通りで，私が顧問をしている中医学の AI ソフトウエア会社の忘年会に招待され，食事に行ってきました。会場では様々な出し物もあり，大いに盛り上がっていました（**写真２**）。ただ，忘年会終了時に発せられた，「原因不明の肺炎にはお互い気をつけましょう」という司会者の締めの挨拶が印象に残りました。また，この時期に上海地下鉄に乗ると，春節に向けて帰省する人で混雑していました（**写真３**）。その一方で，Weibo や WeChat などの SNS をのぞくと，武漢の発熱外来の様子が伝わってきて，すでに医師らが白い防護服で身を固めて診察している姿を目に

するようになってきました。

　この頃から，中国各地で武漢からの輸入例が報告されるようになりました。そしてついに，1 月 20 日に上海市で初めてとなる確定例が確認されました。56 歳の女性で，1 月 12 日に湖北省武漢から上海市に到着したものの，発熱と怠さで 1 月 15 日に上海市内の同仁医院に入院し，1 月 20 日に輸入例確定例として確認されました。そして，同じ 1 月 20 日に 2003 年に SARS が流行したときに中国で大活躍した中国工程院の鐘南山院士が「人と人との間で感染が発生している」ことを明言しました。このときのインタビューは私もはっきりと覚えています。当時，広東省で発見されていた 2 例は武漢に行っておらず，家族が武漢に行き，戻ってきて感染したことがわかっており，そこから人から人への感染があると判断したようです。ただ，当時の見解では，SARS ほど感染力は強くないとコメントしていました。さらに，1 月 21 日には武漢でも 15 例の医療関係者が感染したというニュースが入ってきて，このうち 1 例が重篤な状態になっていました。医療関係者の感染が続くということは，尋常ではない事態が発生していると周りも気づき始めます。この一報を聞いて，上海の医療現場にいるわれわれも「いよいよ来たな」と，強く感じました。

　思えば，2003 年 SARS のとき，私は上海中医薬大学附属竜華医院に院生として所属しており，事態が急変していく様子を刻々と耳にしていました。当時，インターネットはありましたが，現在のような SNS はなく，情報収集に苦労したことを覚えています。そして，感染者の数が日に日に増えていき，恐怖を覚えたことが思い出されます。当時の上海では，暑い暑いと言いながらも，タクシードライバーは真夏でもしっかりとマスクをしていました。当時はいまと違って，布マスクをしている人が多かったです。SARS では中国大陸で 5,327 例の感染が確認され，死者は 349 例でした[4]。ただ，奇跡的に上海では大流行を免れ，市中感染者も 10 人以下に抑えられました。今回もふと，当時のことが頭によぎったのでした。

〔引用文献〕
1 ）疫中日志：谁拉响了武汉疫情防控的警报？　澎湃新闻（2020.4.24）（https://www.thepaper.cn/newsDetail_forward_7108406）
2 ）谁是第一个基因检测出的新冠肺炎患者？　财经（2020.2.19）（https://mbd.baidu.com/newspage/data/landingshare?context=%7B%22nid%22%3A%22news_11015042654231318258%22%7D&isBdboxFrom=1&pageType=1&rs=2398964404&ruk=mHTlgtc8xL9lJECl8sMHig）
3 ）WuFan et al：A new coronavirus associated with human respiratory disease in China. Nature（2000.2.3）（https://www.nature.com/articles/s41586-020-2008-3）
4 ）Summary of probable SARS cases with onset of illness from 1 November 2002 to 31 July 2003（2015.7.24）（https://www.who.int/publications/m/item/summary-of-probable-sars-cases-with-onset-of-illness-from-1-november-2002-to-31-july-2003）

コ ラ ム　中国における新型コロナウイルス肺炎の扱い

　新型コロナウイルス肺炎のことを，中国語では「新型冠状病毒感染肺炎（略して新冠肺）」と言います。

　2020 年 1 月 1 日に中国の衛生当局は，2020 年 1 号公告で，『中華人民共和国伝染病防治法』の規定により，新型コロナウイルス肺炎を乙類感染症に指定する一方で，予防や感染管理に関しては甲類感染症に準じて対応することを明らかにしました。中国では法定感染症を甲乙二類に分類していますが，甲類感染症は，法定感染症の中では最も警戒レベルが高く，コレラとペストの 2 種類が指定されています。一方の乙類感染症には，SARS・狂犬病・HIV・結核・デング熱・梅毒・麻疹，そして今回の新型コロナウイルス肺炎など約 25 種類の感染症が含まれます。今回，新型コロナウイルス肺炎を甲類感染症に準じて対応することになったことで，『中華人民共和国伝染病防治法』に基づき，隔離治療や濃厚接触者の隔離観察などが厳格に実施されることになりました。さらに，もし個人や企業が法律の規定に反して感染症の拡大や流行，もしくは他人の健康や財産などに損害を与えた場合は，法律に基づいて民事責任が追求されます。また『上海市伝染病防治管理弁法』では，個人が強制隔離や医学観察に従わず，他人の健康や財産に損害を与えた場合は，民事責任が追

求されます。

　同時に新型コロナウイルス肺炎は，『中華人民共和国国境衛生検疫法』も適用されました。ここでは，海外の疫区から中国に入国する場合は，隔離が必須となり，隔離期間は医学検査結果に基づき判断され，とくに疑似例に関しても感染症の潜伏期間に応じて医学観察する必要があると定めています。こうした規定を守らなかった場合，刑事責任を追及されることもあります。

　中国が新型コロナウイルス肺炎を早期にコントロールできている理由の一つに，私はこうした法制度を早い段階で適用したことも密接に関係していると考えています。SARS も乙類感染症ですが，当時も甲類感染症としての防疫対策がとられました。

　ちなみに，日本で一類感染症（エボラ出血熱，痘瘡，ラッサ熱など）に指定された感染症では，建物の立ち入り制限や封鎖も十分にあり得ますし，同様の対策は中国でも行われました。ここからもわかるように，感染症対策と政治体制とはまったくの別問題であり，感染症の特性をどう捉えて対策をとるかということが重要になってきます。

　乙類感染症に指定された新型コロナウイルス肺炎に関して，中国がなぜ2020年1月という早い段階で，防疫体制に最高レベルとなる甲類感染症対策を採用したのか？　その理由はいまとなっては色々理解できるのではないかと思います。

　中国の法定感染症に関する情報は，中国疾病予防コントロールセンター（Chinese center for disease control and prevention : China CDC）のホームページ（http://www.chinacdc.cn/jkzt/crb/）を参照。

第 2 章

武漢封鎖

武漢封鎖前夜

　2020 年 1 月 21 日，上海で一連の新型コロナウイルス感染症（COVID-19，以下，新型コロナ）関連では初めてとなる，上海市政府の最初の記者会見が行われました[1]。折しも春節時期の帰省ラッシュの移動時期に重なっており，人口 2,400 万人を抱える超巨大都市・上海にとって感染拡大のリスクは非常に大きなものになっていました。この記者会見でも，中国全土で提唱されたのと同様に，上海でも新型コロナ対策の基本となる方向性が示されました。それが，早期診断・早期報告・早期隔離・早期治療のいわゆる「4 つの早期」と，患者の集中・専門家の集中・資源の集中・治療の集中の「4 つの集中」です。また，同時にマスクなど防疫対策に必要な物資の価格検査が入ることが示されました。不当な値上がりがないようにするための対策です。翌 1 月 22 日には上海市では，当時の上海市の応勇市長をトップに，新型コロナの防疫対策をとる各分野のリーダーが集まる新型コロナ対策のトップチームが結成されました[2]。

　一方，武漢では 1 月 21 日からは武漢市から外へ出る団体旅行客の出発禁止，さらに 1 月 22 日以降は，武漢市でホテル・浴場・映画館・体育館・公共交通機関・美術館・図書館など公共施設に行く際には，他の地域に先駆けてマスクの着用が必須になりました。武漢市の人口は約 1,100 万人，面積は約 8,500km^2 で，ちょうど兵庫県ぐらいの大きさがあります。

　さらに 1 月 22 日からは，武漢から出る車両や人の検査が厳しくなりま

した。中国では，省や市を
跨ぐ道路の料金所などに検
問所が設置されており，普
段からここで荷物や人の
チェックをすることがあり
ます。私もコロナ禍前から
よく浙江省にドライブに
行っていましたが，普段か
ら検査に遭遇し，料金所エ
リアで車を停車させて，危
険物を積載していないかど

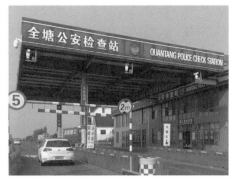

写真 4　省と省との境界に設置されている公安の検査
施設。

うか，トランクなどを開けて検査に協力します。今回は，これが厳しく
なったという感じです（**写真 4**）。ここでは乗員の体温チェックや野生
動物を積んでいないかの検査も実施され，体温に異常があれば，ただち
に指定の病院へ搬送されることになりました。武漢市政府も市民へ協力
を呼びかけていました。ただ，この段階ではまだ武漢から外への移動は
まだ可能でした。1 月 22 日当時の新華社の報道では，すでに人と人と
の感染が発生しており，医療従事者の感染者も出ていたため[3]，ウイル
ス変異の可能性も含めて，感染拡大のリスクに十分に警戒するよう呼び
かけていました。私の患者さんにも武漢には決して行かないように伝え
ました。しかし，1 月 19 日に武漢市内の百歩亭地区で春節年末恒例の
「万家宴」と呼ばれる大宴会が行われていたという報道を目にしたとき
には正直驚きました。

　1 月 22 日には，上海市でも「聯防聯控工作機制」が始まります。これは，
中央政府にも設置されているもので，新型コロナの防疫対策のために日
本の厚生労働省にあたる国家衛生健康委員会が中心となって，各省庁
の 32 部門が横断的に連携して設置された組織で，以降の防疫対策では
政策決定の中心的な役割を果たしていきます。上海市以外の各省や直轄
地にも同様の機構が設けられています。以後，記者会見などの発表では

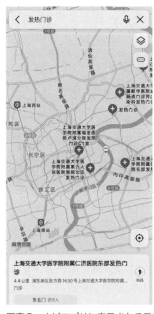

写真5　ナビアプリに表示される発熱外来。

「聯防聯控工作機制」がたびたび登場するようになります。この日から，上海市内の空港・鉄道駅・長距離バスターミナルなどで乗客への検温が始まりました。

その他，上海市内に発熱外来を110カ所設置するという発表もありました[4]。発熱外来設置の仕組みはSARSのときから続いており，SARS収束後も細々とこれが継続されていました。SARS以降も新型インフルエンザなど感染症が流行したときには活用されました。上海市の面積はちょうど大分県ほどの広さですが，すでに発熱患者がすぐに発熱外来へアクセスできる仕組みが整えられており，その後，さらに拡充されていきました。上海に限らず，中国各地で発熱外来の所在を探すのは難しくなく，スマートフォンのナビアプリに「発熱門診」（発熱外来のこと）と入力すれば，最寄りの発熱外来を探してくれます（**写真5**）。

コラム　**中国の新型コロナ対策の大原則と疑似例・無症状感染者・確定例について**

1．**4つの早期**：①早期診断，②早期報告，③早期隔離，④早期治療の4つを指します。これは，中国で公開されているガイドライン『新型コロナウイルス肺炎診療方案』に基づいて運用されています。2021年10月現在で，ガイドライン第8版改訂版[*1]まで公開されました。

中国では，新型コロナウイルス感染者を，疑似例・無症状感染者・確

定例の3種類に分類しており，それぞれ対応が異なります。また，毎日の衛生当局からの発表でも，この3種類に分類して症例数が報告されています。たとえば2020年5月7日の上海市の症例数報告は以下のようになっています。

　5/7発表，5/6上海市の状況。
　◉新規市中感染例0
　◉新規海外輸入例5
　【累計】
　◉市中感染例371，退院364，入院治療中0，死亡7
　◉海外輸入例1,633，退院1,573，入院治療中60
　◉疑似例0（市中感染）
　◉疑似例1（海外輸入）
　◉医学観察中の無症状感染例0
　◉現在の重症例0

　毎朝8時頃に前日のデータが発表されますので，われわれもこの数字を毎日注目しています。

（1）**疑似例**：以下の疫学調査の条件のうち，1つでも当てはまり，臨床症状のうち任意の2つが当てはまるものが疑似例になります。
【疫学調査】
①発病前14日以内に病例報告のあった地域に旅行，もしくは居住していた。
②発病前14日以内に新型コロナの患者や無症状感染者と接触した。
③発病前14日以内に病例報告のあった地域で発熱や呼吸器症状のあった患者と接触した。
④クラスターが発生。（14日以内に家庭・オフィス・学校クラスなどで，2名以上*の発熱・呼吸器症状の症例が発生）
　＊2021年5月発表の《新型冠状病毒肺炎防控方案（第八版）》では5名以上。
【臨床症状】
①発熱や呼吸器症状など新型コロナに関連する症状。

②新型コロナの画像診断の特徴。

③発病初期で白血球総数が正常もしくは減少，リンパ球数が正常もしく
　は減少。

　疑似例が発見された場合，個室管理で隔離治療を行います。そこで専門
家の回診をうけて，依然として疑似例である場合，2時間以内にオンライ
ン登録し，PCR検査を行います。また，安全を十分に確保したうえで，指
定病院への搬送を行います。新型コロナウイルス感染者との濃厚接触者も，
仮にインフルエンザなど一般的な呼吸気道感染症に関する検査で陽性が出
ても，新型コロナに関する検査を行う必要があります。一方で，疑似例が
24時間あけて2回連続PCR検査陰性，かつ発病後7日後の新型コロナウ
イルスの特異的IgM，IgG抗体が陰性であれば，疑似例は解除されます。

（2）無症状感染者：発熱や咳，咽の痛みなど症状がなく，CT画像でも
異常が見当たらず，呼吸器などからの検体のウイルス検査で陽性反応が
出る症例を指します。無症状感染者では，14日間の臨床観察期であって
も，まったく何も症状が出てこなかった場合や，潜伏期間中で無症状感
染の状態の場合もあります。そのため，無症状感染者が発見されるケー
スがいくつか検討されます。

①濃厚接触者に対して積極的に検査をした場合。

②クラスターが発生して，積極的に検査をした場合。

③感染源を追跡調査中に暴露された人たちへ積極的に検査をした場合。

④国内外で，新型コロナが流行している地域に旅行，滞在した人たちを
　積極的に検査した場合。

⑤疫学調査やスクリーニング検査をした場合。

⑥濃厚接触者・海外からの入国者・発熱外来の患者・新たに入院する患
　者および家族・医療関係者・空港，港，国境などの検疫職員・刑務所
　職員・養老施設職員など重点人員に対してPCR検査を行った場合。

　無症状感染者が発見されると，2時間以内にオンライン登録され，も
しその後に症状が出てきた場合は，24時間以内に確定例として登録され
ます。無症状感染者の場合，PCR検査の検体を採取した日が発病日とな

り，陽性が検出された日が発症日とされますが，期間中にもし発症すれば，発症した日が発症日として 24 時間以内に訂正されないといけません。また医学観察隔離が解除された場合も，24 時間以内にオンライン登録されます。無症状感染者も 14 日間隔離管理され，24 時間間隔をあけて，2 回連続で PCR 検査陰性であれば解除されますが，陽性であれば引き続き集中隔離され，期間中も CBC などの血液検査・CT 画像診断・抗体検査は継続されます。集中隔離解除後も引き続き 14 日間の家庭での医学観察が継続され，2 週目と 4 週目に病院で検査や診察を受けます。

（3）確定例：上記の疑似例の条件が満たされ，かつ以下の条件のうち一つが当てはまる場合。
① PCR 検査陽性。
②ワクチン未接種で，新型コロナウイルスの特異的 IgM 抗体と IgG 抗体がともに陽性。
　中国では 2021 年 10 月現在でも，PCR 検査陽性が診断の重要な基準になっています。確定例が発見された場合は，2 時間以内に医師がオンライン登録・報告する必要があります。なお，確定例は，確定例同士であれば，大部屋での入院が可能で，すべて指定病院に搬送されます。治癒後も引き続き 14 日間の隔離医学観察が継続され，毎日の検温と身体チェックが行われ，異常がなければ退院後も再度 PCR 検査が行われます。こうした結果は，医療機関はすべてオンラインで報告する義務があり，もし何らかの異常があれば再度指定病院で治療を受けることになります。
　ちなみに，日本では抗原検査が幅広く活用されているようですが，2021 年 10 月現在では，中国のガイドラインにも診断基準として登場していません。確かに，検査しやすいというメリットがありますが，結果の信頼性には問題があると判断されているようです。中国の場合，PCR 検査へのアクセスが便利なので，そちらが採用されています。

２．4つの集中：①患者の集中，②専門家の集中，③資源の集中，④治療の集中の4つを指します。上海市が取り組んでいる対策として，無症状感染者・確定例に関しては，一貫して成人例は上海市郊外の金山区に

ある上海市公共衛生臨床センター（**写真 6 〜 8**）に，小児例は復旦大学附属児科医院に搬送し，ここに医療資源を集中する方式をとっています。また，ICU やECMO の専門家も上海瑞金医院，仁済医院，第一人民医院・第六人民医院などから派遣して集中的に配備し，専用の看護師チームも同様に集中させています。そのため，一般的な病院で新型コロナ患者を診察することはなく，院内感染のリスクを下げることができ，患者も安心して日常診療を受けられるようになっています*2。一方で，発熱患者に関しては，24 時間あいている市内各地にある発熱外来に行くことになります。発熱外来のない病院で発熱患者を診察することは認められていません。

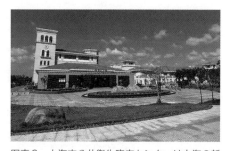

写真6　上海市公共衛生臨床センターは上海の新型コロナ治療の最前線基地です。緑あふれる敷地は広大で，上海市郊外の人が少ない農村のなかに建設されました。復旦大学附属中山医院南院も併設されています。敷地面積 60 ヘクタール，緑地帯には隔離ベルトとしての機能があります。陰圧病棟には約 500 床が常設されており，緊急時にはさらに 600 床臨時に増設できるスペースも設けられています。上海で感染者が拡大していた 2020年春頃，新型コロナ患者用には 300 床ほどキープされていたようですが，現在，輸入感染例と市中感染例を合わせてもほぼ 100 床以下の占有率で，医療資源的には十分に余裕がありそうです。

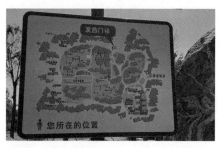

写真7　上海市公共衛生臨床センターの全体図。平時は地域住民の総合病院としても機能しています。

3．4つのすべきこと：

①収容すべき人はすべて収容，②治療すべき人はすべて治療，③検査すべき人はすべて検査，④隔離すべき人はすべて隔離の 4 項目を指します。武漢の軽症者用の臨時病院や，突貫で作られたプレハブの ICU，積極的な PCR 検査施設の設置

などは，こうした方針と密接に関係があります。また，中国ではいまでも原則，無症状感染者から重篤者まですべて，一般の病院ではなく，コロナ専用の指定病院へ入院させる方針をとっています。

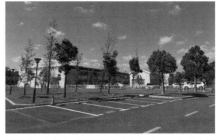

写真8　上海市公共衛生臨床センターの臨時病棟も準備されていました。

〔引用文献〕

＊1　医政医管局：关于印发
新型冠状病毒肺炎诊疗方案（试行第八版 修订版）的通知．（2021.4.15）
（http://www.nhc.gov.cn/xcs/zhengcwj/202104/7de0b3837c8b4606a0594aeb0105232b.shtml）

＊2　落实"四早"，做实多学科合作．人民網（2020.5.1）（http://sh.people.com.cn/n2/2020/0501/c134768-33990252.html）

武漢封鎖の通知が発出

2020年の帰省ラッシュは，1月22日〜23日と予想されており，この一両日が移動のピークとなるはずでした。しかし，23日朝に突如，中国中を激震させる通知が出されました[5]。なんと，23日午前10時より武漢を封鎖するというのです。これにはさすがに驚かされました。そんなことが本当に可能なのだと。

通知によると，武漢市のすべての路線バス・地下鉄・フェリー・長距離バスなど公共交通機関を一切停止し，空港や駅も無期限に封鎖されます。新型コロナの感染の拡がりを断ち，蔓延を防ぐための措置ということでした。いまとなれば都市部のロックダウンは珍しくない対策ですが，当時の状況からすると中国でも本当に驚くべきことだったのです。

とはいえ，上海を含め，中国各地でも感染者が出始めていましたし，1月23日のニュースでは，すでに香港・マカオ・台湾・米国・日本・タイ・韓国などでも感染者が出始めていました。正直，上海在住のわれわれも，

まずは武漢から出てくる人をどうにかしないといけないと感じていました
し，残された時間も少なく，迅速な対応が求められたことは頷けました。

　しかし，当時の私の Twitter を振り返ると，日本から「2 月に上海旅行
にいきたいのですけど，行けそうですか？」という質問があったりして，
日本との温度差も感じました。また，この頃から私のところにも日本の
メディアから問い合わせが増えてきましたが，まだ疾病そのものの情報
収集というよりも，「街の様子はどうですか？」など，まだまだ他人事の
ようなインタビューが多かったです。いま思えば，上海に在住していた
私自身のこの時の危機感を，日本在住の人たちともっと共有できていれ
ばその後の状況は少し違ったかもしれないと思うことがあります。ただ，
総じてまだ日本の反応はいま一つで残念でした。SARS のときに大変
だった経験が，日本ではあまりなかったからなのかもしれません。

　1 月 23 日には上海市では，雇用者に対する通知も出ています。上海
市総工会によれば，今回の肺炎に感染した場合，治療期間中はいわゆる
「病假工資」（傷病期間中の賃金）の待遇を受け，経過観察中や隔離期間

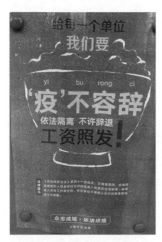

写真9　労働者の権利を守るための
ポスターをよく見かけました。写真
は上海司法局による「隔離になって
も給与は支払われる」という内容。

中も『伝染病防治法』などの規定により，
最低賃金ではなく，通常通りの給与が支
払われることになり，この中には各種手
当も含まれると発表がありました。また，
『労働合同法』に基づき隔離観察中は解雇
できないとし，期間が過ぎたら解雇でき
るが，上海市では規定の経済補償金のほ
かにも，医療補助費として 6 カ月以上の
給与を支払う必要があるということでし
た[6]（**写真9**）。

　私の旧正月（春節）前の診察も，この年
は 1 月 23 日で終了でした。多くの人たち
はすでに上海を離れて帰省してしまったの
で，帰宅時の地下鉄はすでにガラガラでし

た。このあたりの年末の風景は，例年と何ら変わりませんでした。

　翌24日は春節の大晦日でした。中国では大晦日から新年の2日目までの3日間が休日になります。その後は土日を移動させて1週間の連休を作り出します。そのため，連休終了後には通常は振替の出勤日が待っています。ただ，今年の春節休みがまさか，新型コロナによるロックダウンで長期化するとは，この段階では考えもしませんでした。

　中国では大晦日の夜は，一般に親戚家族で集まって，ワイワイと食事をすることが多いです。出稼ぎに出ている人たちも，この日の食事に間に合うように帰省します。まだ，上海でも会食禁止が厳しくいわれていたわけではありません。しかしこの後，今年の大晦日は例年とはまったく異なる状況に事態が進展していきます。この日を境に，上海市でも非常に多くの発表・通知が断続的に出てきました。今回の新型コロナの状況がただ事ではないことがただちに市民に伝わったのではないかと思います。

▍上海に「緊急事態宣言」発令

　2020年1月24日，上海市でもついにいわゆる「緊急事態宣言」のなかでも最高ランクの「重大突発公共衛生事件Ⅰ級響応」（「重大突発公共衛生事件応急響応」Ⅰ級。応急響応は緊急対応の意味）が宣言されました[7]。この日，同様の緊急事態宣言が出されたのは，湖北省・天津市・北京市・安徽省・上海市・重慶市・四川省です。これによって，日常生活においても様々な制限が課されることになりました。たとえば，人が集まるようなイベントの禁止，会社は休業し学校も閉鎖，感染を拡大しそうな場所の封鎖，交通機関における人員や物品への検疫の強化，人員を緊急事態に合わせて集合させ，備蓄された緊急物資の使用や臨時に家屋を接収して使用することも可能になりました。

　この宣言に合わせて，上海博物館，上海市歴史博物館，上海当代芸術博物館など博物館も閉鎖されました。中国郵政の対策としては，武漢から発送された郵便物はすべて武漢と到着地で車両と郵便物を2度消毒

し，武漢に届ける郵便物は，受取人に連絡して受け取り場所やロッカーで時間指定して受け取る方法になりました。これは人と人との接触を極力防ぐための対策で，当時は武漢からの郵便物の一部延着が予想されるとのことでした。また，宗教関連施設に関しては，1月25日から，寺院などが無期限の閉鎖に入りました。同じく，上海の観光地である豫園も，本来は観光客で賑わうはずでしたが，即日閉鎖になりました。上海ディズニーリゾートは，1月25日から休園に入りました。当然ですが，私の周りの上海人の友人らも，海外旅行はもちろん，国内旅行もキャンセルしていました。1月25日には，即日で中国全国の旅行社に対して団体旅行ツアーの原則中止が告げられ，すでに出発している場合は行程を終え終了することになりました[8]。またホテルと航空券のパッケージも中止命令が出ました。国内旅行に関しては1月24日に中止命令が出ていましたが，海外旅行に関して一部のツアーは27日の出発まで認めるが，27日以降はすべて中止になりました。旅行業界にとっては大きなダメージですが，先ずは感染コントロールが優先されました。

　この「緊急事態宣言」が発令された1月24日を境にして，上海でのわれわれの生活がすべて変わりました。いわゆるロックダウン体制に入ります。その証拠に，上海有数の観光地でもある外灘にはほとんど人がいませんでした（**写真10**）。

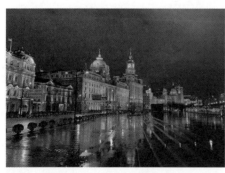

写真10　2020年1月26日，観光客が一切いなくなった外灘。こんなことは普段ではまずあり得ません。

上海のわが家のマンションでは，まだとくに厳しい行動制限が出されておらず，出入りの際に検温はあったものの基本的に自由でしたし，1月24日の親戚や義父母らとの大晦日会食も通常通りに集まりました。ただ，この日を最後にしばらく義父母と会えなくなると

はつゆ知らず。

　一方で，この頃のテレビでは鐘南山院士が度々登場し，「必要なときは人情や交友を犠牲にすることも必要。だから会えなくても情に欠けると思わないこと。春節は来年もある。いまは人命が第一。集まらないこと。これこそが他人への最高の尊重」と，コメントを出していました。春節時期

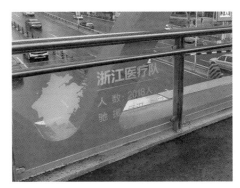

写真11　武漢同済医院前の歩道橋には，中国各地から武漢へ救援に来た医療隊への感謝を込めて，省・市ごとに医療隊の人数がガラスに刻まれています。

は，親戚や友人の家々へ往き来することが多いだけに，家庭内感染を防ぐことが大きな問題となっていました。

　そして，1月24日大晦日の夜，武漢へ上海から第1陣となる136名の救援医療隊が出発しました[9]。また，武漢に向けて，ICU設置のために人民解放軍も動き出しました。中国各地の救援医療隊が武漢に集結することになります（**写真11**）。

　その一方で，明るいニュースもありました。1月24日に上海で1例目の確定例が治癒し，無事に退院できました[10]。

〔引用文献〕
1 ）上海市政府召开新闻发布会：上海将严格防控疫情．央视新闻（2020.1.20）（https://baijiahao.baidu.com/s?id=1656323928829301150&wfr=spider&for=pc）
2 ）市政府召开的新型冠状病毒感染肺炎疫情防控工作领导小组扩大会议！应勇提出这些要求．上海发布（2020.1.23）（http://rsj.sh.gov.cn/txgzc_17182/20200617/t0035_1372299.html）
3 ）为什么武汉会有一个医生、13个护士被感染？为什么1月19日还搞了万家宴？　瞭望智库（2020.1.22）（https://m.thepaper.cn/baijiahao_5599093）
4 ）别走弯路，发烧了请到上海这110家发热门诊看病！看病细节你知道吗？　周到上海（2020.1.23）（http://n.eastday.com/pnews/1579715588017949）

5）現場！2020 年 1 月 23 日，武汉迎来封城时间（组图）．新华社（2020.1.23）（https://baijiahao.baidu.com/s?id=1656493956292142139&wfr=spider&for=pc）

6）疑似新型冠状病毒感染者被隔离期间工资如何发放？上海市总工会权威解答．新民晚报新民网（2020.1.23）（https://k.sina.com.cn/article_1737737970_6793c6f202000ts3n.html?from=news&subch=onews）

7）上海启动重大突发公共卫生事件一级响应．人民日报社（2020.1.25）（https://baijiahao.baidu.com/s?id=1656687255537211779&wfr=spider&for=pc）

8）即日起，全国旅行社团队游全部暂停．央视新闻（2020.1.25）（https://baijiahao.baidu.com/s?id=1656708463493941041&wfr=spider&for=pc）

9）除夕夜，上海 136 名医疗队员紧急驰援武汉！　第一财经上海发布 上观新闻（2020.1.24）（https://www.yicai.com/image/100480592.html）

10）上海首例新型肺炎患者确诊病患出院：感谢上海人民．北京青年报（2020.1.25）（https://3g.163.com/news/article/F3OBNEPK0001899O.html）

コ ラ ム　中国式の「緊急事態宣言」

　中国では，『国家突発公共衛生事件応急預案』制度という緊急対応計画があり，感染症など公共衛生にかかわる重大事件が発生した場合，程度に応じて，特別重大（Ⅰ級），重大（Ⅱ級），比較的重大（Ⅲ級），一般（Ⅳ級）の 4 段階にランクを分けて対応されます。この制度は 2006 年 2 月に制定され，感染症や食中毒，自然災害などで人びとの健康や生命に影響を与えるような事案が発生したときに，危険度や拡大範囲によってランクが決められ，緊急事態が発生したとして対応される仕組みです。今回の新型コロナはこのうち，特別重大（Ⅰ級）が適用されました。適用される条件としては以下の項目が挙げられています。この中で一つでも当てはまれば，特別重大（Ⅰ級）が適用されます*。

（1）肺ペスト・肺炭疽が大・中都市で発生し拡大，もしくは肺ペスト・肺炭疽が 2 カ所以上の省および拡大傾向にある場合。

（2）SARS や鳥インフルエンザが発生し，拡大傾向にある場合。

（3）複数の省にまたがって原因不明の疾病が発生し，拡大傾向にある場合。

（4）新しい感染症が発生したり，中国国内で発見されていない感染症が発生したり，中国国内に入ってきて感染拡大傾向にあったり，もしくはすでに消滅した感染症が再度流行した場合。

（5）危険な細菌やウイルス，致病要因を紛失してしまった場合。

（6）周辺国や中国と往き来のある国や地域で，重大な感染症が発生して
　　　輸入例があり，中国の公共衛生上の安全に重大な脅威となる場合。

（7）国務院衛生行政部門が認定したその他の重大突発公共衛生事件。

　新型コロナウイルスに関しては，乙型法定伝染病（8頁参照）である
ものの，甲型法定伝染病（最高ランク）による管理が求められており，
これらの条件に合致するため，上海を含む中国各地で特別重大（Ⅰ級）
が適用されました。

〔引用文献〕
＊国家突発公共卫生事件应急预案．新华社北京（2006.2.6）（http://www.gov.cn/yjgl/
　2006-02/26/content_211654.htm）

コ ラ ム　家庭内感染を防ぐための武漢市の決断

　2021 年 8 月 19 日の日本のニュースで，新型コロナの自宅療養者が，
首都圏 1 都 3 県で 6 万人近くにのぼるという記事が報道されました[*1]。正
直，ビックリしています。なぜなら，感染コントロールを強く行ってい
る中国の対策では，自宅療養は絶対にあり得ないからです。中国では，
2020 年 2 月 2 日以降，軽症はもちろんのこと，無症状でも必ず専用病
院に隔離入院させなければなりません。

　この方針を真っ先に決めたのが実は当時感染者が爆発的に増加して大変
だった湖北省武漢市です。2020 年 2 月 2 日に出された『武漢市新型肺炎
防控指揮部通告』（第 10 号）がそれにあたります。武漢では家庭内感染
から発生するクラスターが収まらず，迅速に感染ルートを断ち切ることが
求められました。そして隔離観察をさらに厳格に行うためにこの通知が出
されました。『中華人民共和国伝染病防治法』『突発公共衛生事件応急条例』
『武漢市新型冠状病毒感染的肺炎疫情防控暫行弁法』といった法令がその
通告の根拠となります。その内容を見てみましょう[*2]。

　当時，武漢では「4 類人員」（確定例・疑似例・発熱者・濃厚接触者）
の集中入院と隔離が重要であり，その目的は感染源をコントロールし，感

染ルートを断ち切り，拡散を防ぐこと
にありました。つまり，①確定例を施
設に集中収容，②疑似例の集中隔離，
③発熱患者の集中観察，④濃厚接触者
の集中観察になります。確定例は，軽
症〜危重まですべてを含みます。感染
した患者はすべて収容させるという方
針はまさにこの第 10 号通知から始まっ
たといえるでしょう（**写真12**）。

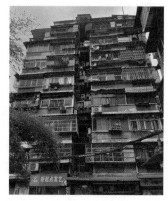

写真 12　武漢のアパート街。これだ
け密集していると，武漢の市街地で
自宅隔離や自宅療養が難しことが非
常によくわかります。

　この通知を受けて，2020 年 2 月 2 日
12 時までに，武漢市各区では上記「4
類人員」の施設への集中収容と隔離が
始まりました。新規感染者もその日の
うちに収容と隔離場所を決めなければ
なりません。また，交叉感染を避けるために，収容施設と隔離場所は離
す必要があります。もちろん，集中収容施設や隔離場所に配置する医療
関係者（医師や看護師）と後方スタッフの配置も行われました。

　当時，この通知は多くの中国メディアで紹介されましたが，日本のメディ
アではほとんど紹介されていなかったと思います。ただ，この方針転換で，
武漢市の感染コントロールが大きく前進したことは間違いありません。

（1）確定例は必ず集中的に施設に収容する。ここでいう施設とは，いわゆ
　　　る体育館などを活用した臨時病院のことです。重症例は必ず病院に入院
　　　し，軽症で入院治療が難しい場合は，その他の指定病院やホテルを臨時
　　　治療区として，集中的に収容する。

（2）疑似例に関しては集中隔離する。重症患者は必ず病院に入院し，軽
　　　症患者で入院隔離ができない場合は，ホテルを改造した臨時隔離区で
　　　集中隔離する。家庭内クラスターを防ぐために，家庭内隔離は禁止する。
　　　PCR 検査で陰性でかつ抗体陰性でも，臨床症状が新型コロナの肺炎条
　　　件に当てはまるものは，疑似例として隔離管理する。

（3）発熱患者で新型コロナ患者と確定できない場合も，集中隔離観察と
　　　する。ただし，疑似例と分けて隔離し交叉感染を防ぐ。

（4）確定例の濃厚接触者は，必ず集中隔離観察とする。ウイルスのキャリアである場合，発病しなくても感染力があり，無症状状態であっても感染力があるため，確定例の濃厚接触者は，発熱患者と同様に集中隔離観察とする（2020年2月頃当時は，まだ無症状感染者という概念が一般に浸透していませんでした）。

　この通知が発表されたときから，これまですでに定点隔離されていた人，および自宅隔離していた人たちや，武漢市内の発熱外来で肺炎と診断された発熱患者，さらに新型コロナ確定例患者との濃厚接触者は，各区が派遣する車両で，それぞれの区の集中隔離観察点に移動し，医学観察や治療，予防的な措置を受けることになりました。具体的な隔離観察期間は，検査後に決定すると決められ，まずは集中隔離が優先されました。もし協力しない市民がいれば，公安機関によって法的に強制執行されるとも通知されました。もちろん，隔離期間中は宿泊費や食費，医学観察および治療は無料になります。実際，後日，私も武漢に行って武漢市民に当時の体験を色々と聞きましたが，隔離施設の食事内容はなかなか充実していたようです。中国の人たちにとって，どういう食事が出るかというのは，自分たちがどういう扱いをされているかを如実に表すことでもあり，非常に重要な問題と考えられています。

　もちろん，こうした中国のやり方を日本が模倣する必要はまったくありません。日本は日本のやり方で感染コントロールすればよいのです。ただし，どんな方法を採用するにせよ，最終的には感染者を少しでも少なく，重症者や死者を少しでも出さず，感染した人全員が十分に治療を受けられ，一般市民が安心して普通の日常生活をおくれるようにすることが何よりも重要です。

〔引用文献〕
＊1　NHK：新型コロナ自宅療養者 首都圏1都3県で6万人近くに．NES WEB（2021.8.19）（https://www3.nhk.or.jp/news/html/20210819/k10013211861000.html）
＊2　湖北省衛生健康委員会：武汉市将对"四类人员"集中收治和隔离．長江日報（2020.2.2）（https://wjw.hubei.gov.cn/bmdt/ztzl/yqxxfwxt/fkdt/202002/t20200202_2018189.shtml）

第3章

ロックダウン下の上海生活

上海でも公共施設の閉鎖が始まる

　2020年1月25日，旧正月が明けました。中国でもいよいよ新しい年が本格的に始まります。ただ，新型コロナの影響で，上海市のAランクの有名観光地はすべて閉鎖されていました。なんと，わが家の近所にある外周5キロもある巨大な公園，世紀公園も閉鎖との通知が出ました。もちろん，無期限です。私は毎日公園内をジョギングしていたので，公園の閉鎖にはかなり衝撃を受けました。世紀公園には上海市内でも有名な梅林があり，この年の1月13日～3月15日にかけて特別展が開催される予定でしたが，もちろん入場できません。公園側の配慮で，写真や動画などで鑑賞しました。ちなみに，世紀公園が再開したのは3月13日，つまり1カ月半以上も閉鎖していたことになります。でもこの間，梅はしっかりと手入れされ，公共エリアの消毒や整備も念入りに行われていました。

　しばらく私の仕事も春節期間中でお休みのため，わが家は上海の海沿いの街にある家に移動しました。新型コロナで何かと人に接することも憚れますし，家の掃除もしないといけません。

　1月25日は，上海市で初めてとなる新型コロナによる死者が出ました。88歳の男性で多臓器不全でした。武漢では増える感染者に対応すべく，突貫工事でプレハブ病院を建設することをニュースで知りました。ニュースで耳にする感染者の増加数が尋常ではなかったので，医療機関のベッドの確保が当時の武漢では大きな問題になっていました。

　翌1月26日から，上海市外へ出ていくすべてのバスが運航停止になり

ました。もちろん，貸し切りバスや外国人対象のものも含みます。当時，上海市で唯一他省につながっている地下鉄 11 号線の上海市外を出る区間で運休することになりました。1 月 27 日から高速道路で上海市に入る浙江省側，江蘇省側の検査ゲートが封鎖され，他省から往来するのに防疫のための検査を受けることが必要になりました。その後，国内線でも飛行機の上海到着で検温や登録が必要になり，とても自由に旅行にいけるような雰囲気ではなくなりました。気軽に日本一時帰国を考えるのも論外で，もちろん海外旅行なんてとんでもない話です。

　1 月 27 日，春節休みの連休延長が発表され 2 月 2 日までになりました。これは例年中国で行われている土日を移動して連休をつくる方式ではなく，正味の休日として扱われ，期間中にどうしても休めない人は，後で代休を取るか，通常の出勤扱いで計算して給与を受け取るか，どちらかを選択するようにと通知にありました。同時に，春節休み期間中に毎年行われている普通車の高速道路無料政策も 2 月 2 日まで延長されました。結局この高速道路無料政策はさらに防疫対策を円滑にするために 5 月まで延長されることになりました。

　当時，上海在住のわれわれにとっても，武漢から来た人，とくに武漢ナンバーである「鄂」ナンバーの車を見かけると，少し身構えてしまったものです。それぐらい，社会全体が武漢からウイルスが持ち込まれることに対してピリピリとしていました。武漢市市長の発表では，春節前に 500 万人の人たちが武漢を離れたということでした。『環球時報』の社説にも，感染発生当初の武漢市の行動と対応が遅かったことを非難していました。しかし，だからといって武漢の一般市民が悪いわけではなく，理性でもって対応すべきだという論調でしたが[1]，実際にはなかなか難しかったです。すでにほぼゼロコロナが達成された 2021 年 5 月の段階でも，いまだに「武漢は大丈夫？」と，真剣な顔で私に尋ねてくる人がいたぐらいでしたから，武漢に対するイメージは，ここ中国でもなかなか改善されていないのかもしれません。ただ，感染エリアから移動すると感染拡散リスクが高まるという考え方は，多くの市民の間で早く

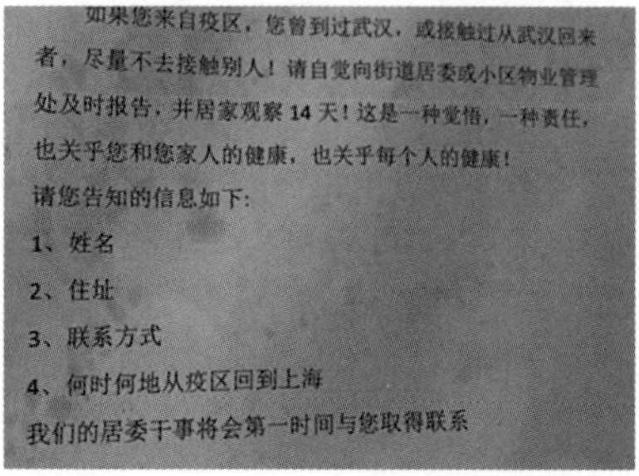
如果您来自疫区，您曾到过武汉，或接触过从武汉回来者，尽量不去接触别人！请自觉向街道居委或小区物业管理处及时报告，并居家观察 14 天！这是一种觉悟，一种责任，也关乎您和您家人的健康，也关乎每个人的健康！
请您告知的信息如下：
1、姓名
2、住址
3、联系方式
4、何时何地从疫区回到上海
我们的居委干事将会第一时间与您取得联系

写真13　マンションのエレベーター内に貼られた通知（2020年1月25日撮影）。「武漢から戻ってきた人は，自治会や管理事務所に連絡し，自宅で健康観察を14日間行うこと」になりました。

から共有できていたのではないかと思います。

さて，春節休み明け，いつから小・中・高校が始まるのか？子どもがいる家庭ではやはり気になります。果たして予定通りに新学期が始まるのかどうか。この問題に関して，1月27日に上海市政府から通知が出され，上海市内の企業は２月９日24時まで，幼稚園〜大学までは２月17日まで再開してはならないということでした。学校再開時期に関しては本当に慎重でした。

1月27日，わが家の住宅地でも通知が出ました。宅配などの配達員などはマスクなしでは敷地内に入れない，住宅見学の不動産業者も付き添いは１人だけ，訪問者は車も含めて入り口で登録，湖北（武漢）ナンバーの人と車は住宅地内に入れず，関係部門に連絡されるということでした。また，武漢を含む湖北省から１月12日以降に上海へ来た人は，地域や職場，ホテルなどに申し出て登録するようになり，14日間は自宅隔離か集中隔離観察を行うことになりました（**写真13**）。当時の発表では，１月26日に上海市で隔離観察中の人は9,804人にのぼり，そのうち8,706人が自宅隔離でした。この頃は，まだ自宅隔離が中心で，地域のボランティアも大奮闘していました。自宅隔離の人たちの健康管理を行う地域医療を担う医療関係者も大忙しでした。

上海市でも，国内各地からやって来る人たちへの対策が強化され，空港における検温と登録が１月27日から行われるようになりました。また，SNSを見ていても，感染例が利用した列車・長距離バス・航空機が次々と公表され，濃厚接触者捜しが始まっていました。中国では，コロナ禍前からこうした公共交通機関を利用するときには実名登録が必要

だったので，比較的追跡しやすかったのではないかと思います。実際，私も知り合いが乗った高鉄（中国新幹線）の同じ車両の中に1人の確定患者がいて，きっちりと当局から通知が来たと言っていました。濃厚接触者への追跡調査がいかに重視されていたかを実感できました。

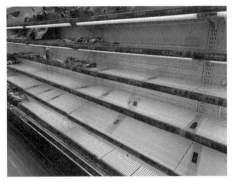

写真14　カラになったスーパーマーケットの野菜コーナー（2020年1月28日撮影）。

　この頃の上海市内の様子ですが，春節休みとも重なって物流にちょっとした問題が発生していました。スーパーマーケットに行っても，食材が手に入らない事態になっていました。私も，近所のスーパーマーケットに行ってみたら，生鮮食料品が見事に売り切れていました（**写真14**）。店員に聞くと，朝には計画通りに商品が入っているのに，ものすごいスピードで商品がなくなっていくということでした。一部市民が外出を拒み，買いだめしている現象も発生していたようです。とはいえ，車で少し離れた郊外の市場へ買い物に行くと，豊富に食材が揃いましたから，自分自身は「大丈夫！」と思っていたものの，スーパーマーケットに普段は豊富にあった生鮮食品がなくなると，やはり不安にはなります。数日すれば物流も回復し，スーパーマーケットの食材も問題なく手に入るようになりました。ただ，上海でもマスクが手に入りにくい状態はその後もしばらく続いていました。

　1月28日，ふとニュースをみると中国の上海吉祥航空のHO1340便が取りあげられていました。この便は，私が関西国際空港から上海に戻るときによく利用していた便ですが，この日，本来は関空―上海浦東―武漢と飛ぶ予定だったのが，武漢がすでに封鎖されていたため，関空―上海便となっていました。しかし，実際には武漢方面へ向う客が大勢搭

乗を予定していたようで，封鎖された武漢へ無事に飛ばすことができるかが大きな問題となっていました。そこで，航空会社は関係当局と交渉を重ね，さらに上海行きの人には便を変更してもらい，関空を離陸後に中国上空で上海浦東行きを武漢行きに変更し，94 人の乗客を乗せて武漢まで直行で飛びました。さらに，関空からはマスクと防護服を飛行機に積んで武漢におくり届けたということでした。武漢に飛んだ飛行機は，カラのまま上海へ戻り，機長 2 人・副操縦士 1 人・保安官 2 人・客室乗務員 6 人は 2 週間の医学観察となったようですが，武漢を目的地とする人たちを無事に武漢へおくり届けました。当時は武漢が封鎖されており，予定通り上海に降り立ってしまうと，武漢に向う人たちは上海から武漢に入ることが困難になってしまうため，今回の航空会社の臨機応変な対応には感心させられました。

春節休暇の延長のなかで

　1 月 28 日，上海市の記者会見で，市内にある 4 千カ所余りの薬局に対して，発熱患者が薬を購入する際に登録が必要になったことが伝えられました。実名を登録することで，あらゆる方面から発熱者の発見に力を入れようとしていました。こうしたなか，上海における感染者数は 2020年 1 月の下旬ぐらいにピークを迎え，1 月 29 日には，累計の感染者が 100名を突破して 101 例になり，さらに翌30 日には 1 日では最高の市中感染者27 例を記録しました。この頃になると，上海市内の住宅地内でも白い防護服を着た人たちをよく見かけました（**写真15**）。当時の隔離方法として

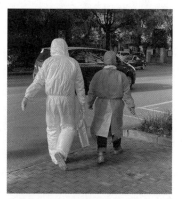

写真15　防護服を着て，自宅隔離中の人たちの健康チェックに行く医師や看護師をよく見かけました。

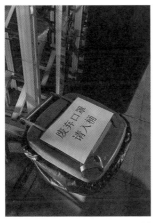

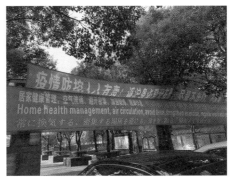

写真17　コロナ対策を書いた横断幕。外国人が多いエリアでは日本語もありました。

写真16　住宅地内に設置された使用後のマスクを捨てるためのゴミ箱。

主流だった自宅隔離をしている人たちへの健康管理に出向いている医師や看護師たちでした。各家庭へ訪問診療する体制は，すでに上海市では高齢者介護のために確立していたのですが，自宅隔離している人たちへの健康管理というと，戸数も多いだけに大変な作業でした。そして，住民らもこうした防護服を着た人たちを見かけると，少なからず恐怖感を抱いたようです。そこで，地域では「畏れないでね！」という PR ポスターや，使い捨てのマスクはビニール袋に密閉して捨てるようにという通知が住宅地のいたるところに貼られていました。住宅地内には，マスク専用のゴミ箱も設置されました（**写真16**）。中国には，日本の自治会に相当する「居民委員会（居委会）」という組織があり，市民生活にかかわる様々な住民サービスを行いますが，こうした政府からの通知や PR を徹底させることも重要な任務の一つです（**写真17**）。

　2020 年はせっかくの春節休み期間中であっても，例年と違って気軽に旅行にはいけず，自宅でじっとしているのも暇だという上海の友人らの声もチラホラ聞くようになってきました。もちろん，感染者が周りにでると大騒動にはなりますが，そうでなければ至って平穏な毎日です。当

時，感染者がたくさん出ていた湖北省武漢にいる友人も言っていましたが，この疾患はとにかく自宅でじっと我慢することが重要で，嵐が過ぎ去るまで我慢できたら大丈夫！　といった感覚だったといいます。

　そんななか，マスク関係の工場は休み返上の大忙しで，自身の職場が休みであまりにも暇なためボランティアとしてマスク工場に出かけていった上海人の友人もいました。彼女曰く，「バイト料なし，ご飯も弁当持参でいいから働きたい」と言って知り合いの工場に押しかけ，作業していました。この時期，上海市内のマスク工場はどこもフル稼働でしたし，彼女は博士号を持つ欧米留学帰りの高学歴者だったのですが，マスク工場で休み返上でマスク作りに励んでいました。

　1月31日，上海市で最初の市中感染者の集中隔離観察が解除されました。このケースでは，ある会社の社員が上海に戻ってきて新型コロナの確定例となり，上海市CDCが疫学調査により濃厚接触者を探し出し，勤務先の同僚など22名が宿泊施設で集中隔離観察となりました。地域医療を管轄する社区衛生服務センターの医療スタッフが24時間体制で隔離者の検温などの体調管理を行い，食事も三食配送され，出入り口はガードマンによって封鎖され，完全隔離される仕組みになっていました。濃厚接触者の場合，1人部屋で2週間，部屋から出ることなく過ごすことになります。最終的にはPCR検査陰性で解除されますが，このケースでも1人も感染者は出ませんでした。大げさすぎるように見えるかもしれませんが，中国では基本的に感染者が出たら，濃厚接触者を宿泊施設に隔離し，この原則はいまでも変わっていません。

　2月に入って，ようやく上海市でもマスクを購入できるシステムが登場しました。当初，マスク不足は結構深刻で，上海人の友人の間では，「自家用飛行機を手配するから，マスクの在庫があったらすぐに連絡せよ！」とか，「マスク製造の材料と機械が揃ったから，どこか工場を貸してくれ！」といったスケールの大きな話がSNS上で飛び交っていました。そして，いざ本当にマスクがなくなってしまったら，SNSに「誰かマスクを持っていないか？」とメッセージを入れると，誰からとなく融通し

てくれたものでした。その後，市政府
主導で，地域で指定された薬局で1人
5枚まで購入可能という仕組みが作ら
れ，スマートフォンからも予約が可能
になりました。ただ，マスクの増産は
あっという間に進んでしまい，しばら
くすると予約せずに直接薬局に行けば
普通にマスクが買えるようになってい
ました。いま思えば，ほんの一時期の
対策でした（**写真18**）。

その一方で，オンラインや相談の仕
組みが上海市では整えられてきまし
た。準備が進められていた「上海市発

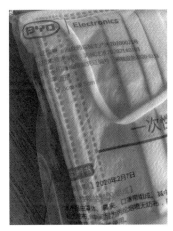

写真18　中国の自動車メーカーの
BYDもマスクを生産していました。

熱諮詢ホットライン」が稼働し，市内15カ所の総合病院から60名の
呼吸器科・感染科などの医師が電話で24時間対応することになりまし
た。またSNSのWeChat経由でも「新冠工作室」（新型コロナ質問室）が
開設され，市民の疑問点に答えるようになりました。とくに呼吸器症状
があって不安な人は電話をして欲しいとPRしていました。また，上海
在住の外国人向けの対応も充実してきました。上海市人民政府外事弁公
室が公式情報を中心に最新情報を発表するようになり，中国語・英語・
フランス語・日本語・韓国語で読めるようになりました（http://wsb.sh.
gov.cn）。

さらに外国人向けには「ホットライン12345」が開設されました。デ
マなどが出回りやすい状況で，政府が公式情報を迅速に出すことはとて
も重要ですし，市民の不安解消にも大いに役立ったようです。

当時，上海から日本に会社命令で帰国する日本人は多かったのですが，
日本では上海以上にカゼを引けないと皆さん心配していました。そもそ
も，上海であれば熱が出ても当時市内110カ所にあった発熱外来に行け
ばしっかり検査をしてくれますが，日本で，かつ中国帰りというと，診

察すら拒否されるのではないかと心配していました。上海では逆に日本の情報が不足気味でした。当時の厚労省は「中国湖北省から日本へ帰国される方は検疫官に申告する義務」を通知していたのですが，現実には上海から日本に戻った人は，会社から周囲に配慮して自宅やホテルで 2 週間の自主隔離が言い渡されていたりしていました。しかし実際には買い物に出かけないといけないし，日常生活では色々と困ったという声も聞かれました。とくに当時はまだ，海外から日本に戻ったときの日本の防疫対策の方針がわかりにくかった印象があります。

春節休みがあけ，人びとの活動再開

　2 月 2 日，武漢でプレハブで作られた武漢火神山新型コロナウイルス感染肺炎専科医院（火神山医院）が 9 日間の突貫工事の末，オープンしたというニュースが入りました（**写真19**）。1,400 人のスタッフが投入され，一般の医療施設とは別に人民解放軍が管轄することになりました。ベッド数は約 1,000 床で，軍医大学系の専門家が治療にあたり，臨時の ICU 施設も完備され，ようやく武漢でも光明が見えてきた感じがしました。それほどこのプレハブ病院設置の意義は大きかったのです。また，もう 1 カ所のプレハブ臨時病院である雷神山医院の建設も突貫工事で進んでいました。こちらは 2 月 6 日から運用を開始しました。雷神山医院も 10 日間という短期間で完成させています。

　上海市では，2 月上旬に入ると，徐々に地方から戻ってくる帰省のＵターン時期に突入しました。人の大移

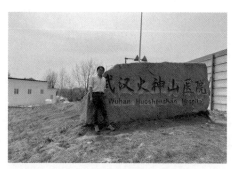

写真 19　武漢火神山医院と筆者。こちらは軍が管轄した病院です。火神山医院と雷神山医院は，いまでも建物などは残っていますが，休止状態です。

動が始まるため，市政府も相当気を遣っていたようで，２月３日には上海市民全員に向け『上海市民全員への手紙』が発表されました。８項目で以下のような内容（要約）でした（カッコは筆者）。

1．外出をなるべく控える。人が集まるところではマスクの着用を。握手を控え，距離をあけて会話。
2．換気・手洗い・部屋の消毒。天気がよいときは布団を干す。手で口・眼・鼻などを触らない。水回りは清潔に。野生動物を買わない，接触しない，食べない。
3．体温測定。咳・発熱・鼻水・下痢などの症状があったら，地域の社区衛生服務センターに連絡。そこで家庭医から指示をうけること。その後，発熱外来に行く必要があるときはマスクの着用を忘れずに（発熱外来は近所に必ずあります）。旅行履歴や接触履歴をきちんと伝える。
4．湖北省に行ったことがある人，家に地方から来た人がいる場合は「上海に来た人員の健康動態観察システム」への登録を忘れずに。
5．理性と科学性が重要。主要メディアから正しい情報を得る。（当時，SNS上のデマも少なくなく，市政府からの通知は主要メディアで必ず流れるためそこでの確認が重要でした）
6．マスクを購買登録して買うときは，人が多いときを避けること。譲り合いも大事（マスクの備蓄しすぎも問題）。
7．規則正しい生活・リラックス・ストレス解消に努める。
8．疫病対策には市民一人ひとりの思いやりと知恵の結集が必要。

　同時に，上海市内の工事現場などでは春節後の再開を２月９日24時以降に延期するように通知が出ていました。これは出稼ぎ労働者らの移動を極力分散させるための工夫でしょう。武漢封鎖後，感染拡大を防ぎつつ，いかにして中国各地から上海に戻ってくるUターンラッシュをコントロールするかは大きな課題でした。武漢封鎖後，２週間目とな

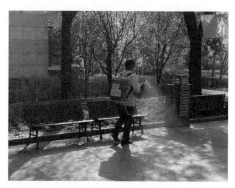

写真20　住宅地内のベンチなどを消毒中。

る2月6日頃を一つのピークとするならば，人の移動したあとの2週間目となる2月20日頃がもう一つのピークとなることが当時は想定されていました。ただ，実際には2月上旬以降，新規市中感染者は順調に減っており，心配されていた第2波は幸い上海では発生しませんでした。

　また，2月5日から，確定例が関係した場所も公開されることが政府により発表されました。これで市民もより具体的に現状を把握し，対応できるようになりました。この当時，まだ中・高リスクエリアの呼称はありませんでしたが，感染例が出た施設・住宅地の封鎖や消毒などが行われていました（**写真20**）。ちなみに，濃厚接触者で自宅隔離が可能となる条件を満たさない場合は，宿泊施設などで集中隔離観察になりました。なお，中国ではPCR陽性となった場合，どれほど程度が軽くても自宅療養は認められず，必ず指定病院に入院しなくてはいけません。

　市民生活のうえでは，外食などで人が集まるチャンスがなくなり，旅行にもいかなくなりましたが，日常生活に関しては比較的平穏だったと思います。電気・水・ガス・インターネットがあれば，とくに不自由しません。

　2月5日の記者会見では，すべての学校は2月末まで学校を開始させないようにと通知が出ました。市中感染の状況を見ながら開始時期を決めるようです。学校は生徒には家庭学習ができるようにし，運動や「家事のお手伝い」に励むようにとのことでした。子どもの習い事の一つであるバレエのレッスンも，SNSの動画を活用しながら自宅での練習が始まりました。この当時，習い事やカルチャースクールなども教室での対

面レッスンはまだ禁止され
ていました。また，2月5
日から上海地下鉄に乗ると
きはマスク着用が必須にな
りました。マスクがない場
合は自動改札口に立ってい
る保安官から乗車を拒否さ
れます（**写真21**）。

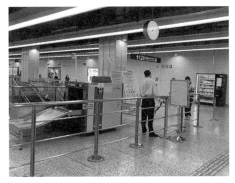

写真21　自動改札口の手前に設置されている検温と
マスクと荷物の安全チェックをするエリア。マスクが
なければ，奥に見えている自動販売機で購入できます。

　企業活動が徐々に始まる
に従い，新型コロナで影響
を受けた企業の負担を軽減
し，支援する様々な通知も
この頃，立て続けに発表されています。また，企業活動を再開するため
の，各業種向けの防疫に関するガイドラインも発表されました。百貨店
などの小売業から冠婚葬祭，高齢者関連の施設や宝くじ売り場に至るま
で，その数なんと80業種に及びました。防疫では，かなりきめ細かな
対応が取られていたのが印象的でした。

　われわれのような民間の医療機関にも『関于本市衛生健康系統做好新
型冠状病毒感染的肺炎疫情防控工作的通知』のように，防疫対策を強化
するための通知が出され，当局の指導によりいったん病院を閉じること
になりました。私が勤務するクリニックがある上海市長寧区は外国企業
や外国人も多いエリアですが，ここで出された2月7日の通知では，口
腔科（歯科）・耳鼻咽喉科・眼科・内視鏡関係は感染リスクが高いため，
一部の救急外来以外は閉鎖し，さらにわれわれのような民間の病院・ク
リニックも高齢者を対象とした養老介護施設以外は，西洋医学・中医学
にかかわらず閉鎖されることになりました。今後，衛生監督部門が病院
現場を確認したうえで，検査に合格したら再開してもよいということで
したので，われわれも指導に従って2月9日から無期限の休診に入りま
した。こうした動きは中国ではいつも急ですが，いったん始まると徹底

的に行われます。結果的に，われわれの病院でも2週間ほどの強制的な休診になりました。

私の上海ロックダウン体験

　私の上海暮らしのなかで，2月9日から診察を再開する2月22日までの約10日間が実質的に上海市でのロックダウン体験になります。この間，私は書き残していた単行本の原稿の執筆に専念することができ，これを完成させることができました（『中医養生のすすめ～病院にかかる前に～』）。

　この期間中，まったく家から外出できないかといえば決してそうではなく，住宅地の出入り口は1カ所に絞られていたものの，ランニングなどの運動や，日用品の買い物などで出入りすることはできました（写真22）。ただ，家政婦など部外者は建物や敷地内に入ってこられないため，どの家庭でも家事は自分たちでやっていました。そのため，インターネットで家事をサポートする家電などを購入する人も多く，わが家でもロボット掃除機を買いました。その一方で，すべての内装リフォーム工事も止まってしまったので，住宅地内の騒音は随分と静かになった印象でした。

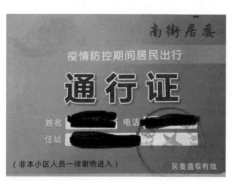

写真22　通行証。同じ上海市内でも，通行カードを渡し，週に3回しか外出を認めないマンションもありました。

　家の外で人とすれ違うときも，お互いかなり警戒していて，マスクをしていても，2メートルぐらい離れてすれ違ったものです。店に行くと，防毒マスクで買い物をしている人も見かけました。いま考えると思わず吹き出しそうになりますが，当時は私も含めて本当に真剣でした。とくに，2

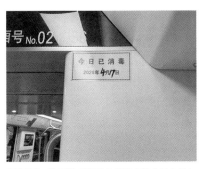

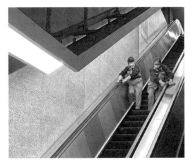

写真23　地下鉄で所定の消毒を済ませたことを示す日付表示。毎日消毒されています。

写真24　定時になると地下鉄駅のエスカレーターを一旦とめて，手すりの消毒。

月8日の上海市の記者会見ではエアロゾル感染に対する注意が再三出され，家庭内クラスターの発生に十分に注意するよう呼びかけられていました。

　このように市民生活では感染防止にピリピリした空気に包まれていたのですが，それでも規則を守れない市民も出てきました。2月7日には，マスクをしないで保安官の制止を無視した44歳の男性が上海地下鉄に乗車しようとして拘留されました。これは，上海市で今回の新型コロナが発生してから，地下鉄でマスクなしで乗車しようとして処罰された初めてのケースでした。ちなみに，上海地下鉄は，運転がすべて取りやめになった武漢と違って，新型コロナの感染者が多かった時期も運休することなくずっと運行されていました。もちろん，駅構内や車両の消毒は強化され，車内も毎日消毒されました（**写真23・24**）。また，感染症対策として，2月3日から主要駅の改札口で検温が始まり，2月8日には106カ所の駅で検温できるようになりました。そして，2月12日には400以上ある全駅で検温できるようになりました。こうした対策は，春節休暇の帰省のUターンラッシュに合わせて急ピッチで行われましたが，そもそも上海に限らず，中国の地下鉄では自動改札口手前でX線を使った手荷物検査が必要ですので，検温することも決して難しくはなかったと思います。

　SARS が流行したときと比較すると，高速鉄道や高速道路網の整備が進み人の動きが飛躍的に増えており，国家発展改革委員会によるとその規模は当時の 6 倍以上と計算されています。とくに，北京・上海・南京・杭州・深圳・広州・成都・重慶・長沙・合肥などの各都市は流動人口の多いエリアで，これらの地域では感染拡大を防ぐための対策が急務になっていました。上海各地でも，「地方から戻ってきたら，自主的に地区に報告するように」という標語が至る所でみられました（**写真25**）。

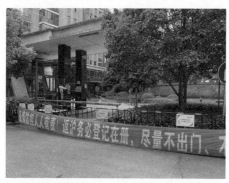

写真25　「上海に戻ってきたら必ず登録するように」という住宅地に掲げられていた横断幕。

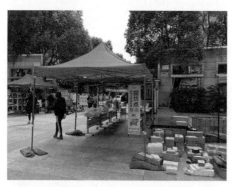

写真26　宅配業者もマンション敷地内に入れません。そのため，このマンションでは，宅配荷物専用の棚を設置し，そこに荷物が届くようにして，住民が毎回取りに行く方式を採っていました。

　さらに，上海市では 2 月 10 日に感染者を集中的に収容している金山区の上海市公共衛生臨床センターで，臨時の病棟設置のための準備に入ると発表されました。ここは普段は HIV や麻疹なども含む感染症を専門に収容する病院で，SARS の教訓が活かされて設置された医療機関です。こうして，地方から上海へ戻ってきた人が発病するだろうと思われる潜伏期間が過ぎるまで，緊張する毎日が続きました。

　その一方で，一般市民の日常生活は意外と平穏でした。変化があったとすれば，人との接触が避けられない宅配便が感染症対策のため玄関先まで配達できず，連

絡があったら門の受け取り場所まで取りに行くようになったことです（**写真26**）。またエレベーターの定期的な消毒や，不特定多数が触るスイッチ類へフィルムを貼ったりしていました。武漢などではエレベーター内の接触がきっかけと考えられる感染が発生していたため，対策はとくに念入りでした。さらに，住宅地で部外者の出入りが厳しくなり，ガードマンが一人ひとりしっかりと体温をチェックしていました。治安面では非常にありがたいことだったかもしれません。共働きが多い上海人の家庭では，家政婦が来られないため，これほど長く夫婦がじっくりと向き合った時間はなかったという声が聞かれる一方で，これほど夫が

家事ができないとは知らなかったという嘆きもチラホラ耳にしました。

　この頃，医師であり，漫画家であり，書道家でもある中国の人気芸術家・小林さんから，自分の漫画作品を持って広州市第八人民医院の廊下で展覧会を開催しているという便りをいただきました。小林さんとは，2019年に奈良県文化会館で展覧会が開催された縁で知り合いました。とても楽しい漫画を描かれ，思わず微笑んでしまう作品は，きっと患者や医療関係者の心の癒しになったはずです。第一線の現場へ行けなくても，皆が自分にできること

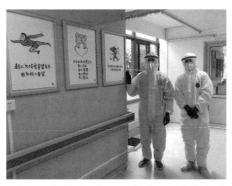

写真27　小林さんの作品は，新型コロナ患者が入院している武漢の病棟内で展示されました。

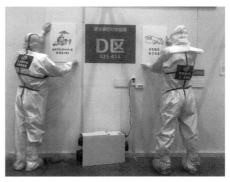

写真28　武漢の方艙医院にも展示されていました。

で社会に協力する，これは今回のような非常事態にはとても重要なことだと感じました（**写真27・28**）。私自身も，インターネットを通じて多くの方々に，上海の現状を伝えるように努めました。上海では，中国語がわからない日本人も多く，現地の情報を伝えることも重要でした。日本のメディアからの問い合わせも多く，連日のように電話取材やオンラインでのテレビ取材や自宅書斎からの中継もありました。

2020年のバレンタインデー

　2月14日はバレンタインデーでしたが，今年の上海はもちろんそれどころではありませんでした。この段階の上海でも，博物館・美術館・図書館などの公共施設，上海ディズニーリゾート・豫園などの観光施設もすべて閉鎖されており，マンション・住宅地内は，部外者は原則的に入れず，住民も含めて全員の検温が必要で，湖北省（武漢）帰りの人は2週間強制的に自宅隔離する必要がありました。もちろんスーパーマーケットでの買い物や地下鉄など公共交通機関の利用ではマスクの着用は必須で，小・中・高校，大学・幼稚園・託児所のほかにも，塾・カルチャースクール・ジム・プールなどもすべて閉鎖されていました。私の勤務先の病院も閉鎖されており，外へ出て行くことで，とくに人と出会うことに不安がいっぱいで，感染リスクを犯してまで街へ出て行こうという気分にはなりませんでした。

　例年は，バレンタインデーに男性から女性に花束などを贈る習慣がありますが，花屋も多くが実店舗を開けられず，インターネットでの売買が中心になり，配送されるエリアも限られていました。とくに2020年2月14日は平日で，雲南省など花の産地では本来は売り上げが期待できたのですが，残念ながら丹精込めて栽培された花の多くが廃棄されました。その損失は，40億元（約684億円）相当になるといわれました[2]。

　この頃から高速道路で上海市に入ってくる車両の検査が厳しくなりました。2月14日からは料金所の検査ゲートで，トランクや貨物室など

の検査が行われるようになりました。上海との境界線では，車一台ごとに検温が行われ，上海市に住所や勤務先がない人は，市内に入れないようになりました。こうした検問のため，上海へ入る料金所には長い行列ができました。

　上海が大変だったこの頃，街中には多くの市民ボランティアが防疫活動に従事していました。なかには外国人ボランティアもいました。外国人の多い上海では，通訳も広く求められました。実は，上海市では1月28日から防疫のためのボランティアを募集しており，応募してきた市民の数は2月16日までに合わせて11万5千人にもなりました。登録ボランティアには最高保険金50万元相当のボランティア用の保険に加入させ，当時まだ十分ではなかったマスクや防護服を優先的にボランティアに配付するなどの配慮もされていました[3]。

防疫体制を強化しながら少しずつ日常生活を取り戻す

　こうした各方面の努力が実ったのか，2月18日に，上海市で新規市中感染者が初めてゼロになりました。ゼロという数字を見ると嬉しいものです。しかし，政府はすぐには警戒を緩めることはせず，学校の対面式授業は当分無期限で行われないことが発表され，小・中学校は2020年3月2日からオンラインで授業を行うことが2月18日に発表されました。

　物流の円滑化をはかるために，中国全国の高速道路の無料化が2月17日以降も引き続き実施されることが発表されました。これには普通車だけでなく，トラックも含まれます。中国全土の感染状況が収まるまでの処置とのことでした。結果的には，2020年5月の連休後に有料化されましたが，これほど長期間にわたって高速道路が中国全国で無料化されたのはきわめて異例のことです。料金所は完全にスルーすることができました（写真29）。この頃から甘粛省や雲南省昆明市など感染者がもともと少ないエリアでは，高速道路の封鎖が解かれ，サービスエリア

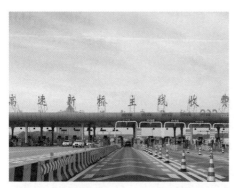
写真29 高速道路の料金所はETCも含め，完全に無料開放されていました。

も営業を再開しています。ただ，検問や検温される箇所は相変わらず多いです。その一方で，重慶市や深圳市のように，外地ナンバーの車は事前予約しないと市内に入れないような仕組みを導入しているところもありました[4]。

この頃になると，日本から送られたマスクもいくつかわれわれのもとにも届くようになりました。私自身は病院がまだ再開できていなかったため自宅で仕事することが多く，出歩かない限りマスクは使わないので，現場の第一線で働く医療従事者へほとんどプレゼントしました。当時の上海の場合，病棟や発熱外来での仕事以外にも，高速道路の料金所などの検問や，駅・空港などでの検疫，自宅隔離者への健康チェックなど，地域で働く医療従事者の仕事量は膨大なものになっており，マスクの消耗も激しいと聞いていたので，大変喜ばれました。

上海では，スーパーマーケットなど日常生活に直結する店などでは，感染者が出ていた頃も含め，様々な防疫対策を呼びかけながらほぼ正常に営業していました。一時的に物が不足する事態に陥っていましたが，これは春節休みによる影響がほとんどで，徐々に回復していきました。当時，われわれがスーパーマーケットに行くときに気をつけるようにいわれた注意事項は，以下の8カ条です[5]（カッコは筆者）。

①マスク着用は必須，なければ入店不可。

②検温，拒否すると入店不可。

③エスカレーターは前との間隔をあけて。手すりはできたら手袋をして。（手すりに関しては，かなり頻繁に消毒していました。実は，

　　使い捨て手袋をして買い物に行く市民は，ゼロコロナになった段階
　　でも結構見かけました）

④フードコートはテイクアウトのみ。

⑤店の授乳室や娯楽施設は閉鎖。

⑥店の売り場の換気を徹底。

⑦レジなどでは手指を消毒，手洗い場の確保。

⑧バーゲンなど人が集まるようなイベントは禁止。

　病院再開をいまかいまかと待っていましたが，2月22日，ついに上
海市長寧区の衛生当局から私の診察も再開が認められました。上海市で
はこの頃から，日常生活の正常化に向けて，防疫対策を強化しながらも
本格的に動き出すことになります。

〔引用文献〕

1）社评：500万人离开武汉，当务之急和要避免的事. 环球时报（2020.1.27）（https://
opinion.huanqiu.com/article/9CaKrnKp4Yk）

2）蒿珺：泪洒情人节！鲜花因疫情滞销，花农含泪当作垃圾丢掉. 呱呱三农（2020.2.14）
（https://www.sohu.com/a/372960222_120044884）

3）上海11.5万名"疫情防控志愿者"人均上岗近18小时. 新华社（2020.2.17）（https://
baijiahao.baidu.com/s?id=1658776509747590955&wfr=spider&for=pc）

4）全国多地因疫情防控封闭的高速公路出入口已恢复通行. 新京报（2020.2.16）（http://
www.bjnews.com.cn/news/2020/02/16/690266.html）

5）疫情期间去商场超市怎样更安全？请看这份防护指南. 人民日报（2020.2.16）（https://
ishare.ifeng.com/c/s/v0043kksITSIK6PWimJAmG8RasUZJmXk--tmrmM9GRBFt9Zw__?
spss=np&aman=21f50856ffK53cy16eYf80q404Gc0dw648d89fwf6a&gud=846861s819）

コ ラ ム　日本に戻るか否かの判断

　上海で新型コロナの湖北省からの輸入例がチラホラ報告され始めていた頃，私の勤務している病院でも春節前の休みを控え，色々と慌ただしくなってきました。日本に春節時期の一時帰国を考えていた上海在住日本人の日本行きも一部で始まっていました。当時はまだ，休み明けに戻ってこられるという程度の認識の方がほとんどでした。わが家では，例年，春節の 1 カ月前後ある長期休暇を利用して，子どもを日本の学校へ通わせていました。日本語と日本文化に触れてもらうためです。すでに新型コロナが発生する前に 2020 年の春節休みは，1 月 18 日～2 月 16 日と予定が発表されており，休みを利用して中国東北エリアにある冬のハルビンを旅行して関西国際空港へ飛び，2 月 10 日から学校に通う計画で航空券を秋頃から予約していました。しかし，武漢の状況が刻々と伝わってくるうちに，いくら中国の東北地方でもこの行程の移動は無理だと判断し，チケットも直前にキャンセルしました。ちょうど，日本の学校の校長先生からも，われわれが一時帰国する場合の対応を協議する必要があるので連絡が欲しいとメールがあり，とても日本に戻れる状況ではないことを察知しました。当時はまだ日本への一時帰国者への具体的な隔離政策もなかったため，帰国しても色々な観点から日本の地元への配慮が必要でした。一時帰国した日本人の共通の悩みだったと思います。

　もちろん，ニュースでは武漢から日本へのチャーター便が飛ぶなどの情報が報道されており，周りでも「日本に戻ったほうが安全だ」というアドバイスをくださる方もおられました。もちろん子どもと母親だけ日本へ戻す選択肢もあったのですが，SARS のときの経験から，いったん日本へ戻ってしまうと今度中国に戻ってくるタイミングが難しくなるのと，非常時だからこそ家族の分断は避けたいし，そもそもわれわれの生活基盤は中国なので，日本の暮らしよりも上海のほうが勝手がよいということもあり，中国に残ることを決めました。

　われわれのように帰任がない片道切符で中国暮らしをしている場合なら決断は簡単ですが，企業で駐在されている家族の場合は少々複雑で，会社の指示で家族を日本へ戻すことになると従うしかありません。その

後，なかなか家族の中国戻りが許可されず，許可されても招聘状がなかなか出ないなど試練の日々が続きました。そして，単身赴任生活を余儀なくされて体調を壊される方も多く診察しました。その一方で，日本の実家での生活のストレスも大変だったという声もよく聞きました。1年以上家族に会うことも叶わず，上海に残って毎日業務をこなしている駐在員の精神的なストレスは大変なものです。家族帯同の重要性，そしてどんなときでもできる限り家族は一緒に居るようにすることの大切さを改めて感じました。

コラム デマ対策と警察による取り締まり

　当時70代だった上海人の義父・義母も，色々と心配してSNSでニュースを送ってくれましたが，残念ながら友だち同士で流れているフェイクニュースが多かったです。やはり上海でも，高齢者にとっては，ネット情報の選別が難しいのは仕方がなく，自分からデマ情報を勝手に拡散しないようにと再三注意しました。

　こうしたネットに溢れているデマへの一番の対策は，政府などの公的機関がSNSやホームページを通じて定期的に情報を発信し続けることです。私も，上海市政府が発表するSNS情報には重宝しました。一方で，中国では社会的に影響が大きく，明らかにデマと思われる情報を流した場合は，処罰される仕組みになっています。たとえば，2020年2月13日には「上海で新型コロナが大流行している」というデマをネットで流した人が捕まり，上海市公安局徐匯分局から10日間の行政拘留処分を受けました（写真30）。

　中国の防疫対策では，警察の役割も大きかったです。どういうケースで警察が登場するのか，2021年6月8日に開かれた広州市の記者会見の内容が具体的でよくわかるので紹介しましょう＊。

①行動歴を隠した場合：

　2021年5月30日に確定例となった父母に5月25日に会っており，

その後症状が出て確定例になったにもかかわらず，6月2日と6月4日に病院で診察を受けたときに虚偽の過去14日間の行動を供述。その結果，大量の濃厚接触者・2次濃厚接触者を発生させ隔離，市民に感染させるリスクを増大させたとして刑事拘留に。

②デマを流した場合：

広州の某広告会社が，2021年6月2日に自社の公式ホームページに，「感染者2人が脱走した」と虚偽のニュースを掲載。のちに捏造とわかり，ニュースを発信した人が刑事拘留される。

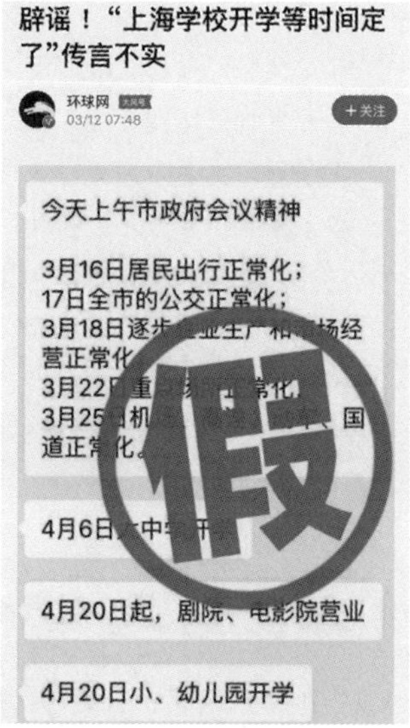

③PCR検査など必要な検査を拒否した場合：

2021年6月6日に，警察が政府の防疫担当者と一緒に，旅館に宿泊中の客にPCR検査を行おうとしたところ，部屋のドアを閉めて拒否。さらに，検査を行おうとしたときに，警察に凶器で暴力行為を起こし，刑事拘留される。

④封鎖地区から勝手に抜け出した場合：

2021年5月29日に広州で封鎖（ロックダウン）となったエリアで，5月31日にエリアから出たいと申し出た住民が，警察の説得にもかかわらず，強制突破を試み，警察に暴力をふるい，刑事拘留される。

〔引用文献〕
＊隠瞞旅居史、散布渉疫謡言……这4类行为近日被广州警方依法查处！　中国広州（2021.6.8）（https://mp.weixin.qq.com/s/CAm7pl0NijVUO89PvnoP2g）

辟谣！"上海学校开学等时间定了"传言不实

环球网
03/12 07:48　　　　＋关注

今天上午市政府会议精神

3月16日居民出行正常化；
17日全市的公交正常化；
3月18日逐步复工复产，市场经营正常化；
3月22日重[假]常化；
3月25[假]机，国道正常化；

4月6日[假]中学开学；

4月20日起，剧院、电影院营业

4月20日小、幼儿园开学

写真30　フェイクニュース潰しは，かなり熱心に行われていました。早く見つけて，早く処処すること。そしてフェイクである理由をはっきりと伝えることが重要です。

コラム　高・中・低リスクエリアの対策

　中国の新型コロナ対策のなかで，重要な役割を果たしたのが，感染リスクの高さによって，高リスク・中リスク・低リスクの３段階に分ける仕組みです。『中華人民共和国伝染病防治法』や『突発公共衛生事件応急条例』といった法令がその根拠になっていますが，市民生活もこのランク分けによって大きく影響を受けます（このリスク分けが細かく設定できればできるほど，市民生活への影響は少なくすみ，感染拡大を防ぐことができます）。リスク分けの基準は，一般に過去14日以内に確定例がどの程度出ているかによって判断されますが，実際には専門家によって総合的に判断されています。

（1）低リスクエリア：過去14日間に確定例が出ていないエリアを指します。おもな対策の対象は外からの輸入例になります。そのため，中国国内外の中・高リスクエリアから入ってくる人の管理，健康観察，検査などが重点的に行われます。また，病院では発熱外来でのスクリーニング PCR 検査，発熱者の発見・報告なども日常的に行われます。われわれ低リスクエリアになっている上海の医療関係者も，リスクの高い職場なら３日に１回，通常でも１～２週間に１回 PCR 検査を受け続けています。たとえば，人口約830万人ちょっとの遼寧省瀋陽市でも，2021年５月の段階で，10人一組のプール方式で，３～４日あれば全市民が PCR 検査をできる体制になっているということでした。上海市でも，2021年５月８日の段階で，市内146カ所で，1日77万件の PCR 検査が可能な体制を構築しました*。一方で，CDC は万一に備え，濃厚接触者や濃厚接触者の濃厚接触者（２次濃厚接触者）の疫学調査をすぐに行えるようにスタンバイしています。また，CDC は地域や企業などに防疫対策の指導をし，一般大衆への感染症知識の普及と感染症対策の指導を行います。われわれも日常的に，様々な標語やポスターを街角で見かけました。これで低リスクエリアではほぼ通常通りの日常生活を送ることができます。

（2）中リスクエリア：過去14日間に確定例が50例未満，もしくは

50 例以上発生しているが，過去 14 日間にクラスターが発生していない場合を指します。この場合，対策のポイントは，外からの輸入例を防ぎ，内での拡散を防ぐ対策になります。中リスクエリアの範囲設定は細かく，疫学調査の結果から，たとえばホテルや住宅地，マンション，会社，工場単位で線引きされて設定されます。指定されたエリアからの出入りができなくなり，エリア内全員の PCR 検査も行われます。一方で，確定例が出なければ，その他のエリアは低リスクエリア基準で対策されます。

（3）**高リスクエリア**：過去 14 日以内にクラスターが発生した場合，高リスクエリアになります。人が集まることがさらに厳しく制限され，交通規制なども実施されます。また発熱者のスクリーニングのほか，濃厚接触者・無症状感染者・確定例・疑似例の集中隔離はもちろん，関連場所の消毒も行われます。

日常生活において，中・高リスクエリアが発生した場合，これらのエリアには警戒線が設置されますので，低リスクエリアの一般市民は解除されるまで近づけません。もし，こうした中・高リスクエリアのある市（区）に滞在した場合は，携帯電話の電波基地から分析された位置情報から，「通信ビッグデータ行程カード」アプリに表示されることになります。ですから，われわれは日常的に，中・高リスクエリアのある市（区）には近付かないようにしました。万が一，隔離観察対象になってしまったら厄介だからです。こうしたリスク分けの情報は，リアルタイムでこちらの政府サイト http://bmfw.www.gov.cn/yqfxdjcx/index.html（中華人民共和国中央人民政府）から検索が可能です。

感染者が出た場合，中・高リスクエリアは変動し，突然発表されます。ただし，市中感染者ゼロが 2 週間以上継続されるなど，条件を満たせば解除もされます。したがって，われわれも，出張や旅行にいくときは，これらのサイトを確認して，目的地や経由地が中リスク・高リスクエリアに含まれていないかチェックすることが重要になってくるわけです。

〔引用文献〕

＊黄景源：上海市卫健委主任邬惊雷出席国务院发布会，回应了这些问题．腾讯网（2021.5.14）（https://new.qq.com/rain/a/20210514A0F13K00）

第 4 章

復工！
〜いよいよクリニックも再開〜

「復工」とは，中国語で仕事が再開されることを意味します。新型コロナの場合，緊急事態宣言を出したり，ロックダウンなどを一斉に行っても，それを解除する手順を失敗すれば，何度も緊急事態宣言を出さなければならない事態になりかねません。一方で，長期間ロックダウンを続けることも，日常生活や経済に大きなダメージを与えます。上海でも慎重に日常生活を取り戻していきました。

日常の回復に向けて動き出す

春節明けの 1 月 30 日からわれわれのクリニックも発熱患者を診察しないという条件のもとでいったん再開しました。ただ，上海における感染の状況に緊迫感が出てくるにつれ，区衛生当局の指導も入り，2 月 9 日から再度休診になりました。上海に限らず，中国では一般的な医療機関では感染拡大と院内感染防止のために，新型コロナ患者とその他の患者を厳格に区別して発熱外来へ回すことになっており，一般的な医療機関では新型コロナ患者は診察できないことになっています。

再開にあたっては，感染管理を行う責任者やスタッフ，患者が病院に入るときの検温の手順，身分証の登録，万が一発熱患者が出たときの対応，隔離観察場所の確保，マスクや隔離服の準備など細かな規定がありました。こうした準備が整ったところから衛生当局の確認が入り，業務を再開していくことになります。こうして少しずつですが日常生活に戻るための体制が整備されていきました。そしてついに，私の診察も 2 月

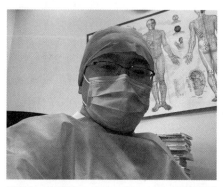

写真31　隔離服にマスクに帽子。これが診察再開時の定番スタイルでした。

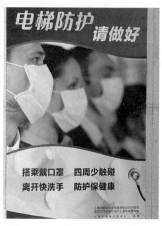

写真32　この時期，上海のエレベーターでよく見かけたポスター。「マスクをして，周りを触らず，エレベーターを出たら直ぐに手を洗う」

22 日から再開されることになりました（**写真31**）。ただ，再開にあたってはスタッフも出勤しなければなりません。上海郊外の農村に住むスタッフなどは，村全体が防疫対策のために封鎖されていたため，出勤するための許可申請が必要なケースもありました。

　この段階で，すでに上海市の新規市中感染者数は1日1例あるかないかの程度に落ち着いていました。人口 2,400 万人の大都市でこのレベルでしたが，それでも慎重に慎重を重ねての再開です。

　中国では高層マンションが多いですが，エレベーター内の対策もこの頃，色々と行われています。広州では実際に，CDC の疫学調査からエレベーター内で感染者が鼻をかんだり，爪楊枝で歯をつついたあとにボタンを触ることに着目して感染ルートが解明されたケースもありました[1]。そのためエレベーターに乗るときにはマスク着用が必要なほか，ボタンにラッピングフィルムを貼ったり，ティッシュペーパーを置いたり，定期的に消毒したりと，色々な工夫がされていました。とくに，定期的な消毒はその後も長期にわたって実施されました（**写真32**）。

　2月23日，私も3月に予定していた日本出張の航空券をすべてキャンセルしました。この頃は，中国ではまだまだ感染者が増えていて大変で，中国が何とかコントロールに成功すれば，日本では新型コロナぐらいなら大きな問題にはならないだろうし，すぐに日本に行けるようになるだろうから，自分自身は動きたくないと考えていました。多くの中国在住の日本人の間では，中国はコントロールに苦労しているけれど，日本や欧米各国などの先進国はもっとスマートな方法で，新型コロナをうまくコントロールするはずだという淡い期待もありました。ダイアモンド・プリンセス号の件は中国でも報道され知っていましたから，同じ感染症なのに中国と日本との初期対応の違いに一抹の不安を感じてはいましたが，きっとそのあたりはうまく対策できるだろうと，中国在住のわれわれは心の底から期待していました。

　2月24日頃から，感染者が少なかった省から徐々に「重大突発公共衛生事件」のレベルがⅠ級からⅡ級に下げられました。日本でいうと，緊急事態宣言の最高警戒レベルだったのが下げられるイメージです。山西省・広東省がⅠ級からⅡ級に，雲南・貴州・遼寧・甘粛などの各省がⅢ級体制になりました。また，上海と隣接する浙江省・江蘇省の境界エリアでも，高速道路だけでなく一般道経由の往来も再開しました。当初は境界で検温や登録が必要でした。これで，他省から上海へ仕事などで通っている人が境界線を越えて出かけられるようになりました。

　上海市内ではすでに出社勤務を開始している企業に対して昼食などのデリバリーサービスを安心して受けられる条件の整った飲食店を指定して，そのリストを公表していました。当時，上海市内の飲食店はまだ完全には再開しておらず，食事の問題は結構切実でした。しかし，店舗の再開は急ピッチで進み，2月29日の上海市の発表では，スーパーマーケットはほぼ100％，ショッピングモールや百貨店は95％，コンビニエンスストアは91.4％，市場も97.8％が再開となっていました。これにより日常生活における買い物はほぼ問題がなくなりました。ただ客はかなりまばらでしたが（写真33）。

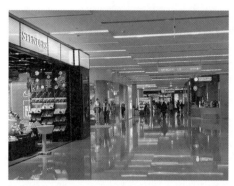

写真33　2020年3月頃の上海のショッピングモール。店は開いていましたが，いつも行列ができるお店もまだ人はまばらでした。

それでもこの段階の上海では，博物館・美術館・図書館などの公共施設，上海ディズニーリゾート・豫園などの観光施設の全閉鎖や，マンション・住宅地内への部外者進入禁止で全員検温や，地方から上海に戻った際の2週間の自宅隔離，スーパーマーケットなどでの買い物もマスク着用と検温，地下鉄全駅で検温，地下鉄・バス・タクシーはマスク着用必須，小・中・高校，大学・幼稚園・託児所・カルチャースクール・塾・ジムなどは全閉鎖などの処置が継続されており，日常生活の完全な回復にはまだほど遠い状態でした。フィットネスクラブに行くことも再開できておらず，演劇や音楽会などのイベントも一切が中止されていました（この機会に会場のメンテナンスなどを行っていました）。また劇場ではオンラインのイベントも色々と行っていました。そもそも，上海市内では年間3.9万回も劇場イベントが行われており，新型コロナでそのすべてが中止になったわけで，損失も莫大であったことは想像に難くありません[2]。

　利用客が密になりやすい書店の再開は，2月の下旬頃から始まりました。上海市内42カ所の新華書店が1カ月の閉鎖を経て再開し始めたのが2月28日からでした。当時は入店するには検温のほか，健康QRコードのチェックが必要でしたし，入店の人数制限もあり，セントラル空調も止めてかなり厳重な防疫管理下での再開でした。とはいえ，当面は休憩室の椅子が使えなかったり，各種イベントも禁止です[3]。

　そして，3月2日より上海市の総合病院で眼科・耳鼻咽喉科・口腔科の一般外来を再開することになりました。これまで，これらの診療科の

救急外来は24時間稼働しており，歯科の急患にも対応していましたが，一般外来は閉鎖されていました。また，各病院では専門家外来も再開されることになり，病院の診療も正常化に一歩近づきました。入院や手術に関しても順次正常化されることになりました。

　2月中旬頃から，上海市内の新規市中感染者の報告はほぼゼロが達成されており，われわれの暮らしのなかで感染に対する安心感もかなり回復してきました。それでも，上海市では学校関係の再開にはかなり慎重で，再三延期されていました。それが，先ずは小・中・高143.5万人の学校が再開されることになり3月2日からオンライン授業が始まりました（詳しくは第1部第5章）。

企業活動，教育・公共機関の再開進む

　中国では，西側諸国で見られるような，個人一人ひとりに対する平等な経済的補償は基本的に行われていません。ただ，いったん濃厚接触者に指定されて隔離されると，食事など基本的な日常生活は保障され，感染して確定例となった場合でも，中国国籍であれば医療費を無料にする政策がとられていました。これは医療費支払いのために病院へ行くのをためらう人を少しでも減らすうえでも意義がありました。もちろん，外国籍でも中国の公的医療保険に入っていれば医療費は規定内で公的負担となります[4]。

　武漢では，2020年春の大変だった時期には，軽症の確定例をスタジアムや体育館に設置した臨時病院（野戦病院）などに完全に隔離して治療していましたが，とくに食事に関しては，その内容に細心の注意が払われていましたし，食事内容もよくニュースになっていました。実際に武漢の知り合いに話を聞いてみると，人によっては自宅療養をしているよりも美味しい食事にありつけるといった声が聞かれたぐらいです。

　一方で，企業活動を再開するにあたって，業種別にどのような防疫対策を行うかはかなり細かく規定が発表されており，その規定に合わせて

対策ができた職場から当局のチェックが入り，業務を再開する流れに
なっていました。たとえば3月11日に発表された業務再開に関する手
順の通知だけでも，飲食業・バーなどの酒場・クリーニング・家電修理・
美容理髪・足浴・家政婦・ブライダル関係・コーヒー関係など各業界に
及びます。同時に，中小企業が無事に業務を再開できるように金融機関
を通じた支援に関する通知も出されました。

　子どものオンライン授業もこの頃にはかなりペースが掴めてきまし
た。夕方になると，住宅地内で子どもたちが遊ぶ声が聞こえてきます。
この頃の上海市の市中感染者はほぼゼロの状態が続いていました。そし
て，ついに3月13日に上海市内の公園・博物館・図書館・美術館・体
育館などが再開されることになりました。こうした公共施設に入るとき
は，事前にアプリで実名予約し，健康QRコードが緑でなければいけま
せん。また人数制限も行われており，たとえば上海博物館では1日の入
場者数は2,000人までに制限され，団体客は受けつけないなどの対策が
とられました。もちろん，検温は必須です。こうした実名登録制度を行
うことで，万が一感染者が発生しても，濃厚接触者や濃厚接触者の濃厚
接触者（2次濃厚接触者）の追跡調査が容易になります。また，チケッ
ト方式と違って，転売屋やダフ屋対策にもなります。今回の新型コロ
ナの影響で，中国各地の観光地でもこの方式がとられており，いまでは窓口でチケットを購入するよりも，入り口に看板のように掲げられている大きなQRコードをスキャンして，スマートフォンで実名登録・予約・入場料のキャッシュレス払いをすることが増えました（**写真34**）。

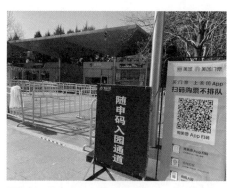

写真34　健康QRコードを見せたり，入場券を買う
のにQRコードを読み込ませたりすることがコロナ禍
では日常になりました。

　この頃からすでに豫園などのライトアップも始まっており，警戒しながらも普段の生活が戻ってきていることが実感できるようになりました。わが家にとっても，自宅近くの公園が再開してくれたことで，公園での散歩やランニングができるようになりました。気分転換をするという意味でもありがたい話です。

　3月14日，ほぼ2カ月ぶりに上海人の友人と集まって会食しました。このときは上海市内で大手飲食店を経営している友人のお店でした。この店は上海がほぼロックダウンしていたときも，当局の防疫基準・衛生基準を満たしていたため，営業は許されていたようです。そもそも，ロックダウン中でも働かないといけない人たちもいるわけで，そうした人たちへの食事提供の協力の意味合いもあったようです。この当時は，店に入るときの検温，健康QRコードのチェックなども行われました。さらに制限が厳しいときは，名前と電話番号なども登録しました。感染者が出たとき，接触者となったときの連絡にも使われたようです（**写真35**）。

　現在，上海の飲食店では，実体のあるメニュー表を出さないところが増えてきました。もともとキャッシュレスが普及している中国では，コロナ禍前からテーブルにあるQRコードをスマートフォンで読み込んで注文し，そのままキャッシュレスで支払うと，店員が料理を持ってくる仕組みが増えていました。そのため，現金に触れることなく，さらに他人が持ったメニュー表を触ることなく，しかも店員との接触を最小限度にして飲食店を利用できるようになっています。この仕組みは，万が一感染者が発生したとき，濃厚接触者を追跡する際にも活用できます。

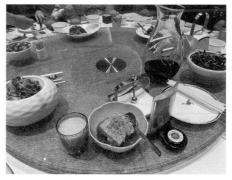

写真35　取り箸が増えたり，手指の消毒ができたり，様々な工夫がされていました。やはりリアルな会食は楽しいです。

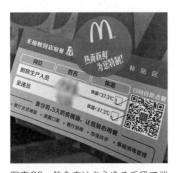

写真36　飲食店はあらゆる手段で消費者に安全をPR。マクドナルドのパッケージに書かれた担当者名と体温には驚き。ネームプレートが電子式で体温を表示させている店もありました。

　ちなみに，このレストランのエレベーターでは２時間に１回，エレベーター内の消毒が行われており，消毒されたことを示す作業記録表も掲示されていました。あらゆる手段を使って，最善を尽くし，安全を顧客にPRしているところもありました。たとえば，マクドナルドやKFCといったファーストフード店では，調理を担当した人の名前と体温が書かれたシールが貼られていました。コロナ禍で，人にサービスをしてもらうことの難しさを感じます（写真36）。

　いまの中国の生活ではマスクは欠かせません。上海市でも一時期マスクが不足して入手が困難になり，2020年2月2日から地区単位でマスクの予約を受けつけるなどの対策を行っていましたが，この頃にはすでにマスクは十分にあり，中国のネット通販でお馴染みのタオパオで注文すれば翌日に届くぐらいに回復していました。ちなみに，タオパオで注文をすると，「配達員の体温は正常で，マスクをしています」というメッセージが出てきて，荷物が届いたら電話がかかってきます（写真37）。ただ，まだ荷物は各戸に直接届けられず，人と人との接触を極力避けるためにマンション入り口のロッカーに保管される方式でした（写真38）。

　3月中旬になってくると，上海市全体では「防疫対策としてやるべきことを徹底してやり，日常生活やビジネスはそのまま続けて経済は回す」という段階に入ってきました。一方で，海外では感染拡大が続いており，海外留学中の留学生が中国に戻るかどうかという悩みが多く聞かれるようになりました。これに対して，上海市の新型コロナ対策臨床専門家のリーダーでもある復旦大学附属華山医院感染科の張文宏主任がこう答えていました。「長期化を見越して現地での留学や仕事をやめて本帰国する覚悟

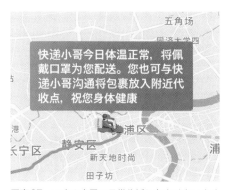

写真37　いまの中国の日常生活に欠かせないタオバオ。利用者が安心して商品を受け取れるように様々な工夫が凝らされていました。

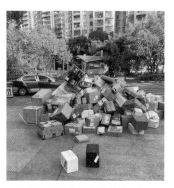

写真38　無造作に荷物が並べられているように見えて，実は後できっちりと整理されているのですが，荷物がなくならないか正直心配でした。

はあるか？　また，現地に留まる場合，予防のための正しい知識をもっているかどうか？」と[5]。確かに，いったん留学や仕事を中断して中国に戻ってくるかどうかの判断は難しいです。私自身も SARS のときに一時帰国するかどうかの難しい判断を迫られる経験をしました。すべては，留学することでその国のことをどこまで理解できるかにかかっているかと思います。帰国せずにその国の防疫対策をしっかりと理解し，留学を継続することも一つの選択肢でしょう。実際，2021年9月になって，中国の大学で対面式の授業が再開されても，一時帰国した海外留学生が中国に戻ることは実現しておらず，オンラインの講義が続けられています。

少しずつ日常を取り戻す

　3月18日。久しぶりに上海郊外の奉賢区の小さな海沿いの街を訪れてみました。前回2月に訪れたときは店も閉まり，通りに人はほとんどおらず，ロックダウン中でしたが，このときは見事に回復していました。ゴーストタウン化していた通りに，たくさんの人が往来しており，飲食店も再開していました。（**写真39・40**）。市場でも農家の人たちが自分

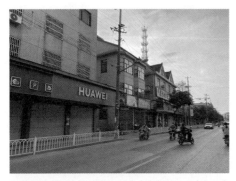

写真39　2020年2月27日の上海郊外の田舎町，奉賢区平安鎮の様子。

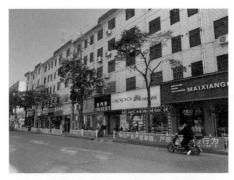

写真40　2020年3月18日の奉賢区平安鎮の様子。

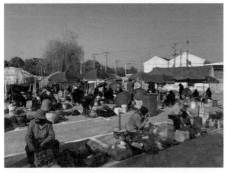

写真41　農家の人たちが自分たちが作った農作物を売っている上海郊外の市場。

たちの育てた農作物を売っていましたが，皆さんきっちりとマスクをしています。市場が閉まっていた頃，収穫された野菜が売れなくて困っていましたが，いまはいくぶん表情も明るく感じられました（**写真41**）。

　実のところ，この頃の私の病院への出勤は，まだ相変わらずマイカー通勤でした。正直，まだ地下鉄に乗る勇気がなく様子見の状態でした。とはいえ，社会生活がどんどんと回復基調になってくると，いつもの通勤ルートも渋滞し始めるようになりました。そろそろ地下鉄通勤に切り替えようかと考え始めていた頃，3月20日の段階で，中国全国のうち98％が低リスクエリアとなり，政府も各地の健康QRコードの相互認証を行うようになったことで，低リスクエリア間の物流や人の動きが活発になってきました。とくに3月19日には，浙江省杭州市が武漢の

ある湖北省との健康QRコードの相互認証に積極的に動き出し，緑であれば，湖北省から戻ってきても2週間の隔離を必要としないとするなど，大きな進展がありました[6]。ただ実際には，湖北省から来た人に対する警戒心は根深いものがあり，本当の意味での往来が再開するまでにはまだ時間が必要でした。

　3月20日，宅配便の人たちが，マンション敷地内に入ってこれるようになりました。これまで，ネット通販などで買った商品は，マンション入り口外の共有荷物置場まで取りに行っていたので，大きな荷物があるときや雨の日は結構大変でした。これでわれわれの日常生活がまた一歩通常に戻りました。同日，上海浦東にある上海ディズニーリゾートで花火が上がっていたのを確認しました。またこの日，上海市中心部と上海市郊外の金山区を結ぶ金山鉄路が3月23日から全面的に再開されることが発表されました。同じ上海市内でも人びとの移動を減らすために運休されていたのですが，乗客が検温とマスクをすることで再開です[7]。金山区には上海でも有数の工業地帯があり，通勤する人にとっては福音です。

　上海で市中感染者が多かった頃，日常生活に必要なスーパーマーケットなどは開いていましたが，家具などを販売しているIKEAなどの大型店舗は閉まっていました。ちなみに上海浦東にあるわが家の近所のIKEAが再開したのが3月1日でした。ほぼ1カ月閉鎖していたことになります。それでも再開後はなかなか店に行く勇気がなく，しばらく様子見の状態でした。われわれ家族が閉鎖後初めてIKEAに行ったのが3月21日でしたが，入店時の体温測定，健康QRコードの提示，マスク着用での買い物で，レジはもちろん1メートル間隔をあけて並び，レストランは持ち帰りのみで，営業時間も短縮されていましたが，それでもよく賑わっていました。海外旅行にいけなくなったため，中国国内での消費が拡大しているのを実感させるような買いっぷりでした。

　上海各地で行われていた市内142カ所の地下鉄の工事現場は2020年1月28日から徐々に再開されていました。2020年3月20日現在で上海の地

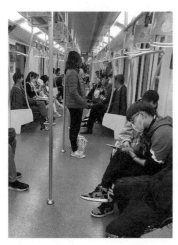

写真42　2020年3月23日の上海地下鉄車内。皆さんきっちりとマスクをしています。

下鉄工事はすべて再開されていました。この段階で 20,544 人が作業に入っており，健康 QR コードが緑の 19,591 人が現場に入り，まだ黄の 953 人は上海市内で 2 週間隔離し隔離終了後の PCR 検査等で問題なければ現場に入ることが許される仕組みでした。そして 4 月中旬にはほぼ現場の体制は正常に戻る予定と発表されました[8]。工事現場は，中国各地から出稼ぎの人たちが集まり，密になりやすい環境です。しかし，工事期限もあるため，慎重に対応しながらの再開でした。

　3 月 23 日，私もついに 3 カ月ぶりに散髪に行くことを決断しました。ついでに上海地下鉄の状況もチェックしてみました。実際に利用してみると，地下鉄の自動改札口前での検温や荷物の安全検査などが着実に行われており，とても安心した印象を持ちました。これで通勤も地下鉄に切り替えることができると判断しました（**写真42**）。でも，この当時の上海市在住の日本人の皆さんのなかには，まだまだ地下鉄の利用を躊躇している方がおられました。コロナ禍前の日常生活に戻していくことへの不安は，当時の上海在住者は皆さん持っていたのです。

　理髪店はどうしても人との距離が縮まるので気が進みません。しかし，いつもの店のいつもの理容師も元気そうでした。話を聞くと，店は 2 月の初め頃には再開できていたそうです。客もマスクをして，電話番号を登録し，健康 QR コードを提示して入店します。店は結構賑わっており，上海の日常が戻っていることを実感しました。

　上海市では 3 月 3 日以降，新規市中感染者は出ていませんでした。そしてようやく，3 月 23 日から日本の緊急事態宣言に相当する上海市政府

が発出した「重大突発公共衛生事件」のレベルが最大の警戒を必要とする I 級から，重大な警戒を要する II 級に下がりました[9]。I 級が出されたのが 2020 年 1 月 24 日で，ここからわれわれの日常生活は一変しました。あっという間に色々なものが閉鎖されましたが，2 カ月がすでに経過していました。II 級に降格したことで，これからは海外からの輸入例対策がより重要になってきます。ちなみに，正常状態は IV 級です。今回，II 級になったことで，われわれの生活にも変化が出てきました。マンション入り口での検温は引き続き行われるものの，部外者の登録チェックなどは廃止されることになり，マンション内の共有エリアも開放されることになりました。ただ，ダンスや合唱，麻雀など密になるような娯楽はなるべく避けるようにという通知がありました。一方で，屋外で人が少ないところで運動するときなどではマスクをする必要がないともいわれました[10]。

武漢の封鎖解除

　3 月 24 日，いよいよ湖北省武漢の封鎖が解除されることが発表されました。われわれが待ちに待った瞬間が近づいてきました。2020 年 1 月 23 日に武漢が閉鎖されたとき，どのように再開するのかはわれわれ中国在住者にとって大きな関心事でした。これで中国全土での復興の動きが本格化できます。

　まず 3 月 25 日から湖北省の武漢市以外のエリアで規制が解除されました。ただし，健康 QR コードの緑が前提条件です。そして，4 月 8 日から武漢市の封鎖も解除されることが発表されました[11]。本当に喜ばしいことでした。ただ，実際に解除される瞬間までは本当に喜ぶわけにはいきません。手始めに 3 月 28 日から武漢地下鉄が全線再開されることになりました。一つひとつの解除プロセスが無事に行われるように祈るしかありません。

　上海では，この日の上海地下鉄 11 号線の始発より，江蘇省と上海市を

結ぶ路線が再開され，省を越えた移動がより自由になりました（上海地下鉄で省・市を越えて運行されている路線はこの11号線だけで，あとは市内のみで運行されています）。

　そして，私にとってはさらにうれしいニュースがありました。3月24日より，上海市と浙江省・江蘇省の境界にあった高速道路や一般道の検問所が完全に撤去されました。これも緊急事態宣言に相当する「重大突発公共衛生事件」のレベルがⅠ級からⅡ級に変更になったおかげです。これで私も自由に浙江省へ山登りに行くことができそうです。中国式対策の特徴は，リスクが高いときは人びとが動かないようにする仕組みが考えられています。そんなときは，とくに外国人の場合は下手に動かないことが賢明です。また外国人は，中国の防疫のルールをしっかりと把握しておかなければなりません。陝西省西安市でモールに入るときにガードマンから「マスクをしなさい」と注意を受けた外国人が，ガードマンに対して暴言を吐いて攻撃的な態度を取ったため，期限付きの強制退去になるというニュースもありました。

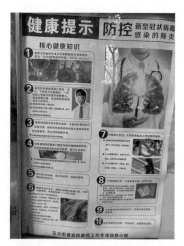

写真43　新型コロナに関するPRポスターは本当によく見かけました。やはり，実体のあるポスターのほうが，ネットよりも知識普及に関しては重要なのかもしれません。

　上海市内各地を見ると，新型コロナ対策に関する標語が至る所に掲げられています。いまでは中国は，ITが進んだ国のように見えますが，実はコロナ禍ではマンション出入り口の掲示板や横断幕，ポスターなどが至る所に掲げられていました（**写真43**）。やはりネットの発表よりも，毎日目にするところで掲示したほうが印象に残せるように思います。とくに中国は人口が多いだけに，様々な主義主張をもった人たちがいます。そんななかで新型コロナに対する正しい知識の普

及，そしていま自らが防疫のためにすべきことを PR することは絶対に必要不可欠だったと思います。

　4月4日は，中国では清明節の休みで，この日はもともと墓参りに出かけます。しかし，コロナ禍のなかでは，人が密になるのを防ぐために墓参りも事前予約・時間制限・人数制限・検温・マスク着用・健康 QR コードなどの対策を取って行われました。墓地に行けない人向けにインターネットを介した墓参りも提唱されていました。また，中国では新型コロナで犠牲となった市民・医療関係者への哀悼の意を表すために，4月4日 10 時より一斉に黙祷が行われました。車のクラクションや鉄道，船の汽笛のほか，空襲警報用のサイレンも全国で鳴り響きました。地下鉄も一時運行を停めました。検索サイト「百度」のトップページも白黒になっていました。

　この頃，日本の病院で医師として働いている弟から，マスクが足りないという連絡があり，日本へ発送しました。看護師をしている友人からも足りないという連絡があり，上海から発送しました（**写真44**）。ちょうどこの頃，日本では政府が全世帯に布マスクを配布するという話をニュースで知りましたが，サージカルマスクが不足しているという日本の状況がますます心配になってきました。上海―日本間の航空便が大幅に減っているため，郵便で送るにも非常に時間がかかりなかなか時間が読めない時期でもありました。一方，海外では「新型コロナはただのカゼ」といった声も聞かれ始め，中国在住のわれわれがこれまで中国で体験した防疫対策を振り返っても，これはひょっとしたら全世界に蔓延して長引くの

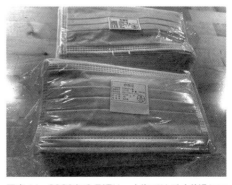

写真44　2020年3月頃は，上海ではごく普通にマスクが手に入っていました。

65

では，という予感がしました。

　そんななか，4月8日0時に予定通り，湖北省武漢の封鎖が解除されました。解除の瞬間はテレビでも大きく報道されたため，上海在住のわれわれの脳裏にも焼き付いています。ただ，正直，本当に解放しても大丈夫なのか？　という不安もありました。無症状感染者は本当にもういないのだろうか？　という疑念は完全には払拭されていませんでした。しばらくの間，湖北省武漢から来た人たちへの目に見えない差別も実際に発生していました。こうした武漢市民への差別を少しでも解消するために，この年の5月には10日間かけて武漢市民1,100万人の全市民PCR検査が行われました。

日常生活の回復，さらに進む

　4月9日，上海市でも高校三年生，中学三年生の学校再開が発表されました。新規市中感染者が出ていない他省でも対面式の新学期が4月27日から始まります。後の学年に関しても追々発表があるとのことでした。中国各地で学校の再開はとにかく非常に慎重でした（詳しくは第1部第5章）。子どものオンライン授業の長期化で保護者も疲れてくる頃で，学校の再開はとても待ち望まれていました。同時に，それだけ上海の街で市中感染者が出なくなり，安全が確保されるようになった証でもあります。上海市では，中国各地でデルタ株が散発的に出始めた2021年10月現在でも，幼稚園や学校内ではクラスターを発生させていません。

　企業活動が本格的に再開されるなか，各地から上海へやって来る人が増えてくる一方で，かつて感染者が多く発生していた湖北省武漢や海外から戻ってくる人もおり，そうした人たちに対するPCR検査の需要が高まってきました。上海市では積極的なPCR検査を奨励していたこともあり，4月8日より企業単位の予約制でPCR検査を受けられるようになりました。積極的に希望者へPCR検査を受けさせることは，企業

活動を活発にして安心して経済を再開させるために必要不可欠と考えられたのです。ただ，この段階ではまだ PCR 検査の値段は高く，上海市長寧区の場合，プール式ではない1人1管の単管で 320 元（約 5,400 円ほど）しましたし，結果が出てくるまで8時間を要して

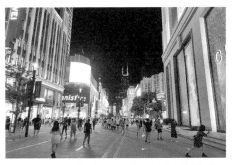

写真45　改良工事を終え，見違えるような通りになった 2021 年8月の南京東路。

いました[12]。また個人対象の自由な PCR 検査はまだ実施されていませんでした。上海における PCR 検査に関しては第1部第8章で詳しく紹介します。

　上海有数の観光地である南京東路を訪れると，車を通行止めにして工事をしていました。歩行者天国をさらに東へ拡張して，外灘までつなげるようです。在住者からするとごく一般的な改良工事なのですが，この時期に海外メディアの目にとまると，「感染者数が爆発して……」などと尾ひれがついてしまいます（**写真45**）。そういえば，湖北省武漢の江漢路の歩行者天国も4月9日〜7月20日の予定で改良工事を行っていました。観光客が少ない間に街の整備を進めておこうということだったと思います。

　上海市では色々な施設が徐々に再開し始めていますが，スーパー銭湯はこの段階ではまだ再開できていませんでした。上海の地元の人たちは，日本人ほど入浴が好きではありませんが，上海市内には日本式のスーパー銭湯があって，上海在住の日本人にとっては楽しみの一つです。ただ，中国では浴場でクラスターが発生していたため，再開にはまだ時間が必要でした。こうした施設が動き出すのは4月の下旬頃まで待たなければいけません。

　4月に入ると，自宅マンションのリフォーム工事の音も聞こえるようになってきました。いままで工事の騒音がなくてとても静かだったのですが，

春節頃からずっと工事が止まってしまうと，施主も工事業者も大変だった
でしょう。ある意味，日常の生活音がまた一つ戻ってきた感覚でした。

　上海市内でも工事現場がどんどん動き出していることが感じられま
す。こちらの報道によると，ショベルカーの売り上げが急増していると
いうことです。実は，ショベルカーの販売台数はコロナ禍前の 2019 年
3 月に単月で過去最高の 4 万 4 千台を記録していたのですが，2020 年
は 4 万 9 千台とその記録も塗り替えていました [13]。これは中国に進出
している日系の重機メーカーの方に聞いても同様の現象だったようで，
記録的な稼働率に驚いたという話を伺いました。春節休みとその後のコ
ロナ禍で工事が止まっていたぶん，追い上げが始まったのでしょう。車
のディーラーも大忙しでした。コロナ禍で，公共交通機関よりもマイカー
で移動しようという傾向が現れているという話でした。SARS のときも
同じような現象がありました。

　4 月 14 日は武漢からまたうれしいニュースがありました。2020 年 2
月 8 日から患者を受け入れていたプレハブ病院の武漢雷神山医院におい
て，この日に ICU 病棟で入院していた 4 名の重症患者が基礎疾患の治
療のために退院したことで，雷神山医院の収容患者がゼロになりまし
た。これまで 67 日間で，累計 2,011 人が収容され，1,900 人余りが退院
しました。全体の死亡率は 2.3% で，重症患者の死亡率は 4.3% でした。
中国全国から集められた医療スタッフはのべ 3 千人だったようです [14]。
その一方で，武漢市では 4 月 9 日から 4 月 15 日までに仕事に復帰した
人を中心に 27.54 万人に PCR 検査を行ったところ，無症状感染者が 182
人発見されました。もちろん，発見された人は 14 日間の医学観察と観
察終了時に 24 時間あけて 2 回の PCR 検査が行われました [15]。

　上海市内では徐々に屋内プールも再開されてきました。アプリによる
予約制で，人数制限をしながら徐々に再開していく方式が採られました。
まずは 3 月 25 日に浦東新区の源深プールが再開し，4 月 11 日には東方
体育センターの屋内プールも再開と，防疫対策が完了したところから泳
げるようになりました。これまでは営業時間内であればいつでも入場で

きましたが，コロナ禍では開放時間を3つの時間帯に分け，休憩時間には更衣室などの全面消毒などが行われました。アプリによる予約・検温・健康QRコードの提示などは必須です。

　4月20日，ほぼ3カ月ぶりに上海市外に出ました。ついにコロナ禍になってから初めての旅行にいくことができました。目的地は上海市の隣の浙江省です。浙江省桐廬のホテルにも無事宿泊できました。春節以降，防疫対策の物流などをスムーズにするため高速道路は中国全国無料となっており，この政策は5月6日まで継続されました。低リスクエリアの相互移動はまったく問題ないため，この時期に各地に車で旅行にいった人も多かったはずです（詳しくは第1部第10章）。

　4月22日，いよいよ上海の公立学校の再開スケジュールが発表されました（詳しくは第1部第5章）。学校は全学年一斉に開始されず，高学年から順番に感染状況をみながら再開されました。それでも幼稚園・託児所・小学1～3年生はまだ未定でした。また，この日に上海市でも，個人で予約してPCR検査を受けられる施設50カ所がメディアで公表されました。経済活動が活発になり，学校も始まるため，個人で自由に受けられるPCR検査の需要が高まってきたためです。これ以降，上海市では積極的にPCR検査が受けられるように検査場の整備も進められていきました。

中国版コロナ禍の新しい生活様式

　5月8日，国務院はコロナ禍の新しい生活様式として，今後われわれがどういう暮らし方をおくるべきか通知が出ました。日本でいえばさしずめ「ウィズコロナ」が近い表現かもしれませんが，こちらではコロナ禍の「常態化」防疫対策と呼んでいます。この流れは，新規市中感染者がほぼ出ていない2021年11月でもほぼ同様で，国外からの輸入感染例が毎日続くことへの対策でもあります。おもな内容は以下の通りです[16]。

①距離 1 m の場合はマスク着用。医療機関や密閉空間で仕事する人などもマスク着用。

②公共の場所・交通機関の消毒と，窓を開けて通風。

③ 1 m 線習慣の常態化。

④早期発見・早期報告・早期隔離・早期診断 。

⑤ 24 時間以内にクラスター調査終了。濃厚接触者・無症状感染者の 14 日間集中隔離観察。

⑥最小単位での場所の封鎖・人の集まりを制限。

⑦早期治療と治癒後の 14 日間の隔離観察。

⑧レストラン・スーパーマーケットは全面規制を解除。公園・観光地・図書館・博物館などは予約制・人数制限。映画館・娯楽施設なども同様の対策。会議や展覧会は開催も可能。

⑨老人・高齢者・児童・妊婦・障害者・慢性疾患患者の保護。

⑩院内感染予防の徹底。発熱外来制度の継続。医療関係者の健康管理対策。

⑪学校教職員と生徒の健康状態を毎日報告。教室の通風，消毒。体温測定。病欠者の登録管理。

⑫宿舎や借家，地方から戻ってきた人たちの動向管理。感染者発生時の濃厚接触者調査の強化と隔離，消毒管理。住宅地は必要時，人の出入りを制限。

⑬ PCR 検査：濃厚接触者・帰国者・発熱外来検査・医療関係者・老人ホーム職員など検査すべき人たちは全員検査（地方政府負担），会社や個人で検査を希望する者は自己負担で検査可能。

　そして，５月９日に上海市に出されていた中国版緊急事態宣言である「重大突発公共衛生事件」のレベルがⅡ級からⅢ級に緩和されました。わが家のマンションの敷地の出入り口制限も，これまでの１カ所から３カ所になりいくぶん不便な状況が解消されました。武漢で新型コロナが拡大し，それが中国各地へと飛び火し，一時はどうなるかと思われました

が，Ⅲ級に緩和されたことでいったん収束という形になりました。春節以来，「重大突発公共衛生事件」Ⅰ級が発令され，われわれの日常生活も色々と影響を受けましたが，これでほぼコロナ禍前の生活に近い日常が戻ったといえるでしょう（写真46）。それ以降，2021年11月現在まで上海のわれわれの日常生活は大きな影響を受けていません。「重大突発公共衛生事件」がⅠ級，Ⅱ級になるような大規模なクラスターも発生していません。飲食店も元気に営業していますし，会食や宴会も行われています（写真47）。国体級の大規模な

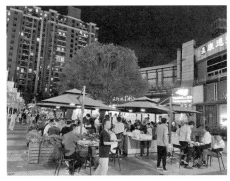

写真46　会食もコロナ禍前と同様に復活しています。

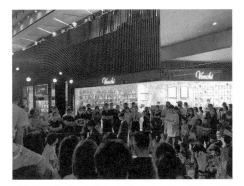

写真47　警戒しながらイベントも安全に行う。中国各地ではいまでも地道な対策が続けられています。

スポーツイベントも行われるようになりました。もちろん，上海市内のごく一部で中リスクエリアが発生した場合でも，上海市外へは旅行にいけませんが，それでも大分県ほどの大きさのある都市ですので，市内旅行は問題なく楽しめます。上海の長江河口に浮かぶ崇明島などもなかなか素晴らしい観光スポットです。

　ただ，世界でワクチン接種が進み，効果的な薬が開発され，新規感染者が十分に減ってコロナ禍が収まらない限り，警戒は引き続きます。中国と海外との２～３週間の隔離なしの自由な往来が完全に再開するのは当分は難しいでしょう。完全な再開が2022年になるのか，2023年にな

るのか，それとも2024年以降も続くのか？ いまの段階ではまだ誰に
もわかりません。

〔引用文〕

1）広東流行病学调查专家们福尔摩斯般破解疫情"迷局". 羊城晚報（2020.2.17）（http://
ep.ycwb.com/epaper/ycwb/resfile/2020-02-17/A01G/ycwb20200217A01G.pdf)

2）疫情防控新闻发布会｜剧场演出何时恢复？别急，先闭车修炼，我们云上见！文汇
報（2020.2.26）（http://wenhui.whb.cn/zhuzhanapp/xinwen/20200226/328416.html)

3）想去恢复营业的上海书城逛一逛，你的随申码准备好了吗？ 新民晚報（2020.2.28）
（https://baijiahao.baidu.com/s?id=1659748025419545878&wfr=spider&for=pc)

4）中華人民共和国中央人民政府:关于外籍新冠肺炎患者医疗费用支付有关问题的通知.
（2020.4.3）（http://www.gov.cn/zhengce/zhengceku/2020-04/15/content_5502831.htm)

5）留学生要不要回国？ 张文宏建议首先要考虑两个问题. The Paper（2020.3.16）
（https://baijiahao.baidu.com/s?id=1661330201964258331&wfr=spider&for=pc)

6）国家卫健委回应健康码互通互认:目前全国大多数健康码可实现一码通行. 新浪科
技（2020.3.20）（https://tech.sina.cn/2020-03-20/detail-iimxxsth0539206.d.html)

7）最新！下周一起金山铁路列车运行将全面恢复. 新民晚報（2020.3.20）（https://
wap.xinmin.cn/content/31691982.html?from=timeline&isappinstalled=0)

8）上海轨道交通所有在建工程142个标段全面复工. 国际在线（2020.3.21）（https://
baijiahao.baidu.com/s?id=1661782304932379298&wfr=spider&for=pc)

9）上海市决定将重大突发公共卫生事件一级响应调整为二级响应. 上海发布（2020.3.
23）（https://m.weibo.cn/status/4485582367767783?)

10）"二级响应"下上海市民如何做防护？六点提示来啦. 看看新闻Knews（2020.3.23）
（https://baijiahao.baidu.com/s?id=1661931549113709871&wfr=spider&for=pc)。

11）4月8日零时起，武汉市解除离汉离鄂通道管控措施. 新民晚報（2020.3.24）（https://
wap.xinmin.cn/content/31694508.html?from=timeline&isappinstalled=0)

12）上海长宁企业预约核酸检测方案:320元一例8小时出结果. 新浪财经（2020.4.9）
（https://baijiahao.baidu.com/s?id=1663475007352519688&wfr=spider&for=pc)

13）郭丁源:挖掘机销量大涨的背后:复工复产率正大幅提高. 中国经济导报（2020.
4.14）（http://www.ceh.com.cn/epaper/uniflows/html/2020/04/14/06/06_53.htm)

14）抗疫67天、收治新冠患者2011人 武汉雷神山医院正式清零. 每日经济新闻（2020.
4.14）（https://finance.ifeng.com/c/7vfPLDk0AfF)

15）探寻无症状感染者发生情况，武汉完成1.1万居民血清学采样. ThePaper（2020.4.17）
（https://m.thepaper.cn/newsDetail_forward_7019113?from=timeline&isappinstalled=0)

16）中国政府网:影剧院、游艺厅如何开放？国务院联防联控机制明确了. The Paper
（2020.5.8）（https://m.thepaper.cn/newsDetail_forward_7305452)

コ ラ ム　無症状感染者と濃厚接触者発見時の対応

　中国のコロナ対策では，感染拡大を防ぐために，無症状感染者の発見にかなり力を入れています。大規模なスクリーニングPCR検査を行うのも，この無症状感染者を見つけるためです。そのため，症状がある感染者を確定例とカウントし，症状がない場合は無症状感染者として別にカウントする仕組みになっています。以前は確定例のみをカウントしていましたが，2020年4月1日より，毎日，無症状感染者数を発表するようになりました。

　2020年4月6日に無症状感染者に対する感染管理について通知が出されました。無症状感染者も感染拡大するリスクがあることが確認されたためです。万が一無症状感染者が発見された場合は，2時間以内にネットを通じて当局に報告し，24時間以内に疫学調査を完了させなくてはなりません。無症状感染者はそのまま無症状で回復してしまうケースもあれば，症状が出てきて確定例になることもあります*。

　中国では一般に市中感染者が出たとき，CDCによる疫学調査に基づいてその感染者の濃厚接触者が迅速に探し出され，さらに濃厚接触者の自宅マンション・立ち寄った店・病院・職場等に対して，建物やフロア全体が疫学調査のために突如完全封鎖されることがあります。このとき既に外に出てしまった人も封鎖エリアに戻るように連絡がきますし，エリア内から一切出られません。この段階で濃厚接触者は別の施設に集中隔離されています。そして，封鎖エリア内全員に対して，24時間あけて2回のPCR検査が行われ全員の陰性が確認されます。一般的に48時間以内に当該エリアの安全が確認されることが多く，封鎖が即解除され，元の市民生活に戻ります。このように濃厚接触者が見つかったときは，災害発生時の緊急事態体制のような迅速な行動が常に求められます。

〔引用文献〕
＊国務院发布无症状感染者管理规范 明确其有传播风险．凤凰新闻（2020.4.9）
　（https://ishare.ifeng.com/c/s/v004vFM4aFTqR-_m1A6GQ--91DP9LSqfoC3d9Ixb--
　cNN1MwiC7hOZYFeYpp9hKUzuyj-_eHtDM-_Cc2MzU2oqeyZrTyjUQ___?spss=
　np&aman=21d508H6ff053cq16erf80L4047c0dK648g89fWf6a&gud=84h861P819）

コ ラ ム　上海地下鉄の防疫対策

　上海市民の日常に欠かせない上海地下鉄は，通常なら1日約1,200万人の利用客があります。感染が拡大した武漢では地下鉄の運行停止などの処置が取られましたが，上海市では市中心部の路線に関しては，乗客への検温やマスクの着用を徹底することで運休されませんでした。ただ，利用客は大きく減って，2020年2月1日〜2月19日の利用客は1日平均103.5万人で，これは通常の2割ほどでした*1。上海地下鉄は普段は18〜19時頃が夕方ラッシュのピークで，あとは徐々に減っていきます。東京や大阪と比べ，夜の利用客は少なく，座れることも多いぐらいです。上海がコロナ禍で大変だった2020年の2〜3月頃の21時以降の利用客は1日たった4.6万人だったようで，2月22日から上海地下鉄2号線・5号線・7号線・8号線・16号線の終電を21時にする対策が実施されました。終電を早くして，地下鉄設備のメンテナンスを行っていました。こうした制限がほぼ解除されたのが，2020年4月30日で，5月1日の労働節の連休の移動ピークに合わせて上海地下鉄の運行ダイヤも回復していきました。6月に入ると，地下鉄利用客もコロナ禍前の9割程度にまで回復し朝夕のラッシュも完全にもとに戻りました*2（写真48・49）。

　中国では，感染者が発生したとき，感染源を突き止めるための疫学調査はかなり熱心に行われており，逐一政府当局からその集計が発表されていますが，上海地区では地下鉄が原因となったクラスターはほとんど発生していません。これには色々な理由が考えられますが，乗客は規定によりマスクの着用は強制ですし，上海地下鉄は窓が開かない車両が多いのですが，ドアは頻繁に開閉されており，車両間の貫通路にも引き戸がないため，空気が非常に流れやすい設計になっているのも関係していると思われます。

　ただ，そうはいっても，市民の地下鉄利用時の警戒心は相当なものでした。マスクも不織布がほとんどで，布マスクやウレタンマスクはほぼ見かけませんし，なかには3Mの防毒マスクをしている人もいました。

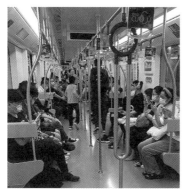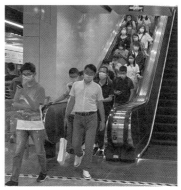

写真48・49　上海地下鉄では，乗客ほぼ全員が不織布マスク。ウレタンマスクはほとんど見かけません。この点はかなり徹底しており，たまにウレタンマスクを見かけると，上海在住の日本人であったりします。

使い捨て手袋をして手すりにつかまっている人も当時は珍しくありませんでした。また，駅員もホームや連絡通路などを頻繁に巡廻しており，鼻出しマスクなどマスクをきちんとつけていない利用客に対し注意を行っていました。万が一マスクを忘れてしまったら，改札口で止められるわけですが，駅では自動販売機でマスクが買えるようになっています。地下鉄利用時の乗車券は樹脂製です。通常だと1日40万枚ほど使われるそうですが，もちろん消毒も行われていました。でも，ほとんどの市民はスマートフォンのアプリかICカードを使っていますし，運営会社も乗車券をなるべく使わないよう呼びかけていました。

　地下鉄列車は毎日消毒しており，消毒後は30分以上ドアを閉めて密閉するそうです。消毒された日付が車内に掲示されていました。エスカレーターの手すりも一度利用客を止めて消毒していました。1日2〜4回の頻度で行われているようです[*3]（写真50）。

　地下鉄に乗るときには，まず手荷物の安全検査と検温エリアに並ぶことから始まります。安全検査ではX線に荷物を通します。もし食品などX線に通したくない荷物がある場合は，直接係員に鞄を開けて見せれば構いません。果物ナイフなど刃物などはほぼ確実に見つけています。もちろん混んでいなければさっと通過できますが，朝夕のラッシュ時には

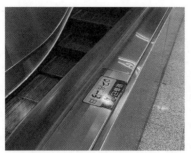

写真50　エスカレーターを消毒した日付も記載。

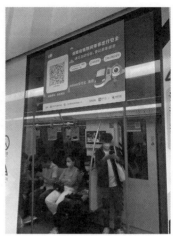

写真52　ドアに掲示されたQRコード。

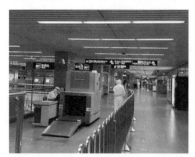

写真51　地方からの乗客が多い上海駅の地下鉄駅では，地下鉄職員も防護服を着て対応しています。

並ぶことも多いです。検温（37.3℃基準）で引っかかった場合は，近くに隔離スペースがあり，そこに連れて行かれて再度検温することになります（**写真51**）。

　地下鉄ではこのように色々な対策が行われていましたが，すべてがうまくいったとは限りません。たとえば，列車のドアに貼られたQRコードは，乗車のたびにスキャンして登録するようにアナウンスがあったのですが，長距離列車と違って頻繁に乗り降りする地下鉄では，ほとんど利用されていませんでした（**写真52**）。

〔引用文献〕
＊1　明天起，上海地铁这5条线路提前至21时结束运营．东方网（2020.2.21）

（http://n.eastday.com/pnews/1582255312013160）

＊2　上海地铁客流已恢复到疫情前九成 消毒、测温、戴口罩仍不放松．新民晚
報（2020.6.15）（https://baijiahao.baidu.com/s?id=1669565334148039437&wfr
=spider&for=pc）

＊3　吴文俊：上海地铁这些门户车站加大消毒频次！　发现大上海（2020.6.24）
（https://www.sohu.com/a/403961485_120209938）

コ ラ ム　発熱外来の更なる発展

　市中感染者が多いとき，発熱外来の役割は非常に重要です。上海市で
は2021年8月現在，127カ所設置されています。市中感染拡大が続
いていた2020年1月では110カ所設置されており，1日最大1万人
の利用がありました。発熱患者は，われわれのような一般クリニックで
は診察せず，発熱外来に搬送する規定になっており，この規定を守らな
ければクリニックは最悪，診察停止処分になることがあります。そこで，
患者側も受付に入るまでに検温だけでなく，健康QRコードと高・中
リスクエリアに行っていないことを示す行程カードのチェックが必須に
なっています。

　発熱外来は24時間体制で医師が診察にあたる体制になっています。
実は上海市で発見された市中感染者の場合，6割が発熱外来で発見され
おり，9割の擬似例が発見されました。そのため，発熱外来の機能強化
がとても重要になります。上海市で標準化された発熱外来では，CT・エ
コー・心電図室・薬局などは一般外来と独立し，20床程度の隔離観察病
室があり，入り口も一般外来や救急外来とも独立させ，建物が別の場合
もあります。医師も遠隔で診察できるような設備が導入されました。

　中国では2003年のSARSが流行した頃，発熱外来の設置が進められ
ました。SARS収束後は，肝炎外来・腸道外来・結核エイズ外来などと
してその機能は残されていましたが，呼吸器感染症に関してはインフル
エンザなどの流行期を除いて，あまり使われていませんでした。そこで，
このコロナ禍で一気に整備が進められました[1]。

　さらに上海市では発熱外来の補助的役割を果たす外来として発熱外来 127 カ所に加えて 225 カ所の発熱哨点診察室を市内各所に設置しています。これは小さな発熱外来のようなイメージの施設で，地域医療を担う社区衛生服務センターが中心的役割を果たします。発熱患者のスクリーニング・登録・発熱外来への救急車での搬送などの役割を担っており，「早期発見・早期報告・早期隔離・早期治療」を実現するために活用され，2020 年 4 月 2 日から順次設置されました[2]。体温が 37.3℃以上の患者が対象で，一般患者と完全に分離されており，汚染区域・半汚染区域・清潔区域などゾーニングもしっかりとされています。また医療スタッフも 3 日に 1 回，PCR 検査を受けています。

　発熱外来には，発熱患者の観察スペースも設置されています。これらは上海市内の発熱外来だけでも 1,100 床以上あり，発熱患者は，ここで必要な検査が終わり結果が出てくるまで待機して，原則帰宅することができません。

　こうした発熱外来がしっかりと機能するためにも，上海市では発熱者が勝手に解熱剤などを服用して自宅療養しないように，薬局での解熱剤の販売時は実名や連絡先の登録が必要であったり，そもそも解熱剤や咳止め薬の販売自体を禁止している地方もありました。復旦大学附属華山医院感染科の張文宏主任もマスメディアで「熱が出たら勝手に解熱剤を飲むな。ただちに発熱外来へ行くように。1 日でも 1 時間でも早いほうがよい。そうすることがわれわれ第一線の医療現場への大きな助けになる」と訴えていたのが印象的でした。

〔引用文献〕
＊ 1　上海发热门诊拟扩建至 200 家，平战结合核心是扩容感染人才储备．上观新闻（2020.3.15）（https://new.qq.com/rain/a/20200315A0JG5400）
＊ 2　上海首批发热哨点运营 第一时间区分病人．上观新闻（2020.4.2）（http://www.cnr.cn/shanghai/tt/20200402/t20200402_525039522.shtml）

第5章

上海の小・中・高校での
オンライン授業

　新型コロナの感染拡大で武漢が大変だった頃，そしてそれが中国全土に波及し始めた頃，中国では春節休み期間中に入っていたため，学校自体は実質的に休みの状態でした。ただ，学校の再開に関しては，上海市内でほぼゼロコロナが実現しても上海市政府の姿勢はきわめて慎重でした。わが家でも，子どもが上海のローカル小学校に通っていたため，学校再開への道のりはとても長く感じられました。ただ，結果的には上海市では幼稚園から大学まで感染者やクラスターを発生させることなく，無事に対面授業を再開させることができたのはよかったと思います。

オンライン授業

　2020年3月2日，上海市内の小・中・高校生143.5万人を対象としたオンライン授業が始まりました。これほど大規模にオンライン授業が取り組まれたことは，上海市でも初めてのことです。オンライン授業のことを，上海では「空中課堂」と呼んでいました（写真53）。オンライン授業が本格的に開始される前日の3月1日には，まず上海市の新型コロナ対策専門家医療グループのトップである上海復旦大学附属華山医院感染科の張文宏主任による子ども向けの新型コロナの解説がありました。これが非常にわかりやすく解説されており，さらには各分野の専門家も登場し消毒や手の洗い方，生活面の注意などの指導がありました（写真54）。

　オンライン授業に際して，上海市教育委員会の準備はかなり周到でし

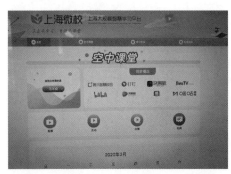

写真53　「空中課堂」は，「上海微校」という上海市のオンライン学習プラットホームにあり，同時にケーブルテレビなどその他のデバイスでも視聴できる仕組みになっています。

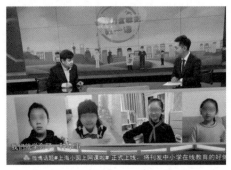

写真54　全市オンライン授業の最初の講義は，第一線の専門家による新型コロナの子ども向け解説でした。

た。教育委員会ではこのオンライン授業の目的を「停課不停学」といい，「授業を停めても，学びは停めない」という方針を掲げました。2020 年 1 月 27 日から授業の収録が始まり，合計 5,000 時間の授業が収録されたといいます。実際の放送では，小学 1 年生から高校 3 年生まで 12 チャンネル準備され，ケーブルテレビや IPTV，たとえば bilibili などインターネットを利用した各種プラットホームで視聴できるため，パソコンやスマートフォンがなくても視聴は可能です。上海市では 1,000 人余りのベテラン教師陣が召集され，模範授業の形で事前録画された

ものが放送されました。時間割にも色々工夫がありました。興味深いのは，まず一コマ 60 分のうち前半 20 分は上海市共通の教科書を使った授業があり，残り 40 分は休憩時間となり，その時間に SNS を利用した自校の担当教科の先生による双方向の指導が行われていたことです（**写真55**）。

　わが家の子どもが通う公立小学校では，インターネットやテレビを活用したオンライン授業の他に，「暁黒板」と呼ばれる ZOOM のような機能を持っている学校版アプリが使われていました。実はコロナ禍前の 2017

年から上海市各地の学校3,000
カ所ですでに導入されており，
SNSに似た機能もあり，今回
も大いに活用されました。

　まだ対面授業の再開がいつ
になるか検討もつかなかった
頃，子どもの通っている小学
校の担任がオンラインのホー
ムルームで話した言葉をいま
でもよく覚えています。この
担任の先生は，いつになるか
わからない学校再開にはまっ
たく拘っておらず，このまま
オンライン授業で徹底的に指
導を強化する方針を明言して
いました。最悪の場合，対面
授業を再開することなく，こ

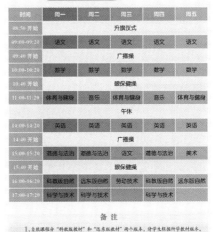

写真55　小学5年生の時間割表。毎朝，国旗掲
揚でスタートします。

のまま小学校を卒業する可能性も高いのではないか，という見通しを子
どもたちに話し，「子どもは学校に登校しなくても勉強するのは当然」
と檄を飛ばしていました。

　その一方で，子どもが通っていた日本の公立小学校では，感染症対策
をしながらも修学旅行や卒業式も思い出作りのためにしっかりと行われ
ており，両国の考え方の違いには随分と驚かされました。上海の小学校
では，学校行事よりも学校内でクラスターを発生させないことと学業を
最優先にしていました。もともと上海の小学校（中国の他の地域でもだ
いたい同じです）は日本の小学校と違って，学校行事が少ないです。基
本的に，学校行事の準備にあまり時間をかけず，あっさりとしています。
たとえば，運動会は一応ありますが，競技会的な要素が強く，本番に走っ
てタイムを測って終わります。保護者もクラスで役員をしている人以外

は原則非公開です。わが家の子どもの小学校の卒業式は 6 月に無事実施できたのですが予行練習はなく本番だけでした。

　上海では小学 1 年生から教科別に異なる先生によって授業が行われています。宿題もかなり多いのですが，慣れてしまうと子どもは勉強する習慣が身につきます。ただ，日本の学校のような思い出作りが少ないのは確かです。コロナ禍前は，わが家のように日中間を往復して，双方の学校の授業を受けている日本人の子どもも見かけましたが，コロナ禍で日本に戻れず現地に留まっている子どもも少なくありませんでした。わが家では，日本の運動会と修学旅行に参加できなかったこと，そして日本の学校教育の特色でもある給食を最後に食べられなかったことを残念がっていました。

　今回の上海のオンライン授業で担任の先生が驚かされたのは，日頃の対面授業では目立たない児童が積極的に発言したりするなど，意外な一面が見られたことだそうです。授業スタイルによって子どもの能力発揮の方法も変わってきます。学校は常に勉強するチャンスを作ってあげることが重要だと思いました。オンライン授業は，タブレット等のガジェットを子どもに渡したら終わりではありません。大事なのはコンテンツの内容と授業のやり方です。リアルタイム授業を中継するだけではオンライン授業の意義が半減します。上海ではオンライン授業によって，リアルな授業ではできないことを実現しました。たとえば，日頃授業を受けられない他の先生方の授業が聞けたり，オンデマンドで個々の到達度に合わせていつでもどこでも授業が受けられることなどもそうでしょう。さらに不登校の子どもたちへ勉強のチャンスを増やしたり，教室よりも質問しやすい環境をオンライン上で実現することも可能です。上海市教育委員会ではオンライン授業を，従来型授業の補足・代替とは捉えず，新しい勉強スタイルの導入とみています。教育委員会では，学校で対面授業が再開されてからもオンライン授業を継続しています。子どもたちには復習用にも使えますし，教師も授業スキル向上のために視聴しているという話も聞きました。教材を作るうえで，オンライン授業の素

材をダウンロードして自身の授業や教材研究に役立てて欲しいという目的もあるようです[1]。

　3月19日，中国国内で感染者がもともと少ないエリアを中心に，小・中学校の再開に向けて動き出しました。まずは陝西・山西・寧夏・青海・西蔵（チベット）・貴州・新疆・雲南・広西・内モンゴル・海南の11の省（自治区）で，学校再開が決まりました。生徒たちが学校へ戻り始めているところも出始めました。3月下旬〜4月初旬ぐらいを新学期とするところが多く，学校再開のための細則も出されました。ちなみに，学校再開が最も早かったのが青海省で，高校・専門学校は3月9日〜13日，中学校は3月16日〜20日，小学校は3月25日〜31日に再開されました。地域によっては，まず卒業学年から再開したり，集会禁止・登校時間をずらすなど様々な対策がとられたりしました。ただ，上海市に関してはこの段階ではまだ学校再開の発表はなく，オンライン授業が続けられていました[2]。

対面授業全面再開までのスケジュールと様々なきまり

　わが家でのオンライン授業も，慣れてくれば子どもも楽しそうです。時々，先生から怒られたり，抜き打ちで指名発表したりするため，真剣勝負の授業でした。オンラインなのでタブレットなどを持ち出して，旅行にいきながら講義を受けることも可能で，学校に登校する必要がないこの期間を利用して，わが家も高速道路のサービスエリアやホテルでオンライン授業を受けながら色々なところへ旅行にいきました（写真56）。

　そして，いよいよ上海市でも学年別に学校再開のスケジュールが発表されました。真っ先に授業再開が発表された学年は，受験対策などが必要な高校3年生と中学3年生で，4月27日からの再開でした。次に再開されたのは高校2年生と中学2年生で，5月6日から。さらに高校・中学の残りの学年と，小学5・4年生が5月18日から再開されました（上海市では小学5年制，中学4年制）。最後まで再開の発表を見送っていた

幼稚園と小学 1 年～ 3 年生は，6 月 2 日から再開されることになりました。1 カ月以上かけて，とにかく子どもたちのなかから感染者を絶対に出さないように慎重に学校を再開させていきました。共働きの多い上海の保護者もこれでようやくメドがつき，ひと安心といったところでした。

さらに，学校の再開に伴い，様々な規定も発表されました。

『上海市教育委員会発表学校再開指南』[3)]

1）学校は先生と生徒用に緊急用に 1 人 1 枚のマスクを準備。

2）食堂・自習室・洗面所の定期的な消毒。

3）全校生徒 100 人以上の学校は校門にサーモグラフィーを設置。

4）隔離観察室の設置。

5）教室入り口に手洗い液を設置。手洗い後教室に入る。

6）登下校は学年別，クラス別で一斉に下校しない。

7）教師・学生は入校時に体温測定と健康 QR コード緑を確認。

8）教室内ではマスクを着用。屋外体育ではマスクなしでよい。

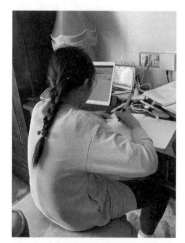

写真56　旅行先のホテルでオンライン授業を聞きながら勉強したのもいまとなってはよい思い出。

9）学校では集団の活動を控える。

10）体調に異常があれば校内の隔離観察部屋へ。

11）送迎の保護者は校内立ち入り禁止。

12）昼食は 1 人 1 テーブルが望ましい。

13）教室は窓を開けて換気。空調は使わない。

14）スクールバスは毎日消毒，乗車前の検温，乗車時のマスク着用，離れて座る。

15）発熱したら登校禁止，発熱外来へ。解熱後 48 時間後に登校可。嘔吐下痢は症状解消後 72 時間後に登校可。

　上海の各学校の児童・生徒への要求として，以下のような規定もありました。

　1．学校が始まる2週間前は上海の外へ旅行にいかない。
　2．結婚式など人が集まるイベント・会食に参加しない。
　3．健康管理に気をつけて，衛生状態にも注意。
　4．学校からの通知をしっかりと確認。
　5．学校が始まる2週間前から毎朝7時30分までに体温測定など健康チェック。正常体温37.3℃以下。
　6．同居家族の健康QRコード緑色。
　以上をオンライン授業で使っている「暁黒板」のアプリ経由で健康QRコードの画面をスクリーンショットして2週間毎日学校へ報告。

　この頃，復旦大学附属華山医院感染科の張文宏主任が中国のSNSのWeiboに投稿し，「新学期に向けて親も子どもも緊張しすぎないで」と，メッセージを出していました。「仮に子どもが発熱しても，昨今の中国の状況から新型コロナに罹るリスクはきわめて低いので，まずは発熱外来へ行き，規定通りの検査を受ければ大丈夫」ということでした。もちろん，日常の検温は食後や運動後にしないようにするなど最低限の注意は必要です。張文宏主任曰く，「子ども（低学年）の行動範囲は狭く単純なので，感染の予防には保護者の問題が大きい。つまり，教室の机の間隔などをいちいち心配するよりも，保護者一人ひとりが感染予防のための生活に気をつけないといけない。子どもを守ることは，われわれ大人の責任である」と。

　そうはいっても，保護者としては心配の種はつきません。学校再開後しばらくは，学級費で子どもにマスク以外にもフェイスシールドを買ったりしていました。ただ，その後はフェイスシールドをしなくても大丈夫だということがわかり使われなくなりましたが（**写真57**）。幼稚園などの場合は，感染を警戒して登園を見合わせていた保護者も多く，上海

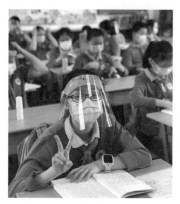

写真57　ついに対面授業再開。

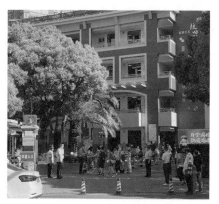

写真58　上海の小学校の登校風景。校門で検温や健康チェックが行われます。また，どの小学校でも校門に複数のガードマンが立っています。

市内にはたった 1 人しか登園しなかったという幼稚園もあったようです。

　登校に際しては校門でソーシャルディスタンスをとって検温を行ったり送迎の保護者が校舎に入らないように時差登校・下校，さらに下校時もクラスごとに校庭に出てきて保護者がピックアップして下校するといった仕組みにするなど，密にならないよう周到に工夫されていました（写真58）。

学校再開時のマスク着用の指針

　学校の対面授業再開にあたって，上海市教育委員会は 4 月 10 日に市民の質問に答える形で学校再開時の注意事項を紹介していました。マスクに関しては，教室内ではマスクをするものの，屋外で運動するときは，人が密集しない条件でマスクをする必要はないとしています。また，学校は予備のマスクを準備し，生徒や職員などで万が一発熱者や咳が出た場合でもマスクをすぐにつけられるようにしておく必要がありました。わが家でも登校するときは予備マスクを持参しています。

　6歳以下の幼児に関しては，長時間マスクをしていられないだけでなく，自身で防疫対策に取り組むことも難しく，かつ抵抗力も弱いため，幼稚園や託児所の再開には上海市政府もきわめて慎重でした。そのため，無理をして登園しないよう，たとえば半月未満しか登園していないときは，保育料の半分を返還する，1カ月まったく登園できなかったときは，1カ月の保育料を全額返還するなど細かい規定も定められました[4]。

　6月になって幼稚園から高校までの授業などが全面的に再開されましたが，マスクの使い方については再度基準が通知されました[5]。

（1）**幼稚園**：幼児はマスクの必要なし。教師など園内で働く人はマスクが必要。

（2）**小・中・高校**：児童生徒はマスクを携帯。校内では教師も児童生徒もマスクの必要なし。ただし密になるときなど必要に応じてマスクをする。学校内を出入りする人，食堂や掃除の職員などはマスクをする。

（3）**大学**：換気ができて，1m以上の距離が確保できる場合は教員も学生もマスクの必要なし。密となる空間ではマスクが必要（1m未満の距離）。通風換気は1日3回以上，1回30分以上。

市中感染がほぼ出なくなると，このマスク規定も徐々に変わっていきました。2021年9月の新学期になると，高・中リスクエリアがない状態では日常の授業や体育などではマスクの必要はないとする地域もありました。また，マスクは使い捨ての医療用マスクが推奨されており，布マスクやウレタンマスクをしている子どもはほぼいません。ただ，通学時にスクールバスや公共交通機関を利用するときはマスクの着用が必要です。このように地域によって様々なルールが作られ運用されています。

学校再開後のクラスター発生対策をどうするか

　このように，中国では様々な対策を行ったうえで，学校での対面式の授業が再開されていきました。散発的でも感染者が出た場合，地方政府

の判断で真っ先に学校が閉鎖されてオンライン授業に切り替えるように
なっています。とくに中国では小学生へのワクチン接種が最後のグルー
プとして残されていたこともあり，2020 年 9 月に福建省莆田市の小学
校などでクラスターが発生してしまいました。子どもの場合，感染して
も無症状であるケースが多いため，いかに感染者を発見するかが大きな
課題になっています。そんななか，福建省では 2020 年 9 月から省独自に，
15 日に 1 回，全校生徒・職員の 10% を抽出して PCR 検査を行っていま
した[6]。その結果，小学校の児童の中に感染者がいることがわかり，児
童・教職員全員の隔離を行うことができました。こういった取り組みは
当時の上海市でもまだ行われておらず，きわめて先進的だったといえま
す。ちなみに，中国では防疫対策の規定により，子どもと親が同時に感
染した場合は同部屋になりますが，子どもだけが感染した場合は，子ど
もだけの隔離になります。これは子どもにとっても相当のストレスとな
ることが考えられるため，やはり子どもへの感染は絶対に避けなくては
いけません。

　このように，中国ではロックダウンするときは一気に学校を閉鎖し，
すぐにオンラインに切り替える一方，学校の再開は学年ごとに徐々に行
い，とくに低学年や幼稚園の再開にはきわめて慎重でした。子どもから
感染者を出さない，クラスターを発生させないことに関してはおおむね
成功したように思います。一方で，デルタ株の登場で，従来の対策で
は隙ができてしまうことも福建省のケースでわかりました。上海市では
2021 年 10 月 28 日より，6 〜 11 歳の子どもに対してのワクチン接種の
予約が始まり，順次接種が行われています。今後，小学生に対してどの
ような対策が講じられるか，注目したいところです。

〔引用文献〕
1）"空中课堂"不会和常规教学有冲突在线教学视频课播放进度和学校授课基本一
致，学生可以将其作为预复习使用．新闻晨报（2020.9.1）（https://tech.sina.com.cn/
roll/2020-09-01/doc-iivhuipp1787593.shtml）

2）内地 11 省（自治区）明确开学时间．环球网综合报道（2020.3.19）（https://ishare.
ifeng.com/c/s/v004R08yqhX8yYL7COxZN6Qc-_C5-_it2--QaAfA4DlHq2YfZLU9OHaG-_
Mv2l88xGGb7KEn6rSuU2OgdQbW--nQp3eZTKg____?spss=np&aman=21c508Q6ffu53c
Y16epf80O404lc0dz648p89f2f6a&gud=84L861C819）

3）上海市教委发布开学工作指南：师生每人每天一片应急口罩．新浪上海（2020.4.24）
（http://sh.sina.com.cn/news/m/2020-04-24/detail-iircuyvh9538594.shtml）

4）开学后口罩戴不戴？托幼机构何时开？市教委最新答复来了．文汇报（2020.4.10）
（http://wenhui.whb.cn/zhuzhanapp/xue/20200410/339602.html）

5）学生在校园要戴口罩吗 市疾控中心发出最新开学防疫指南．环京津网（2020.6.3）
（http://baijiahao.baidu.com/s?id=1668438909507006609&wfr=spider&for=pc）

6）福建确诊病例破百，波及多所学校，校园为何成防控薄弱环节．中国新闻周刊（2021.
9.14）（https://mbd.baidu.com/newspage/data/landingshare?context=%7B%22nid%22%3A
%22news_9506596001506645800%22%7D&isBdboxFrom=1&pageType=1&rs=9930299
79&ruk=mHTlgtc8xL9lJECl8sMHig）

第 6 章

上海の輸入例対策
～健康QRコードと行程カードと隔離～

　新型コロナの最も悩ましい問題は，無症状のまま感染者が移動してしまうこと，そして感染対策上の移動制限が必要かどうかという問題です。クラスターが発生して感染者がたくさんいる場合は，疫学調査やスクリーニングPCR検査を行って高・中リスクエリアを設定していきますが，感染者が出ていない低リスクエリアに関しては，自由に移動することが可能です。経済へのダメージを減らすには，自分自身の感染リスクが低いことを証明する必要があります。また，新型コロナの場合，感染者がたくさんいるエリアに行くと感染リスクが高まるわけで，外部からそういった場所に入らないようにする対策も重要になってきます。そこで，中国では「健康QRコード」と「通信ビッグデータ行程カード」（行程カード）の2種類のアプリケーション（以下アプリ）が導入されています。このアプリは，中国国内で旅行にいくとき，観光地を訪れるとき，場合によっては地下鉄に乗るとき，空港や駅構内に入るとき，ホテルに宿泊するときには必ず提示しなければいけません。ワクチン接種が進むにつれ，健康QRコードにはワクチン接種情報も登録されるようになり，PCR検査の結果も集約されるようになりました。もちろん，ワクチン接種完了者でも，健康QRコードと行程カード双方の提示が求められます。

健康 QR コード

　中国語では「健康码」と呼びます。2020年1月20日に鐘南山院士が新型コロナで人と人との感染が発生しているという声明を発表し，1月

23 日に浙江省が中国で最初に「重大突発公共衛生事件」I 級（緊急事態宣言）を発表しました（**写真59**）。浙江省では，湖北省武漢などで働くビジネスマンが多いことも背景にありました。2 月 3 日に浙江省杭州市余杭区で住宅地の封鎖管理が始まり，2 月 4 日に杭州市全域に広がりました。封鎖管理が行われると，必然的に通行証が必要になります。そこで 2 月 5 日に開発されたのが健康 QR コードの原形となる「余杭緑碼」という仕組みです。当時は人の移動にかかわる許可書類は，まだ手書きで処理していたため，これをオンライン化できな

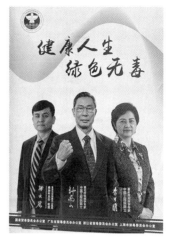

写真59　中央が鐘南山院士。中国全国の様々なポスターによく登場されます。

いかということで，2 月に余杭区で中国 IT 企業の巨人であるアリババと地元 IT 企業が共同で，わずか 12 時間で開発したのが当時の紙の証明の代わりとなる健康 QR コードシステムです[1]。

　武漢で感染拡大が続くなか，中国全土でもあっという間に検温，強制隔離やロックダウン，大規模検査の仕組みが整えられていきましたが，その一方で春節休暇以降，帰省していた人びとをいかに安全に職場のある都市へ U ターンさせるかが大きな課題になっていました。この「余杭緑碼」の仕組みは，アリババと政府が協力して 2020 年 2 月 17 日には浙江省では中国で初めて全省に採用され，浙江省は他省に先駆けて急ピッチで企業活動を再開させていきます。そして 3 月 2 日には中国全国のプラットホームとして発展していきました（**写真60**）。

　上海でも，上海版の健康 QR コード「随申碼」が 2020 年 2 月 17 日から運用を開始しています。われわれ外国人も，アリペイ（アリババグループが展開する中国の代表的な決済サービス）のプラットホームから登録しました。

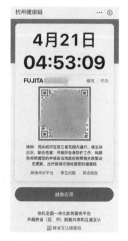

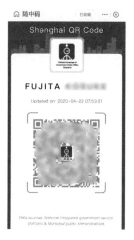

写真60　浙江省杭州市の　　写真61　上海市の健康 QR
健康 QR コード。　　　　　コード（随申码）。

健康 QR コードの色の意味

　上海の生活で重要な「随申码」アプリの QR コードの色にはそれぞれ
意味があります。一度登録すると，公安部（中国警察）や衛生部門のビッ
グデータから自動判定されます（**写真61**）。

赤色：新型コロナの治療中・疑似例・濃厚接触者で隔離されている状態。
黄色：退院後，疑似例解除後，濃厚接触隔離解除後などで 2 週間未満，
　　　　隔離健康観察が未終了の状態，もしくは疫区（高・中リスクエリ
　　　　ア）から戻って 2 週間未満。
緑色：正常状態。

　上記の通り正常な状態であれば緑になります。ホテルに宿泊するとき，
店舗や観光地に入るときなどにはこの緑の QR コードを表示させます。
多くは緑を見せるだけでよいのですが，省や市によっては実際に QR コー

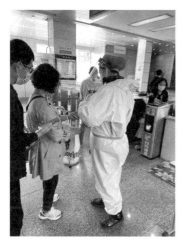

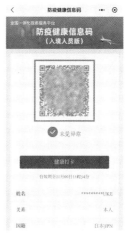

写真62　吉林省長春市では，健康QRコード緑を見せるだけでなく，端末に読み込ませてから地下鉄に乗車しました。

写真63　全国共通，国家政務服務平台から発行される健康QRコード。

ドをリーダーで読み込ませないと地下鉄に乗車できない地域もありました（**写真62**）。子どもの場合は，親の健康QRコードと紐付けされます。当初，健康QRコードは各地域で運営されていましたが，その後全国版に統一されました。外国人の場合，中国人の身分証の番号がないと登録できないご当地専用の健康QRコードもあるので，WeChatのミニプログラムにある全国一体化政務服務プラットホームの「防疫健康信息码」を使うと便利でした（**写真63**）。いずれにしろ，省と省を跨ぐ移動の場合，目的地ではあらかじめどのタイプの健康QRコードが採用されているのか調べておくと安心です。

　その後，この健康QRコードは徐々に進化し，2021年5月に広州でデルタ株のクラスターが発生した際，ビッグデータと組み合わせて，感染リスクの高いエリアにいた人たちや密閉された空間で感染者から250m以内に1時間以上停留していた人に対して，健康QRコードを黄色にし，24時間以内にPCR検査を受けに行かせるようにしました[2]。もし時間内に検査に行かなかった場合は，通称「三人組」[3]と呼ばれる

警察・医療者・地域の居民委員会（居委会，日本の自治会に相当）のメンバーで，PCR検査を実施していました。さらに，リスクの段階に応じて，PCR検査の頻度を3日に2回或いは7日に3回に定め，所定回数の検査を受けていない場合も健康QRコードが黄色になる仕組みを導入しました。このように，感染力の強いデルタ株に対して，健康QRコードのシステムを利用して徹底的にPCR検査を行う方針がとられていました。

　一方で，スマートフォンの扱いに慣れていない高齢者にとっては，健康QRコードを表示させるのもひと苦労です。そこで，60歳以上の高齢者を対象に，身分証を持って各地域の行政サービスセンターに行って，端末を操作することで180日間有効の紙の健康QRコードを打ち出すシステムもつくられました。このように，健康QRコードは，それぞれの人が新型コロナについてどのような状態であるかを，赤・黄・緑の色別で示すもので，コロナ禍の中国の生活には欠かせないツールになっています。

通信ビッグデータ行程カード

　健康QRコードとともに重要なのが，過去2週間の行動範囲を示す通信ビッグデータ行程カード（行程カード）と呼ばれるスマートフォンのアプリです。中国の三大携帯電話キャリアである中国電信・中国移動・中国聯通の携帯電話基地局から位置が特定され，過去2週間に4時間以上滞在した都市名が表示されます[4]。高・中リスクエリアのある都市を過去2週間に訪れた場合，＊マークが表記される仕組みになっています。たとえば，上海市内でも浦東新区に中リスクエリアがあれば，中リスクエリアに行っていなくても「上海市＊」と表示されます（**写真64**）。＊マークがつくと，施設の入り口などで48時間以内のPCR検査陰性証明を求められることが多いので，何かと面倒になります。したがって，旅行に出るときは，目的地やその周辺で高・中リスクエリアが出ていないか確

認する必要があり，旅行先でも出発地が高・中リスクエリアに指定されたりするとこれも面倒で，48時間以内のPCR陰性証明が求められる可能性があります。

　行程カードは健康QRコードとは違って，全国で共通して使えるため利便性は高いです。一般にホテルに宿泊するときは，この行程カードと健康QRコードの両方をフロントで提示して宿泊登録する規定になっています。行程カードには本人の健康状態などの情報は反映されず，訪問場所だけが表示される仕組みです。この行程カードも，アプリの設定だけでなく，施設の入り口などに掲示されているQRコードを読み込ませることで簡単にスマートフォンに表示させることができるようになっています。

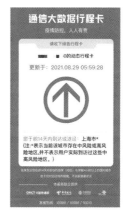

写真64　上海に中リスクエリアがあったときの表示。上海市に＊マークがついています。

　コロナ禍における中国の国内移動では基本的にこの2つのアプリは必須です。高速道路のサービスエリアでトイレに行くときでも，入り口で見せる必要があった時期がありました。スマートフォンのバッテリーを切らしてしまうと致命的なので，いまでも予備のバッテリーは携帯するようにしています。

外国との往来

　中国の新型コロナ対策の特徴として，海外からの輸入例を徹底的に抑え込むことを重要視していることがあげられます。海外からやってくる旅客だけでなく，貨物に関してもモノから人へ感染し，クラスターにまで発展した事例が北京新発地・遼寧大連・山東青島などで発生しているため，とくに警戒しています。

　2020年3月4日に，まず韓国・イタリア・イラン・日本の4カ国に滞在歴のある人は，2週間の自宅隔離か集中隔離されることになりました。続いて3月6日には，これまで隔離要求だった対象者を公共交通機関ではなく，各区で専用の車を準備して隔離場所に搬送することになりました。3月7日には重点エリアから来た人に対して全員に疫学調査を実施し，3月17日には合計16カ国で2週間の自宅隔離か集中隔離に増え，3月24日には合計24カ国に，3月22日にいったん日本がこの隔離リストから消えました。この背景には，日中間の往来確保のために努力した人たちが上海にいたことを特記しておきます。また当時の日本がまだ感染者が少なかったことも幸いしていたと思います。そしてこのタイミングを利用して急いで上海に戻った日本人も多かったです。3月25日に上海虹橋国際空港で国際線，香港・澳門・台湾線の運行が停止になり，すべて上海浦東国際空港に集約されました。検疫に人員を割くため仕方がないでしょう。そして3月26日より海外から上海に入るすべての人は14日間の隔離が必要になりました。

　しかし，3月28日に中国入国のハードルが一気に高くなります。まず中国外交部（日本の外務省に相当）の規定でビザや居留許可証を持っている外国人も暫定的に中国へ入国できなくなりました。つまりしばらく鎖国するということです。ただし中国の永住権を持っている外国人の出入国は可能でした。そして，上海市では同日から海外から戻ってきた人全員に対して強制的な14日間の集中隔離制度が始まりました。自宅隔離制度は，地域の負担が大きく，地域医療を担当する医療スタッフが隔離している家庭を訪問して健康観察を行う必要がありました。

　入国者の全員に14日間の集中隔離制度が始まった頃に合わせて，3月29日から国際線に対して「5つの1」と呼ばれる非常に厳しい対策が実施されました。これは「1つの航空会社は1つの国に対して1週間に1便だけ」という内容です。実際，私が2020年1月16日に関西国際空港から上海に戻った頃は，上海─関空間には1日約20往復の便がありました。ところが，2021年11月現在でも上海─関空は1週間1往復の便

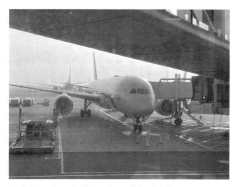

写真65　ちょうどエアカナダ便が到着しました。地上係員や整備員も防護服姿で対応しています。

※ 2021年11月現在，中国へ渡航する際に日本で搭乗前2日以内のPCR検査とIgM抗体のダブル陰性証明やワクチン接種証明書なども求められます。詳しくは駐日中国大使館のHPなどでご確認ください。

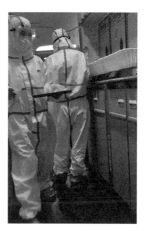

写真66　仕事とはいえ，国際線クルーの防護服＋ゴーグル＋マスク＋手袋を着けての機内サービスは大変な重労働です。

しかありません。中国では，そもそも入国者が全員集中隔離されるため必然的に隔離宿泊施設の部屋数に応じて制限されています（**写真65**）。

　さらに3月31日からすべての上海の入国者に対してPCR検査が実施されることになりました[5]。4月7日からは，3月31日以前に入国した人で，PCR検査を行っていない集中隔離中の人に対してもPCR検査を実施しました[6]。

　6月8日からは，一つの便で一定数の感染者が出ると，感染者の数によって運行が停止され，一方で感染者が連続して出なければ便を増やせるという「熔断」（運行停止）と「奨励」（増便）の制度が始まりました。これは2021年11月現在でも継続されています。航空会社にとっても，航空便で多くの感染者を出してしまうと，その便の運行そのものが危ぶまれることになるのです。そのため，中国の国際線クルーも完全防備で機内サービスにあたっています（**写真66**）。

　このように徐々にですが，それでもかなりの速度で検査体制・隔離体制を多方面で変化させてきました。2021年9月現在，上海浦東国際空

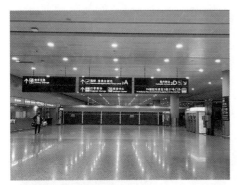

写真67　上海浦東国際空港の到着ターミナルを国際線と国内線に分ける障壁。コロナ禍前は自由に往き来できました。

港に行くと，到着ロビーの真ん中には大きな障壁が設置されていて，国内線と国際線は完全に往き来できなくなっています（**写真67**）。国際線で到着した旅客は，市中感染者ゼロが続いている澳門からの便でのみ集中隔離が免除されている（2021 年 11 月現在）以外，空港で PCR 検査や検温などの検疫や入国審査などを済ませると，専用のバスに乗って一般旅客と一切接触することなく，直接集中隔離先のホテルへバスで搬送されます。

　上海の 14 日間集中隔離に関しても，2020 年 7 月頃には一時期「7 ＋ 7 隔離政策」（7 日間ホテルで集中隔離，7 日間自宅隔離）に緩和されたこともありました。上海市で，住環境が自宅隔離の条件に当てはまる場合，集中隔離 5 日目に PCR 検査を行い，陰性であれば 8 日目に上海市各区が車を出して居住場所にまで送り届け，自宅で隔離できました。この場合，終了時には本人と同居隔離者も PCR 検査を受けます。老人・未成年・妊婦・子連れなどでホテル集中隔離が難しい場合は，条件が揃えば PCR 陰性で自宅隔離が可能になったこともありました[7]。

　その後，感染力の強いデルタ株によるクラスターが中国各地で発生したことにより，2021 年 5 月 16 日より，上海市でも中国各地と同様に「14 ＋ 7 隔離政策」に強化されました。この政策では，中国に入国後に専用バスで隔離ホテルまで搬送され，2 週間のホテル隔離（3 食すべてが各部屋のドアの前に届き外出は一切禁止・ゴミも各自で部屋の前に出す）と 1 週間の自宅隔離（上海に自宅がある人）となり，自宅がない人は 3 週間のホテル隔離になります（**写真68**）。最後の 1 週間の自宅隔離時も

ドアにはセンサーが取り付けられ，外には「海外からの戻りで隔離中」などの貼り紙が貼られます。またPCR検査は 1，4，7，14，16，21 日目の計 6 回行われ，すべて陰性である必要があります[8]。もちろん集中隔離施設の職員や医療スタッフは上下つなぎの白い完全防護服着用（中国語で大白）で対応します（**写真69**）。なお，これらの 14 日間の宿泊（1 泊 400 元前後＝ 6,800 円ぐらい）・食費（1 日 50 元前後＝ 850 円ぐらい）・検査費用などはすべて自費ですので，日本から中国へ入るときの金銭的な負担もなかなか大きくなります。も

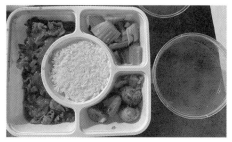

写真68　ホテル集中隔離時の食事例。3 食が提供されます。食事の当たり外れは，隔離施設により結構差があるようで，運次第のところも。

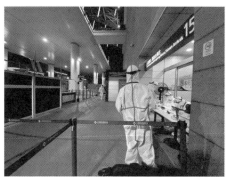

写真69　上海浦東国際空港の様子。スタッフ全員が防護服で対応。中国の水際対策を経験すると，日本の空港スタッフの装備が心配だという声がよく聞かれます。

し，隔離期間中に規定を守らなかったり，何らかの不備があったりすると，再度 2 週間の隔離が延長されたケースもありましたので，厳格に運用されていることがわかります。

空港や税関職員への 7 ＋ 7 ＋ 7 対策

　上海浦東国際空港でも，国際線旅客や国際貨物を扱う空港職員関連の感染ケースがこれまでにも発生しており，リスクが高い人員として，ワクチン接種も最優先で行われてきました。現在すでに空港関係者はほぼ

100% の接種完了率[9] を達成していますが，それでも最大限の警戒態勢で業務が行われています。

　この 7 ＋ 7 ＋ 7 対策とは，24 時間体制で 7 日間業務についた後，7 日間集中隔離し，その後に 7 日間の自宅健康観察をするという流れになっています。もちろん，期間中も定期的な PCR 検査が実施されています。集中隔離期間中は，食事はすべて部屋まで届けられ，複数回行われる PCR 検査も陰性でなければなりません。宿舎から職場などへ移動するときも公共の交通機関は使えず，専用の車での移動になります。自宅での 7 日間の健康観察が終了した後，再度 PCR 検査を受けて陰性であれば，改めて次の 7 ＋ 7 ＋ 7 の勤務に戻ります。したがって，勤務があるときは，2 週間は家族にも会えないことになります。

　上海浦東国際空港で働く検疫・公安・税関などの職員，空港関係者は日々白い防護服・マスク・手袋・ゴーグルの完全武装で業務していますが，その背後ではこうした厳しい防疫対策も行われており，利用者の一人としては本当に頭が下がる思いです。

広州の国際健康ステーション

　上海市では集中隔離にはホテルを活用していますが，ホテル隔離には防疫対策で物理的に困難な問題もあります。実際，2021 年 9 月 4 日に広東省広州で発見された感染例は，隔離観察者の部屋の外に置かれたゴミの収集で感染したケースでした。こうしたホテルは，本来は防疫対策用の施設になっておらず，管理面で問題がありました。そこで，広州市では広州国際健康ステーション（中国語で广州国际健康驿站）という専用施設を建設しました[10]。専用の集中隔離施設としては中国では初めての試みで，敷地面積 33.3 万㎡ あり，5,000 室が完備されているほか，部屋の面積は 18 ～ 39㎡ で，バリアフリーに対応した部屋も 11 部屋設置されているとのことです。立地条件も悪くなく，広州白雲国際空港から 15 キロの距離で，広州市の新型コロナ感染者を専門に収容する広州

医科大学附属第八人民医院まで 24.5 キロ，地下鉄 14 号線馬瀝駅が最寄り駅になります。また防疫の観点からも，市街地から離れた郊外に設置されていることも重要なポイントです。海外から入国した人たちは空港からはタクシーや公共交通機関を一切利用することなく，直接隔離ホテルへ専用バスで搬送されます。医療スタッフが駐在しているほか，入居から退去までの手続き，疫学調査から日々の問診，検温に至るまですべて IT 化されており，14 日間の集中隔離期間中にスタッフなどと接触する機会が 75% 減少されると計算されています。新型コロナは長期化が懸念されているほか，今後新たな感染症が発生する可能性も十分にあるため，こうした施設を空港周辺に整備することはインフラとしても必要だと考えられているのです。

　ひと口に 2 週間の隔離といっても，精神的な負担を感じる人もかなり多いです。それでも中国国内にウイルスを持ち込ませないようあらゆる対策がとられているのです。いつになったら安全で自由な往来が実現できるかは，2021 年 11 月の段階ではまだ先が見えていません。しかし一つ確かなのは，こうした厳格な隔離政策を中国が止めると決定したときこそが，新型コロナが本当の意味で全世界でコントロールされた瞬間だといえるのかもしれません。

〔引用文献〕
1）史晨马亮：协同治理、技术创新与智慧防疫——基于"健康码"的案例研究．党政研究（2020.4）
2）钟南山：首次应对 Delta 变异毒株 广州总结五条防控经验．金羊网（2021.6.26）（https://xw.qq.com/amphtml/20210626A01DNI00?ivk_sa=1023197a）
3）大数据硬核战"疫"：广州组建"三人小组"．广东政法网（2020.6.9）（http://www.gdzf.org.cn/wzsjb/sjbsh/202006/t20200609_1034535.htm）
4）信通院："通信大数据行程卡"使用指南．（2020.7.10）（https://tjca.miit.gov.cn/xwdt/gzdt/art/2020/art_bc39587735c74dbcab04c1a82b753172.html）
5）中华人民共和国外交部・国家移民管理局：关于暂时停止持有效中国签证、居留许可的外国人入境的公告．（2020.3.26）（https://www.fmprc.gov.cn/web/ziliao_674904/zt_674979/dnzt_674981/qtzt/kjgzbdfyyq_699171/t1761858.shtml）
6）上海对 3 月 31 日前来沪尚处在集中隔离健康观察期的入境人员进行新冠病毒检测．

（2020.4.6）（http://wenhui.whb.cn/zhuzhanapp/cs/20200406/338645.html）

7）7 月 27 日起，对上海入境人员实施有条件的 "7 天集中 +7 天居家" 隔离．（2020.7.23）（https://m.thepaper.cn/newsDetail_forward_8399111）

8）上海明天起对新入境人员实行 14+7 管理！对来自或途经中风险地区的来沪返沪人员加强管理．（2021.5.15）（https://sghexport.shobserver.com/html/baijiahao/2021/05/15/434273.html）

9）上海机场新冠疫苗接种率 100%，张文宏称有信心大幅减缓病毒传播．上海市新冠疫情防控新闻发布会（2021.8.3）（https://www.bilibili.com/video/BV1fh411z7CZ/）

10）全国首个, 广州国际健康驿站有多大？约为 46.6 个足球场．广州搜狐焦点（2021.9.19）（https://www.163.com/dy/article/GK9PS0OS05355H37.html）

第 7 章

CDCの奮闘

中国における CDC とは

　CDC（Center for Disease Control and Prevention，中国語では疾病預防控制中心）とは，「疾病予防コントロールセンター」のことを指します。中国では 1983 年に中国疾病医学センターが設立され，その後 1986 年に中国予防医学科学院になり，その後 2002 年 1 月に国家疾病予防コントロールセンター（中国 CDC）が設立されました[1]。中国 CDC は感染症など突発的な公共衛生事件，環境や職業疾患，栄養と健康，高齢者・乳幼児などの健康，学校の医療衛生などに取り組み，感染症・慢性疾患・職業病・風土病・ワクチン接種やその副作用問題・国民健康の観測問題などに中心的にかかわる機関です[2]。最近の新型コロナ以外にも，2003 年の SARS，2005 年の鳥インフルエンザ，2009 年の A 型 H1N1 インフルエンザなどでも活躍しました。

　中国では国・省・市（県）ごとに CDC があり，それぞれ役割分担があります。国の CDC では，ウイルスの研究や実験室での検測など国の公衆衛生全般にかかわる重要な決定等が出される一方で，省（直轄地では市）の CDC では，管轄地域の公衆衛生全般の監督や評価，人材育成などを担当し，その下の市や県（直轄地では区）の CDC では，管轄地域の疫学調査や感染症などの日常の観測など市民生活にかかわりが強い現場で業務を行っています[3]。上海市では，①上海市 CDC，②区 CDC，③社区衛生服務センターの各組織を活用して，疾病予防と感染症コントロールのための「三級ネットワーク」を構築しており，世界で公共衛

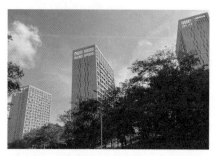

写真70　上海市衛生健康委員会，上海市の医療健康政策の中枢。

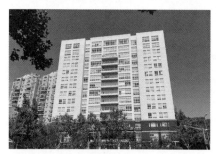

写真72　上海市浦東新区疾病予防コントロールセンター。浦東新区を管轄。

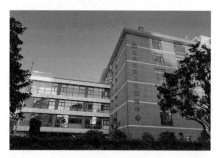

写真73　上海の社区衛生服務センター。地域医療を一手に担っている公立の医療機関で，地域の新型コロナ対策以外にも，お年寄りの訪問診療，子どもの予防接種なども担当し，上海市内では一般に住宅地エリアから歩いていける距離に点在しています。

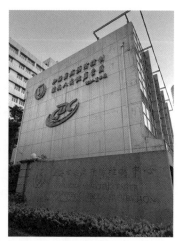

写真71　上海市疾病予防コントロールセンター。新型コロナ対策の中枢で，市全体を管轄。

生が最も健全に機能する都市を目指すという目標を掲げています[4]。コロナ禍でも，中国のマスメディアで国や省のCDCの専門家が登場する場面が多く，新型コロナに関する防疫対策の重要な発表，ウイルス検査，ゲノム解析，ワクチン接種に関する政策なども CDC から発表されました（**写真70 ～ 73**）。

　新型コロナは強い感染力を持っていますが，感染症学の教科書[5]にも書いてある感染症対策の基本原則は，①感染

源を見つける，②感染ルートの遮断，③感染しやすい人の保護，④ワクチン接種などです。つまり，感染者が増えすぎると大変になるから感染者が少ないうちにきっちりと手を打たないといけないのは基本中の基本で，こうした対策に中心となって舞台裏で動いているのが CDC なのです。

上海市 CDC の活躍

上海市 CDC では 2019 年 12 月末に武漢で原因不明の肺炎が発生しているという報告が出て以来，万が一に備えて準備を行ってきたといいます。国の中国 CDC が，新型の感染症に対する実験室スタッフへの研修を始めたのと同じ頃，上海市 CDC でも区 CDC とともにスタッフへの研修を始めたそうです。そんなとき，2020 年 1 月 12 日に武漢から上海に来た 56 歳の女性がいました。彼女は上海市長寧区の発熱外来へ行き 1 月 15 日に隔離入院，1 月 16 日に PCR 検査で弱陽性となり，さらに検証が続けられました。当時はまだ新型コロナに対する PCR 検査が始まったばかりで現在のように安定した試薬が開発されておらず，検出されたウイルスをゲノム解析し高度に一致した場合，中国 CDC に報告して再確認したあと，国家衛生健康委員会（日本の厚労省に相当）が発表するという流れでした。その結果，この症例が 1 月 20 日に上海で初めてとなる新型コロナの確定例となりました[6]。

上海市では CDC の 700 人以上の核心メンバーが 24 時間体制で，2020 年 1 月 20 日の第 1 例確定例から 2021 年 9 月まで海外輸入例と市中感染者を含む 2,400 例以上の確定例，4.8 万人の濃厚接触者，35 万件の環境 PCR 検査の調査を行い，上海市で発生した 140 件のクラスターを処理し，コールドチェーンによる 60 件の PCR 検査陽性のケースの調査も行いました。感染例が発見されたら，当日すぐに処理を開始し，17 時間以内に感染源を特定し，24 時間以内に濃厚接触者をほぼ完了させる規定になっています[7]。こうした日々の努力が，上海市における感染拡大防止に大きく寄与しており，われわれ一般市民もコロナ禍前とほぼ同じ生活

を安心しておくることができています。

　感染拡大がみられた 2020 年当初，上海では感染者の 8 割が家庭内の濃厚接触であることがわかり，濃厚接触者の隔離方法も自宅隔離からホテルなどへの集中隔離に変更されました。この 700 人はそれぞれのチームに分かれ，呼び出しがあると 24 時間いつでも現場へ急行します。感染源や感染ルートの調査・各種データ分析・濃厚接触者の管理・感染リスクの判断などあらゆる手段を活用して行われます。また社区衛生服務センターのスタッフも合わせると上海市では 2,000 〜 3,000 人規模の人員を投入しで疫学調査が行われていたようです[8) 9)]。

　また，感染源探しでは，物品に対する PCR 検査も中国では積極的に行われました。物品から人への感染への警戒が強化された 2020 年 11 月には，2020 年 11 月 13 日〜 15 日の 3 日だけで，中国各地で 8 件ものコールドチェーン環境での新型コロナウイルスが検出されていました。こうした追跡調査も CDC の重要な役割です。2020 年 11 月 9 日に上海浦東国際空港で発見された 1 例の空港作業員（51 歳・男性）の確定例では，この作業員が北米からきた航空機用コンテナケースの清掃を担当しており，それが北米に長期間保管されていたものであることを突き止めました。さらに，コンテナケースの清掃中，数十分間もマスクをしていなかったといいます。さらにウイルスのゲノム検査から感染源を特定しています[6)]。感染源がわかれば，そのあとの防疫対策にも大いに役立ちます。

感染源を短時間で突き止めた四川省 CDC の 成都天府国際空港のケース

　2021 年 7 月 28 日未明，この年 6 月にオープンして間もない四川省成都の巨大空港，成都天府国際空港のターミナル職員で感染者が 1 人（34 歳・男性）出ました[10)]。ここでも，24 時間体制の CDC が通知を受けるや否やさっそく疫学調査を開始しました。その詳細は現地でも《成都天府机场 "抓毒记"》（成都天府空港で「毒を捕まえる記録」）として各社

から報道されました[11)][12)]。一つひとつのケースで，CDC がいかに知恵を絞って感染ルートを洗い出しているかがよくわかる事例の一つです。

　まず，この男性は過去 2 週間以内に四川省を出ていないことが確認されました。すると新たな感染源が空港で発生したのか？と，最悪のケースも考えなくてはいけません。そうだとすると，126 万 m^2 もある巨大空港から感染源を見つけ出すことは並大抵のことではありませんし，空港全体をロックダウンする可能性も十分に考えられます。しかも，この 1 例の感染者の疫学調査を完了するまでに与えられた時間は 1 日半しかありませんでした。さっそく，CDC で 36 年のベテランの祝小平氏をリーダーに，20 名のメンバーが集められ，疫学調査が開始されました。

　この当時，四川省成都では 7 月 27 日に確定例 3 例が出ていました。湖南省張家界市への観光旅行から戻った一家 3 人で，感染源は南京禄口国際空港のデルタ株であることが判明していました。当然，この 3 人の成都天府空港到着後の行動が問題になります。これまでの調査で，空港到着後，一家が空港から出てタクシーに乗るまでの時間は 10 分間とわかっていました。この 10 分の間に 3 人家族とまったく面識のない職員 1 人との接点はどこにあったのか？　まずはここに焦点が当てられました。

　そこで，この感染した空港職員の仕事内容が確認されました。どうやら空港の安全パトロールが仕事のようでした。一方で，祝小平氏ら調査メンバーは防護服や手袋を着用し，完全武装で家族 3 人が飛行機を下りてからのルートを実際に辿りました。ゴミ箱や花壇，広告塔など一つひとつチェックしていきます。そこで水平型エスカレーター（動く歩道）を発見しました。ここで，防犯カメラに記録される一家 3 人の子どもが遊ぶ光景が脳裏に浮かびました。実際にエスカレーターにも乗ります。このとき，祝小平氏は思わずエスカレーターの手すりに手を置いてしまったといいます。さっそく会議室に戻り，防犯カメラを確認すると，7 月 25 日夜 8 時 35 分頃，降機した旅客に混じって，1 人の子どもが録画されていました。まさに，確定例となった子どもです。マスクもせずに前の方を走っています。後ろからくる家族を待つために，エスカレー

ターの入り口で待っていました。しかも，その手はエスカレーターの右側の手すりにありました。さらに，咳をしている様子も確認。しばらくすると，家族が追いつき，降機した旅客の集団も全員が通り過ぎました。この間，画像を確認する限り，エスカレーターの手すりを触った人は他にいませんでした。

　ところが，同日の夜10時20分頃，安全検査のパトロールのために，2人の職員がやってきました。そして，先ほどのエスカレーターを通過しようとします。そして，そのうちの1人が2人で喋りながら無意識にやはり右側の手すりに手を置いていました。祝平氏は思いました。「4人の接点を見つけた！」と。しかし，これだけではまだ証拠としては弱いです。もし手すりが原因ではないとすると，他に空港内に感染源があることになり，大変な事態になりかねないからです。そこで，さっそくこの子どもと職員のウイルスのゲノム解析が行われました。結果は，ほぼ同源のウイルスと特定され，やはり，手すりからの感染ということがわかりました。

　この結果，空港のエスカレーターの手すりの消毒に盲点があることがわかり，対策を強化しました。また空港の便数は減らされたものの，閉鎖とロックダウンは免れました。そこで，この教訓をもとに，四川省の一部のエスカレーターでは，手すりに紫外線消毒装置が設置されることになりました。

　感染力の強いデルタ株は，このようにモノを媒介した感染も十分にあり得るので厳重な注意が必要です。中国では，海外からの宅配荷物やコールドチェーンなどの消毒を強化していますし，公共交通機関の消毒も頻繁に行われていますが，実はこうした実例と深く関係があるのです。これはCDCの調査で，空港全体のロックダウンを免れたケースですが，感染源をはっきりさせることは新型コロナ対策ではとても重要なのです。

広州市 CDC が発見した下水からの感染

　2020 年 6 月 12 日，広州市 CDC が下水管から排泄物の混ざる汚水が流れて新型コロナウイルスに感染した例があったと発表しました [13]。生活環境が良くない「城中村」（大都市のなかでまだ再開発が行われていないエリア）で，3 家族 6 人が感染した例が紹介されています。最初に発見された 1 例を含む 1 家族 2 人は 2 階建ての 2 階に住んでいました。しかし，調査を進めていくと，その裏に住む 2 カ所で 3 家族 6 人が感染していました。入り口も別で，この 3 軒の建物は窓もつながっておらず，互いに接触した形跡もありませんでした。そこで，CDC はまず環境への PCR 検査を行いました。まず 1 例目の 2 階トイレで PCR 陽性が出ました。糞便との関係がありそうです。2 階トイレから地面に接続された下水管が 10cm ほど漏れていて，さらに実験でもトイレから流した水が，1 階地面に流れていることがわかりました。その後の CDC による調査でも発病後 2 日目に大雨が降っていたようで，その汚水が 1 階地面に拡散されたことが確認され，4 家族の靴底や自転車のタイヤを検査すると PCR 陽性であったことも確認されました。これらの家では家で靴を脱ぐ習慣がなかったため，靴から持ち込まれて感染した可能性が高いと結論づけられました。

　このように，糞便から汚水を通じて靴から家に持ち込まれて感染するという感染ルートもありそうです。トイレの使用には注意が必要ということになります。一方で，CDC によりこのケースに関しては感染ルートが明らかになったことで，さらに拡大する可能性は低くなり，より範囲を絞った防疫対策ができるようになりました。

CDC と医療機関との連携

　北京市にある新発地市場はアジア最大の農産物集積地で，北京市の台所ともいえる市場です。ここで 2020 年 6 月 11 日に感染者が発生し，市

場関係者の間でクラスターが発生しました。このクラスターに関しては，CDC が重要な調査を行っており，研究論文が英文で発表されています。論文によると CDC では，新型コロナが発生している国から輸入された冷凍サーモンからも PCR 陽性の検体が発見され，しかも感染者のウイルスのゲノムとほぼ同源であることが特定され，冷凍食品が汚染されそこから人へ感染してクラスターになったという結果を明らかにしました [14]。輸入冷凍食品のコールドチェーンからの感染というニュースは，当時，中国でも大きく報道されました。この新発市場のクラスターでは，6 月 15 日に人口 1,000 万人を対象に全市民 PCR 検査を行っただけでなく，環境サンプルの PCR 検査は 5,000 件も行われました。

　新発地市場でのケースでは 6 月 11 日～8 月 6 日までに 335 例の確定例が入院しましたが，死亡例は出ず，医療関係者への感染例ゼロでした。感染者の平均年齢は 42 歳で，平均入院日数は 27 日，男性 187 例，女性 148 例でした。このケースでは，新型コロナが治癒するまでにかかる時間は長く，1 カ月近い入院が必要となっています。中医薬の利用率は 100% でした。中国ではどの地域でも新型コロナに対しては西洋医学と中医学を併用する中西医結合治療が一般的です。また，北京市では感染者を搬送する病院を地壇医院 1 カ所に集中させています。6 月 11 日から 8 つの緊急病区を稼働させ，6 月 16 日から市内 19 カ所の病院から 105 名の医療スタッフが地壇医院へ救援に向かい，その時期に入院していた 421 名の入院患者を転院または退院させ，24 時間以内に新型コロナのために 1,070 床のベッドを確保しました。さらに病院内を 13 の病区に分け，10 の病区は普通例用とし，重症例観察を 1 カ所，ICU を 1 カ所，疑似例用を 1 カ所で対応しました [15]。

　この北京の新発地市場のケースでは，一時，21 例の重症，5 例の重危（日本では重症例に相当）が出ましたが，症状が出てから入院するまでの日数は平均2.5 日でいかに早期治療を重視していたかがわかります。これは武漢からの輸入例が多かった 2020 年春の 4.6 日より大幅に短縮できています。こういったところからも CDC による疫学調査が重要で

あることがわかります。また普通病区に重症の患者が散在しないように重症例観察病区の設置という新しい試みも行われました。ECMO 使用例は 1 例のみで，12 日後に離脱に成功し退院できました[16]。

　2021 年夏はデルタ株で中国国内でもクラスターが発生したため，従来の中国の新型コロナ対策がさらに強化されました。とくに河南省鄭州市では 2021 年 7 月末に輸入例が原因とみられ，当時鄭州で発生した大洪水の影響で，海外輸入例を含む新型コロナ指定病院でもあった鄭州第六人民医院で院内クラスターが発生し，病院党書記，院長，感染防控科科長，医務科科長らが責任をとって処分されました[17]。中国では感染者が発生した場合，管理体制に問題がなかったか検証され，万が一，防疫対策に問題があれば責任者がただちに処分される体制になっています。仮に感染拡大が完全に収まっていなくても，すぐに新しい責任者を着任させて対処させていました。これらは CDC など関係機関が感染ルートや感染源の解明を明確にし，防疫対策における問題点や責任の所在を洗い出せるために行える措置ともいえるでしょう。

　中国では新型コロナ患者は，指定病院に搬送されることになっています。たとえば，上海市の場合は，医療資源や専門家を集中させるため，成人用に上海市公共衛生臨床センターを，小児用に復旦大学附属児科医院の計 2 カ所を指定病院に定め，ここに海外輸入例・市中感染例ともに患者を搬送しています。CDC によるしっかりとした追跡調査と，総合力の高い感染症を扱える医療施設の存在が重要になってきます（**写真 74・75**）。

　万が一，こうした医療機関の管轄エリアで市中感染例が発生した場合，確定例も無症状感染者も独立した建物の独立した病区に収容することになっています。新型コロナ患者がいる病区では，空気の流れ，物流，人の動線なども完全に分離されており，他の患者とは医療設備も含めて一切共有しないことになっています。もし，CDC の調査でその病院の管轄エリア内でクラスターが発生した場合は，24 時間以内に指定病院を空にして，病院全体で確定例と無症状感染者を収容することになりま

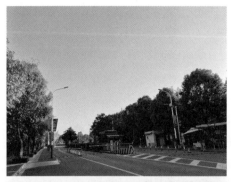

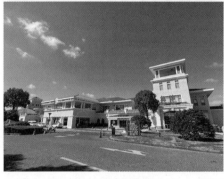

写真74・75　上海市公共衛生臨床センター。新型コロナだけでなく，エイズなど様々な指定感染症の治療が行われる医療施設。上海市郊外の田んぼの中奥深くに施設があり，付近への影響が少ないように考えられています。上海市の成人の感染者・確定例すべてがここに搬送されます。

す。こうした隔離病区に従事する医療関係者・ガードマン・管理者・清掃員・食事係・運転手などすべての関係者は100% ワクチンを接種し，政府が準備したエリアで生活し，隔離病区での任務が完了すれば，規定期間の隔離観察と PCR 検査を受けなければなりません [18]。われわれのように一般の病院で勤務する医療スタッフでも1週間に1回 PCR 検査を受け，発熱外来などに従事するスタッフは3日1回 PCR 検査を受けています。頻繁に検査を受けることで，万が一，感染してしまった場合でも早めに発見できて，感染拡大を阻止するための対策が取れます。また，日頃患者と接することの多い医療関係者がモニターとなることで，CDC が市中感染の範囲を把握することも可能です。

　実際に，上海市松江区の松江中心医院でも，2021 年 8 月 18 日に看護師 1 人が感染しましたが，これも 3 日 1 回の定期 PCR 検査で発見されたものです。24 時間以内に CDC による疫学調査が行われ，その調査結果から感染者が過去 14 日間に訪れた場所が消毒され，居住地が中リスクエリアに指定されてロックダウンとなり，14 日間の封鎖と中リスク

エリアの住民約 500 人全員に対し複数回の PCR 検査が実施されました。勤務先の病院も 14 日間封鎖され，入院者など病院全体の PCR 検査が複数回行われ，期間中に封鎖エリア内の感染者ゼロが確認されてからの再開になりました[19]。その後 8 月 20 日の発表では，CDC によるゲノム解析で，海外からの輸入例がホテルでの集中隔離観察中に発症し，松江中心医院の発熱外来に搬送され確定例となりましたが，このケースとウイルスが同源であることが確認され，輸入例関連からの暴露による感染例ということが判明しました[20]。

　このように，中国では感染拡大を抑えるために，早期発見・早期報告・早期隔離・早期治療が重要視されており，これを確実に実行するためには，CDC による地道な調査や報告の役割が大きいことがわかると思います。また，中国のケースからわかるように医療機関と CDC との緊密な連携も，感染拡大を防ぐために重要であるように思います。

〔引用文献〕
1 ）医学界智庫：不強勢的 "吹哨者"，中国疾控向何処去？　捜狐（2020.2.9）（https://www.sohu.com/a/376799418_467288）
2 ）中国疾病預防控制中心（https://www.chinacdc.cn/jgxx/zxjj/）
3 ）中華人民共和国伝染病防治法（http://www.npc.gov.cn/wxzl/gongbao/2013-10/22/content_1811005.htm）
4 ）李強調研三級疾控網絡建設，狠抓公共衛生建設 20 条細化落実．澎湃新聞（2020.4.10）（https://baijiahao.baidu.com/s?id=1663589209475157530&wfr=spider&for=pc）
5 ）王宇明：感染病学 第二版．人民衛生出版社・2011
6 ）疾控実験室，如何 "一錘定音"？　新民周刊（2021.3.18）（http://www.xinminweekly.com.cn/lunbo/2021/03/18/15642.html）
7 ）双节臨近，防疫不松，不管 "応戦" 還是平淡的日子，都別忘了这群默默的 "守‘沪’人"！　新民晩报（2021.9.18）
8 ）上海织密织牢疾控网：両千人参与的流调如同 "公安破案"．第一財経（2020.5.1）（https://baijiahao.baidu.com/s?id=1665447828592280117&wfr=spider&for=pc）
9 ）上海市疾控中心詳解 "流调是如何进行的"：细节决定成败．澎湃新聞（https://baijiahao.baidu.com/s?id=1689869301707679721&wfr=spider&for=pc）
10）新華社新聞（2021.8.23）（https://view.inews.qq.com/a/20210823A07CKP00?uid=&shareto=moments&devid=D0F54E32-FFF9-4A8F-ADD4-D6BEA5CC04B5&qimei=ffc2711

eb7857083e6b432d0000010a1510d）

11）7 月底天府机场工作人员为何感染？媒体披露原因. 九派健康（2021.8.25）（https://baijiahao.baidu.com/s?id=1709040272776499341&wfr=spider&for=pc）

12）成都天府机场"抓毒记". 瞭望（2021.8.21）（http://www.sc.xinhuanet.com/content/2021-08/21/c_1127783329.htm）

13）广州市疾控：首次发现粪水污染环境引发居民感染新冠. 新快报（2020.6.12）（https://view.inews.qq.com/a/20200612A0CHDG00?uid=&devid=E339BA98-70D3-40D6-BB83-B38CB6E0BCE8&qimei=e339ba98-70d3-40d6-bb83-b38cb6e0bce8）

14）XinghuoPang et al：Cold-chain food contamination as the possible origin of Covid-19 resurgence in Beijing. National Science Review：1861-1864，2020

15）北京新发地聚集性疫情确诊患者全部清零 地坛医院恢复正常诊疗工作. 央广网（2020.8.7）（https://baijiahao.baidu.com/s?id=1674344526811368712&wfr=spider&for=pc）

16）北京新发地疫情患者全部出院 解密"零死亡"背后. 新京报（2020.8.7）（https://view.inews.qq.com/w2/20200807A0T2XD00?tbkt=B5&pushid=2020080800&strategy=&openid=o04IBAFzNZOhEqMluKdQDxtpltE4&uid=&sharer=o04IBAFzNZOhEqMluKdQDxtpltE4&shareto=）

17）北京青年报：副市长孙晓红免职！郑州 9 名公职人员因疫情防控不力被严肃追责问责. 潇湘晨报（2021.9.4）（https://baijiahao.baidu.com/s?id=1709980785922698721&wfr=spider&for=pc）

18）卫生健康委：关于进一步加强新型冠状病毒肺炎救治定点医院院内感染预防与控制工作的通知.（2021.8.10）（http://www.gov.cn/xinwen/2021-08/10/content_5630496.htm）

19）上海新增本土病例为医院护士 曾因眼疾到其他医院就诊. 大众网（2021.8.18）（https://baijiahao.baidu.com/s?id=1708433647544189477&wfr=spider&for=pc）

20）上海确诊女护士，感染源头查清！ 齐鲁晚报（2021.8.20）（https://baijiahao.baidu.com/s?id=1708591507956686706&wfr=spider&for=pc）

第8章

PCR検査

　日本では一時期，PCR 検査の意義や疑陽性・疑陰性について，さらに Ct 値（PCR 検査で陽性と判定したときの増幅サイクル数。ウイルス RNA 量が多いほど Ct の値は小さくなる）や，検査抑制問題などについて，ネット上などで盛んに討論されていましたが，不思議なことに中国ではそういう論争はほとんど起こっていません。中国では新型コロナを診断するうえで，最も重要な検査はやはり PCR 検査で，これに IgM・IgG 抗体検査を組み合わせることが多いです。もちろん，20 分ほどで結果が出てくる抗原検査も中国で開発されましたが[1]，感染者が発生したときの通常の大規模スクリーニング検査ではまず使うことはなく，専ら PCR 検査が主流です（写真76）。

中国における PCR 検査の意義

　中国の新型コロナ対策の原則である「4 つの早期」，つまり「早期発見・早期報告・早期隔離・早期治療」のなかで，最も重要視されているのはやはり早期発見でしょう。とくに，2019 年末から 2020 年春の武漢市の海鮮市場から発生した大規模クラスター，2021 年夏の南京市の禄口空港から発生した

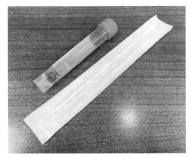

写真76　PCR 検査の検体採取に必要なセット。中国では鼻咽頭スワブが一般的。

大規模クラスターでも，早期発見の重要性がたびたび報じられました。

　中国では 2020 年 4 月 22 日に開催された李克強総理がトップを務める中国政府の新型コロナ対策の専門家リーダーグループ会議で，大規模に PCR 検査と抗体検査を行うことを決定しています。このなかで，早期に発見することが，正確に感染をコントロールでき，市民の健康を守り，人の合理的な流動を促し，経済の復興につながるとして，検査技術の向上と簡素化，検査設備の開発と設置を進める方針を打ち出しました。そして，重点人員で検査が必要な人たちには 100% 検査し，検査を望む人たちにも 100% 検査し，各地の検査結果を相互に承認する仕組みを構築することを目指しました。そして，国務院聯防聯控機制（中国政府が新型コロナ対策のために設置した行政機関横断型の共同防疫機構）が各地の感染リスクを明確にし，出張や旅行などの市民の移動に対して防疫対策を強化する方針を発表しました[2]。ここでの検査が必要な重点人員とは，1．濃厚接触者，2．海外入国者，3．発熱外来患者，4．新規入院患者と付き添い，5．医療関係者，6．検疫官，7．刑務所職員，8．社会福祉老人ホームなどの職員などを指し，PCR 検査は必須です。また，高リスク指定エリアから上海へ戻ってきた人はホテルなどでの集中隔離健康観察と 2 回の PCR 検査，中リスク指定エリアの場合は 14 日の自宅健康観察と 2 回の PCR 検査。また，高・中エリアから戻った人は，12 時間以内に居民委員会（居委会，日本の自治会に相当）と職場（ホテルなど）に連絡することになっています[3]。

　この方針は 2021 年 11 月現在でも基本的に同じのようです。感染者が発生すれば，まずは濃厚接触者・濃厚接触者の濃厚接触者（2 次濃厚接触者）を CDC（疾病予防コントロールセンター）の専門の調査官ができるだけ早く探し出して隔離し迅速に PCR 検査を行います。それでも感染源が絞り込めず，感染拡大の可能性がある場合は，検査の範囲を全区や全市へと広げていきます。最近では大規模 PCR 検査を行うための仕組みが整えられました。2021 年 9 月に発表された国務院の方針では，全員 PCR 検査を行う場合，500 万人以内なら 2 日間で，500 万人以上で

は3日以内に完了させなけ
ればなりません[4]。こうし
たPCR検査は感染をコン
トロールするための観測網
であり，全員のPCR検査
を行うことでできるだけ早
く感染者を見つけ出し，隔
離して感染ルートを断ち切
り，流行を広げない最も重
要な手段と位置づけられて
います。そのために，まず

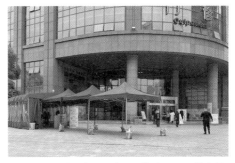

写真77　武漢市中心医院の通常時のPCR検査場。なるべく病院内に入らないで検査できるように配置されていました。2021年3月撮影。

は検査すべき人数をしっかりと把握し，一世帯も，一人も漏らさないで
管理できるようにし，検体採取場所の組織化，検査に来る人が密にならないようにする仕組みをつくり，さらに医療ゴミの運搬処理などの管理
強化にも言及しています。さらに感染者が出ていないエリアでも，大規
模PCR検査の予行演習をしっかりと行い，万が一感染者が出てもすぐ
に動けるような体制作りが強化されました（写真77）。

　また，大規模スクリーニングPCR検査を行うときの回数にも規定が
あります。まず感染拡大の初期段階なら，最低3回の全員PCR検査を
行い，疫学調査によって封鎖管理によってロックダウンする範囲をきち
んと定めていきます。そのうえで，濃厚接触者など集中隔離された人と，
3回の全員PCR検査で陽性が出た住宅エリアに関しては毎日単管によ
るPCR検査を実施します。さらに14日以内に感染者が発見されたもの
の，3回の全員PCR検査で陽性が出なかった住宅エリアでは1日おき
にPCR検査，14日以内に感染者が出ていないエリアでは5日に1回の
PCR検査を行いますが，この場合は5〜10人で一組のプール式PCR検
査になります。またPCR検査場所は人口1,000〜1,500人あたり1カ所
設置し，500〜1,000人あたり1ブースの検体採取用のテーブルを設置
しますが，4〜6時間以内にこうした検体採取場を設営する必要があり

ます[5]。このように中国では大規模スクリーニング PCR 検査をいかに重要視していたかがわかります。

上海市での PCR 検査

上海市では 2021 年 12 月現在，市内約 156 カ所で PCR 検査を受けることができます（**写真78**）。また，いまでは夜間対応の検査機関も増え，さらに 24 時間検査できる PCR 検査場は 48 カ所設置されました（**写真79**）。上海市の最大検査能力は，単管で 1 日約 91 万人と発表されています[6]。出張や旅行で急に 48 時間以内の PCR 検査の陰性証明が求められることがあるため，こうした検査機関は重宝します。

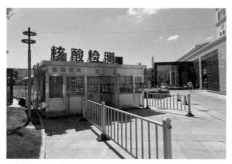

写真78　上海市公共衛生臨床センターの PCR 検査場。ここも病院の外に設置されています。

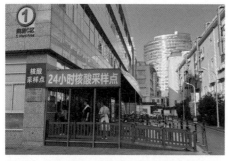

写真79　上海中医薬大学附属岳陽中西医結合医院で始まった 24 時間 PCR 検査。

中国全土でほぼシステム化されていますが，上海各地の PCR 検査でも検査する医療機関のスマートフォンのアプリで必要事項を事前に登録しておき，キャッシュレスで支払い（公的医療保険にも対応）まで済ませ，現地に到着すると表示された QR コードを提示するだけで検査を行うことができます。病院によっては，PCR 検査のための受付窓口すら廃止している病院もあり，検査のためのほぼすべての手続きのオンライン化が実現しています。また，

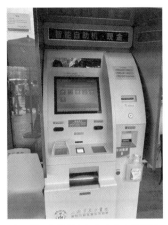

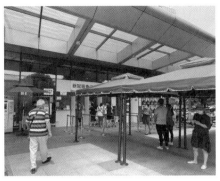

写真81　上海市東方医院南院の PCR 検査場。PCR 検査と抗体検査ができる窓口を設置。

写真80　PCR 検査の支払と登録などを行う端末。現金とキャッシュレス対応。

　検査結果も 4 〜 6 時間後にオンラインで通知されるので，再度，検査機関に赴く必要はありません。大規模なスクリーニング PCR 検査を行う場合，検査を受けるときだけでなく，こういった事前の手続きで「密」になる場合が多いため，オンライン化は必須でしょう。

　PCR 検査にかかる費用も 2020 年以降徐々に値下げされており，中国国家医療保障局が設定する公立病院における最高料金以下の料金で行わなければいけません。上海市の場合，公的病院の検査は 120 元（約 2,000 円）だったのが，2021 年 12 月現在では 3 分の 1 の 40 元（約 700 円）にまでに下がりました。同時に抗体検査も受けられるところもあり，費用は 40 元（約 700 円）で，こちらは 30 分ほどで結果が出てきます。プール式の PCR 検査ではさらに値段は安くなり，たとえば 10 人一組の場合，一人 15 元（約 250 円）以下で検査する規定になっています[7]（**写真 80・81**）。

　スワブ（拭い取り検査）の方法に関しても，色々と工夫されています。中国の空港のなかでも最も多い PCR 検査量を誇る空港の一つで，海外からの旅客を検査するための臨時 PCR 検査場も設置された上海浦東国際空港では，より確実に PCR 検査時の検体採取を実施するために，「3 − 10

－3採取法」が開発されました。これは鼻咽頭スワブをするときに失敗を極力減らすため，鼻から挿入したスワブを時計回りに3回転，その後10秒間停止させ，さらに反時計回りに3回転させる方法で，2020年8月から上海浦東国際空港で採用されました[8]。上海浦東国際空港から入国したときの検体採取が結構痛かった，と感じる方が多いのはそのためでしょう。こうした検査には，上海各地の病院から看護師が派遣されていますが，一般に1カ月空港に詰めて交替の勤務になっています。もちろん，1カ月間は自宅に戻れずホテル暮らしになりますが，そうした医療スタッフの活躍がわれわれの上海生活の安全を支えているわけです。

日本でも話題になった肛門スワブ

　2021年春頃，中国におけるPCR検査で，肛門スワブが日本でも紹介され，話題になったことがあります。さぞかし痛そうなイメージですが，実はそうでもなく，むしろ乳幼児だとこちらのほうが便利かもしれません。ただ，検査するときの格好がよくないのは確かに問題です。

　当時の上海市の場合では，総合的に判断して実施されているとのことでした。たとえば，同じ便で空港到着後のPCR検査で5人以上の陽性者が出た場合，初回陰性だった人の24時間後のPCR検査は，咽・鼻・肛門のスワブ・血液・痰などフルセットの検査が行われ，そのほか，入境者の健康状態を見ながら，感染が拡大しているエリアからきた便などでも，肛門スワブが行われることがあったようです。一方で，北京市では，海外から北京市に入ってきて隔離宿泊施設で隔離された人全員に対して鼻咽スワブのほかに，肛門スワブと環境サンプルのPCR検査を行っているところもありました[9]。

　2021年初めに河北省石家庄でクラスターが発生したときは，確定例でかつ下痢などの症状がある場合や，北京市では9歳の無症状感染者のケースでも肛門スワブが行われたことが報道されていました。中国では肛門スワブによって，新型コロナウイルス感染者の発見漏れや偽陰性の

問題を防ぐことができると考えられており，とくに鼻・咽スワブに比べ，検体採取の失敗のリスクも減らせるということでした。

どのように PCR 検査をしていくか？江蘇省揚州市のクラスター発生から学ぶこと

2021 年 8 月 17 日，上海では同年 8 月 2 日に指定された中リスクエリアが低リスクエリアに戻り，2 週間で上海市全体が低リスクエリアになりました。結局，このときの感染者は 1 人だけで，上海浦東国際空港の職場関係者がほぼ 100% ワクチン接種していたことが功を奏してか，クラスターの発生にはつながらず，住宅地 1 カ所を封鎖するだけで済みました。空港関係者はそもそも感染リスクが高く，日頃から定期 PCR 検査が行われていますが，改めてその検査の重要性が認識されました。われわれのような上海市内の医療スタッフも，今回の件で 2 週間に 1 回の定期 PCR 検査を，1 週間に 1 回に変更しています。発熱外来などリスクの高い職場では 3 日に 1 回 PCR 検査を行うところもあります。

さて，2021 年 7 月下旬頃から江蘇省の南京禄口国際空港を発端として，中国各地でデルタ株のクラスターが発生しました（**写真 82・83**）。その一連の流れから，対策面でどのような失敗があったのか，中国の大手メディア『澎拝』がまとめていました[10]。以下にその概要を紹介します。ここでも PCR 検査をいかに上手く活用するか，そしていか

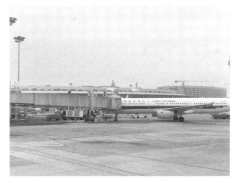

写真82　南京禄口国際空港。7 月 10 日にロシアから到着した CA910 便の乗客が降りた後，機内清掃を担当した清掃員が防護服の脱ぎ方に問題があり感染。清掃員間でクラスターが発生し，空港のその他の職員にも感染が広がりました。

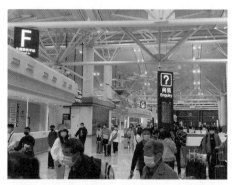

写真83　南京禄口国際空港で発生したクラスターが中国各地へ飛び火しました。一時空港も完全に封鎖されましたが，いまは正常に運行されています。2021年10月撮影。

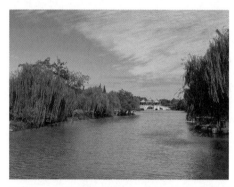

写真84　江蘇省揚州市痩西湖。揚州市はかつて塩の交易が盛んで，当時の豪商の邸宅がいまも残っています。揚州市は江沢民前国家主席の出身地でもあります。

に迅速かつ正確に範囲を定めて感染者を見つけ出すことができるかが重要視されています。

　江蘇省揚州市は痩西湖など有名な観光地も多く，長江デルタエリアでも人気の観光地です(写真84)。ただ，高齢化が進んでおり，このことが今回のクラスター発生と大きく関連していたことは間違いないでしょう。なぜなら高齢者の生活は「朝は市場で買い物，子どもを学校に送り届け，午後は麻雀，夕方はまた子どもを迎えに行く」というように，日常的に密になりやすい生活スタイルだからです。揚州市に限らず，中国各地の高齢者はだいたい同じような生活スタイルをしていると思われますが，毎日職場と家を往復して暮らしている多くの若い世代とはまったく異なっており，行動範囲が広い高齢者にいったん感染者がでた場合，追跡調査がさらに難しくなります。

　揚州市では2020年春に武漢で感染拡大した頃でさえ，確定例は22例しかでていません。それが今回は感染源となった南京のデルタ株による禄口空港クラスター（南京で230人程度の感染）を越える，550例以上

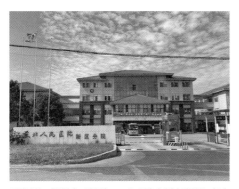

写真85　揚州市で新型コロナの確定例を専門に収容した蘇北人民医院新区分院。

の確定例を揚州市からだしてしまいました。なぜそこまで増えてしまったのか？これは今後の対策を考えるうえでも非常に重要です。

　感染者数の推移を追っていくと，実は8月6日頃に，揚州市の累計感染者数が，南京市を逆転しています。南京では一時一気に感染者が増えましたが，その後一気に減り始め，感染コントロールがうまくいき始めていることがわかります。一方で，揚州市では感染者の増加が続きました（写真85）。

　2021年7月21日に64歳（女性）の毛さんが揚州市に住む姉のところへ，南京からやってきます。当時，南京の封鎖されたエリアから抜けてきたとか，人の健康QRコードを使ってやってきたとか色々いわれましたが，封鎖エリアからどのように出てこられたのかはっきりとは公表されていません。本来は封鎖されたときに健康QRコードの色が変わらないといけないのですが，どうして南京を出てこられたのか，謎は多いです。しかし，毛さんは，発熱して症状がでてPCR検査陽性となる7月28日までの間に，揚州市内の市場・飲食店，そして多数のクラスターを出した雀荘などに頻繁に出入りします。7月28日に毛さんがPCR陽性だとわかり，姉妹ともに確定例となりました。そこで市当局は全市民を対象としたスクリーニングPCR検査を開始させました。

　ところが，今回は一部検査場の設定などに問題があり，現場が混乱し，検査担当者Aが感染しクラスターが発生しました。広陵区湾頭鎮聯合村の検査場では，7月29日から8月11日までにスーパースプレッダーとなった1人の担当者から3人の検査員を含む37人が感染しました。さらにこのAの感染がわかったのが8月1日と遅れたため，感染

者が一気に増えてしまいました。これ以外にも，健康QRコードの「黄」を確認する作業などで，ソーシャルディスタンス1mがきっちりと守られていなかったり，ボランティアの数が足りなかったりなど現場の混乱による感染拡大が散見されました。もともと高齢者が多いエリアだけに，高齢者を誘導するのは本当に大変だということは想像に難くありません。

　当局は責任者への処罰を迅速に行いつつ，全市民へのスクリーニングPCR検査を継続し，7月28日〜8月16日の間に揚州市では10回行われました。ちなみに10人一組のPCR検査の場合，当時は一人あたり20元（約330円）の価格設定となっており，10回合わせてのべ1,506万人を無料で行うとなると，揚州市では約3億元（50億円以上）のコストがかかったことになります。それでも，8月16日に行われた10回目の検査では感染者は3例にまで減り，しかも2例は隔離された人から，1例は封鎖地区からの発見で，ようやく感染拡大が落ち着いてきました。

　これに対して，南京では全市民スクリーニングPCR検査を活用してうまく絞り込んでいきます。揚州市が10回の全市民PCR検査を行ったのに対して，南京市では6回のPCR検査で済み，しかも1回目〜3回目は900万人規模で行われたのに対して，第4回目は578.9万人，6回目になると300万人にまで絞り込めています。感染者も1回目〜3回目までは市中に拡散してしまった感染者14人を見つけていますが，4回目〜6回目までは集中隔離もしくは自宅隔離されていた人からの発見となり感染拡大を抑え込めたことがわかります。

　つまり，全市民スクリーニングPCR検査はとても重要ですが，必ず隔離と封鎖とのセットでなければ効果を高めることができないということです。どの範囲まで検査をすべきか？　その線引きをしっかりとすることができたのは，CDCによる疫学調査とスクリーニングPCR検査の結果によるものです。初回のスクリーニングPCR検査では市中感染者が散在しており，広範囲で陽性者が見つかるかもしれません。しかし，初動を迅速に行えれば，感染が拡大した範囲は限定的なもので済みます。

さらに検査を重ねるうちに徐々に範囲が絞られてくると，すでに隔離された人や封鎖されたエリアから感染者が見つかるようになります。そうすれば防疫対策がうまくいっていることになります。

ただ，それがうまくできないと，揚州市のように何回も繰り返して全市民 PCR 検査を行わなければならなくなります。8 月 11 日に揚州市を視察した国務院の孫春蘭副総理が「まだ底が見えていない」とコメントしたのには，そうした背景があったのです。さらに，「高・中リスクエリアの封鎖管理を厳格にしないといけない」ということを再度強調しました [11]。

この副総理のコメントからもわかるように，当初の揚州市では封鎖管理がうまくいっていませんでした。たとえば，上海が中リスクエリアに設定されると，買い物どころか，建物の外にも出られなくなりますが，どうやら揚州市では当初はそこまで厳格ではなく，実際にコソコソと買い物に出ていた人もいたようです。実は同じような隔離管理の甘さは，2021 年 9 月に福建省厦門市で発生したクラスターでもホテルに集中隔離された市民への管理の甘さが指摘され，国の専門家の指導によって管理が強化されました [12]。封鎖エリアや集中隔離施設の管理に穴が発生すると感染者を増やしてしまいます。

そこで，揚州市でも以下のように段階的に住民の移動の管理を強化していきました。このときは 2021 年 6 月に広州でデルタ株のクラスターが発生したときに実施された管理コントロールエリアと封鎖コントロールエリア対策方式が適用されました [13]。こうした制度の内容は，地方によって臨機応変に細則が変更されていますが，広州の管理コントロールエリアでは，住宅地・マンション・村などで 1 カ所だけ出入り口を設定し，住民はエリア内に入れるが，外には出られず，24 時間ガードマンが入り口を監視します。日常生活に必要なスーパーや食料品などの店はエリア内で 1 〜 2 カ所は開けることが許され，PCR 検査 2 回で陰性がわかれば買い物に出られました。一方で，封鎖コントロールエリアでは出入り口管理は管理コントロールエリアと同じですが，エリア内

のスーパーはすべて閉鎖され，住民は自宅の外へ一歩も出られません。
PCR 検査も広州のケースでは 2 週間に 5 回以上行われました。もちろ
ん最低限の生活物資の供給は受けられます。このように当初は住宅地内
を出歩くことが可能で買い物なども制限付きながらも行けましたが，そ
れでも感染コントロールがうまくいかない場合は，最終的に家から一切
出られなくして，PCR 検査の回数も大幅に増やされることになります。

①7 月 31 日から揚州市中心部で確定例・無症状感染者がでたエリアで
　は，住宅地の封鎖コントロール，感染者のでた建物では住民の集中隔
　離。封鎖コントロールされた住民は外出禁止。
②8 月 3 日から揚州市中心部エリアで封鎖コントロールされていない住
　宅地・村も封鎖コントロールを実施。出入り口を 1 カ所だけ残して各
　世帯 1 日 1 人だけ出入り可能にする。
③8 月 8 日から封鎖コントロールエリアでは，3〜5 に 1 回，各世帯
　1 人だけ出入り可能とし，さらに厳格化。
④8 月 11 日から管理コントロールエリアで「黄区」を設置。とくに揚
　州市で感染者が集中して発生しているエリアでは，6 カ所の「疫情重
　点管理エリア（黄区）」を設置し，住民が不要不急で住宅地外へ出る
　ことを禁止。とくにエリア内ですでに封鎖コントロールされている住
　民は厳格に外出禁止。
⑤8 月 13 日から疫情重点管理エリア（黄区）をさらに強化，黄区域内
　で封鎖および管理コントロールをされている住宅地の住民は一切外出
　禁止。

　たとえば 8 月 3 日に中リスクエリアに設定された広福花園マンション
では，8 月 11 日には高リスクエリアになり，8 月 12 日にはさらに疫情
（流行）重点コントロールエリアに指定されています。8 月 3 日〜8 月
12 日の間に 16 人もの確定例が確認されたからです。とはいえ，封鎖に
は大変な作業を伴います。こうした対策は，単に住宅地を封鎖するだけ

でなく，24時間のパトロール，出入りする車両の管理，検温，住民の登録，消毒作業，そしてボランティアなどによる住民への食料や日用品の配給など多岐にわたります。

　江蘇省の健康QRコードの反応が遅かったのではないか？　という問題も指摘されていました。南京では7月21日0時より，南京を離れるときは，48時間以内のPCR検査陰性証明が必要という通知が政府から出されていました。また7月22日には，揚州市も7月6日から南京禄口国際空港を利用した市民は，集中隔離観察が必要と通知を出していました。つまり，本来はこの段階で該当者の健康QRコードは緑から黄に変化しなくてはいけません。ところが，実際にはそうなっていなかった例がたびたび報告され，対応の遅れが問題になっていました。先ほど紹介した7月21日に南京から揚州に入った，今回の揚州市におけるクラスター発生の原因となった毛さんも，実は移動がそれほど難しくはなかったのでは？　とも考えられています。こうした当局の初動の遅れが問題になり，南京市・揚州市ともに責任者が処罰されました。

　揚州市の防疫対策の強化はまだまだ続きます。8月17日からさらに厳しい規制が始まりました。封鎖管理されている地区では，そのエリア全域の全住民に対する封鎖管理に拡大強化され，マンション住まいは建物から出られず，村人は村の範囲から出られず，平房（長屋のような建物）住まいの場合は，その巷（横町のこと）から出られなくなりました（写真86）。一方で，該当エリアの共産党の党幹部・教師・国営企業に働く人はボランティアとして活動することになり，

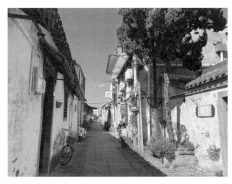

写真86　揚州市各地に残る「巷」

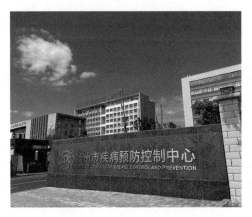

写真87　揚州市 CDC と蘇北人民医院北区医院。新型コロナから回復した患者がリハビリのために入院する病院。ここで 14 日間のリハビリを受け，期間中の PCR 検査が 3 回陰性であれば自宅に戻れます。

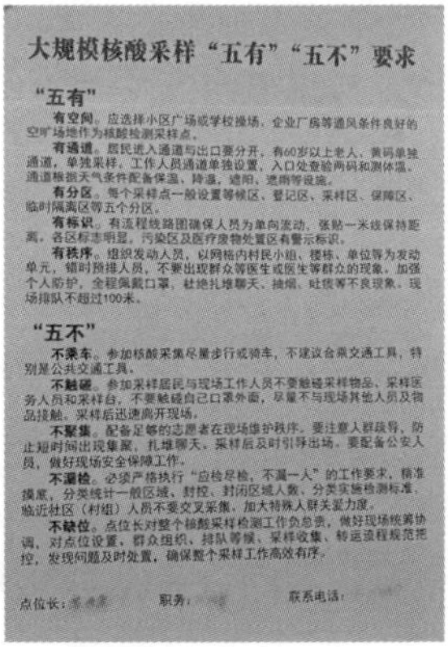

写真88　大規模スクリーニング PCR 検査の注意事項が残されていました。揚州市では PCR 検査場でもクラスターが発生したため，検査場の対策も強化されました。

住民の生活に必要な物資の配送に従事することになりました。同時にこの日から規制が強化されたエリアと集中隔離されている市民 146 万人を対象に再度 PCR 検査を行うことが決定され，こうした PCR 検査を繰り返すことで，9 月 9 日に揚州市全域で中リスクエリアが低リスクエリアになり [14]，2 週間連続して新規市中感染者ゼロを達成し，9 月 13 日には揚州を含む江蘇省全体の市中感染者が全員退院，重症者は全員回復し，死者を 1 例も出さず，江蘇省南京禄口国際空港から始まったクラスターは無事収束できました（**写真87 〜 90**）。結局，2020 年 7 月 20 日から 9 月 13 日までの江蘇省の市中感染者は合計 820 例で，このうち南京市では 235 例，揚州市では 570 例という結果になりました [15]。

▍治癒後も重視される PCR 検査

中国の『新型コロナウイルス肺炎診療方案（試行第八版修訂版）』[16]

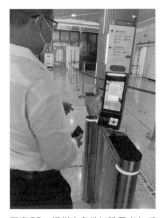

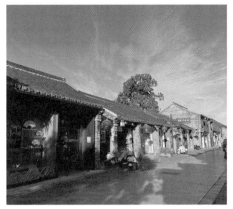

写真89　揚州市各地に設置されて
いる検温と健康 QR チェックが同時
にできる端末。中国の他都市に比べ，
健康 QR コードの確認に力を入れて
いました。これも今回のクラスター
発生の教訓かもしれません。また揚
州市独自で移動場所を登録するアプ
リも活用されていました。

写真90　揚州市では約 1 カ月半のロックダウン後ほ
ぼ収束し，人びとの生活は正常に戻っていますが，
観光業や飲食業へのダメージはまだまだ大きいです。
2021 年 10 月の揚州市の観光地の一つ，東関街。

　では，退院時の基準として，①体温が正常になって 3 日以上，②呼吸器
症状が改善し，③画像診断からも急性滲出性病変が明らかに改善し，④ 24
時間間隔をあけた 2 回の PCR 検査が陰性である必要があります。ただ
し①〜③の基準を満たしても，④の PCR 検査陽性が 4 週間以上続く場
合は，抗体検査やウイルスを分離培養するなどして感染力がないことが
確認されたら退院できるとしています。しかし，退院後も 2 週間は隔離
観察や PCR 検査を受けることが多いです。とくに感染力の強いデルタ
株の影響で，退院後のケアに関して，各地で様々な工夫が加えられてい
ました。たとえば，福建省莆田でもデルタ株によるクラスターが発生し，
多くの小学生が感染しましたが，退院後 2 週間は隔離が続き，さらに 7，
10，13，14 日目に 4 回，鼻咽頭スワブによる PCR 検査を行い，同時に
中医薬の処方が出され，肺機能向上のためのリハビリや，必要に応じ

て心理カウンセラーによるケアも行われていました。4 回 PCR 検査し，すべて陰性となった後にようやく自宅に戻ることができますが，それでもまだ自宅で健康観察を 1 週間続け，地元 CDC による訪問 PCR 検査も受けることになります。ここまで検査して，やっと日常生活に戻れるようになるわけで，中国では非常に長い時間を要することがわかります。

　こうした中国の対策を現地で経験して感じるのは，自他の健康と命を守るためにはこまめな PCR 検査はきわめて重要であり，万が一陽性になっても無症状や軽症の段階から早期隔離治療ができれば，結果的に医療現場への負担軽減に役立つということです。こうした対策ができるかどうかは，政治体制の相違を討論する以前の問題であり，むしろ一般市民から当局者まで，ウイルスの特性をどこまで科学的に理解できているかが深く関係していると思われます。これから数年後，新型コロナの感染拡大が落ち着き，政治的な熱がさめ，冷静になって新型コロナの科学的予防治療対策が検証されることと思いますが，特効薬やワクチン開発以外にも，丁寧な検査と早期隔離の治療方針は必ず重要視されると私は信じています。なぜなら，こうした仕組み作りは，今後も発生するであろう新しいウイルス感染症と人類が闘うための基本方針として重要だと思うからです。

〔引用文献〕

1 ）国家药监局首次批准新冠病毒抗原检测试剂 20 分钟出结果．浙江日报（2020.11.5）（https://baijiahao.baidu.com/s?id=1682492705148598592&wfr=spider&for=pc）

2 ）中央：大规模开展核酸和抗体检测．新民晚报（2020.4.22）（https://wap.xinmin.cn/content/31714521.html?from=timeline&isappinstalled=0）

3 ）上海继续对来自或途经国内疫情中高风险地区的来沪返沪人员加强管理．上海发布（2020.6.16）（https://m.weibo.cn/status/4516400552512360?）

4 ）国务院应对新型冠状病毒肺炎疫情联防联控机制综合组：关于印发全员新型冠状病毒核酸检测组织实施指南（第二版）的通知．（2021.9.14）（http://www.gov.cn/xinwen/2021-09/14/content_5637134.htm）

5 ）国家卫生健康委员会：《全员新型冠状病毒核酸检测组织实施指南（第二版）》印发．（2021.9.14）（https://baijiahao.baidu.com/s?id=1710861969819168365&wfr=spider&for=pc）

6）疫情防控新闻发布会｜上海156家核酸检测机构单份单管检测能力已增至91万份／天．文汇报（2021.12.8）（https://wenhui.whb.cn/third/baidu/202112/08/437915.html）

7）新冠病毒核酸检测价格最新 全国核酸检测定价标准多少钱．新知资讯（2021.9.22）（https://www.163.com/dy/article/GKH1EV1A0534J2WY.html）

8）浦东机场采样量居全国空港首位．央广网（2021.6.6）（http://k.sina.com.cn/article_1683472727_6457c157020013hu4.html）

9）多地已要求部分入境人员进行肛拭子检测 专家：也可通过粪便取样方式替代．环球网（2021.3.3）（https://news.sina.cn/gj/2021-03-03/detail-ikftssaq0100941.d.html?sinawapsharesource=newsapp&wm=3200_0001）

10）10轮核酸检测背后，扬州发生了什么？ 新浪新闻（2021.8.17）（https://news.sina.cn/gn/2021-08-17/detail-ikqcfncc3436677.d.html?sinawapsharesource=newsapp&wm=3200_0002）

11）孙春兰在扬州调研时强调 坚决堵住防控漏洞 尽快遏制疫情扩散势头．新华网（2021.8.11）（https://baijiahao.baidu.com/s?id=1707805774351848668&wfr=spider&for=pc）

12）国家卫健委赴福建工作组：厦门集中隔离点防控有所改善．新京报（2021.9.25）（https://news.sina.cn/2021-09-25/detail-iktzscyx6309281.d.html?sinawapsharesource=newsapp&wm=3200_0002）

13）封闭、封控、闭环管理代表什么？一文读懂广州市第15号通告．南都广州（2021.6.3）（http://m.mp.oeeee.com/oe/BAAFRD000020210602497574.html）

14）9月9日起扬州中风险地区"清零"实现全域低风险．中国江苏网（2021.9.9）（https://baijiahao.baidu.com/s?id=1710387946506526356&wfr=spider&for=pc）

15）清零！江苏本轮本土疫情确诊病例均已出院．观察者网（2021.9.14）（https://www.guancha.cn/politics/2021_09_14_607033.shtml）

16）国家卫生健康委员会：《新型冠状病毒肺炎诊疗方案（试行第八版）》印发．（2020.8.20）（https://baijiahao.baidu.com/s?id=1675532681125798592&wfr=spider&for=pc）

┃コ┃ラ┃ム┃　冷凍食品への PCR 検査の重要性
〜コールドチェーンからの感染リスク〜

　中国では，ワクチン接種の重点対象者および感染リスクが高い人たち
のリスクにコールドチェーンに従事する人たちが入っています。中国で
は冷凍商品を扱うコールドチェーンがきっかけとなってクラスターが発
生するケースが北京新発地・遼寧大連・山東青島でありました。とくに，
2020 年 6 月 11 日に北京の新発地市場で発生したクラスターでは 6 月
15 日に北京全市民 1,000 万人を対象とした PCR 検査が行われ，5,000
カ所の環境 PCR 検査も行われ，累計で 368 人の感染者を発見しました。
CDC の調査の結果，地下 1 階の S14 店舗を感染源と突き止め，この店
が唯一海外から，しかも感染拡大している国から冷凍サーモンを輸入し
た X 社のサーモンを卸しており，市場内で解体して各店舗で販売してい
ました。そこで市場内全体でサーモンを販売した店の冷凍庫を PCR 検
査したところ，X 社のサーモンのみで陽性反応がでて，さらにゲノム解
析の結果，人に感染しかつ環境検査でも見つかったウイルスとほぼ一致
したということでした。この調査では活性のあるウイルスは見つけられ
ませんでしたが，コールドチェーンが感染拡大に深くかかわっているこ
とがわかりました[1]。

　続いて，2020 年 9 月 24 日，山東省青島港で，2 人の荷物運搬担当
者から PCR 陽性が発見され，輸入冷凍タラの包装からゲノムがほぼ一
致したウイルスを検出しました。さらに，その後の中国 CDC の調査から，
この輸入冷凍タラのパッケージから世界で初めて活性のあるウイルスの
分離に成功しました。ここからコールドチェーンという特殊な条件下で，
ウイルスが長時間活性を持ち続け，世界各国に拡散させている可能性が
あることがわかりました[2]。ちなみに，青島のケースでは，疫学調査の
結果，この感染者が検査に使った CT を病院の他の患者と共有したこと
で院内クラスターが発生し，最終的に累計 14 例の確定例が発生しまし
た（全員が 11 月 11 日までに治癒して退院）[3]。このケースでは定期的
な PCR 検査によって早期に発見できたことが，感染拡大を早い段階で
防げたことに関係していると思います。

　以上のような研究成果から2020年11月10日，中国CDCの呉尊友流行病学首席専門家は，武漢の華南海鮮市場でのクラスター発生に関しても，初期の感染者が冷凍海鮮産品エリアに集中しており輸入海鮮物を扱っていたことから，コールドチェーンから感染拡大した可能性も考えられるとコメントしています[4]。

〔引用文献〕

＊1　Xinghuo Pang et al：Cold-chain food contamination as the possible origin of Covid-19 resurgence in Beijing．National Science Review：1861-1864，2020

＊2　中国CDC：中国疾病预防控制中心在冷链食品外包装分离到新冠活病毒．(2020.10.17)（https://www.chinacdc.cn/yw_9324/202010/t20201017_222144.html）

＊3　青岛本地新冠肺炎确诊病例全部清零．界面新闻(2020.11.12)（https://baijiahao.baidu.com/s?id=1683119984799417724&wfr=spider&for=pc）

＊4　吴尊友：回顾年初武汉早期疫情，华南海鲜市场里病人也主要集中在冷冻海产品区域．界面新闻（2020.11.10）（https://baijiahao.baidu.com/s?id=1682963120628816443&wfr=spider&for=pc）

第 9 章

ワクチン接種

2021年9月18日，中国の新型コロナワクチンの接種本数は21億7,404万3千本になり，ワクチン接種完了者は11億人，接種完了率は78%になりました[1]。また，ワクチン接種の優先度では後になった12歳〜17歳へのワクチン接種も急ピッチで行われ，9月15日の中国大陸で学校など教育系の18歳以上の学生・教職員のワクチン接種完了率は95%，12〜17歳に関しても91%になっていました（**写真91**）。

一般的に，ワクチン接種の意義として理想的なのは，①ワクチン接種によって完全に感染を防ぐことができる場合ですが，これは，現在，世界各地で接種されている新型コロナ向けのワクチンすべてで困難です。それでも，②ワクチン接種によって発病が抑えられ，重症化を防ぐようにする場合もあります。これ以外にも，③ワクチン接種によって感染して症状がでるかもしれないが，体内のウイルス量は少なく，他人に感染させるリスクを下げることができる場合も考えられます。

中国の場合，ワクチン接種による効果として②が想定されています。そのため，ワクチン接種後もマスクの着用は必須で，PCR検査も行い，ワクチンを接種したからといって隔離免除になることもありません。もちろん，引き続きソーシャルディスタンス・手洗いなどの対策をとることも必要

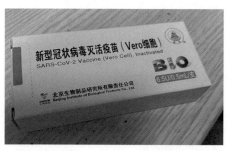

写真91　国薬集団（シノファーム）の不活化ワクチン。

です。市中感染で限りなく新規感染者をゼロにできても，海外からの輸入例が続く限り，こうした基本的な防疫対策は継続されているわけです。

新型コロナの不活化ワクチン誕生

　私自身が 2020 年 1 月に中国で接種したワクチンはシノファーム製の不活化ワクチンでした。上海では大部分がシノバックかシノファーム製の不活化ワクチンを接種しています。ちなみに，わが家では妻がシノファーム製，子どもがシノバック製ワクチンでした。

　中国では，自国の武漢で感染者がでたため，患者からウイルスを単離し研究を進めやすく，早くから不活化ワクチンの開発を推進できたという経緯があります。中国が初めてウイルスの分離に成功したのが 2020 年 1 月 24 日ですが，これは浙江省 CDC が浙江省の確定例の痰から分離したものです。ここからウイルスの遺伝子が徹底的に解析され，ワクチンの研究も本格化し，治療薬の研究にもつながっていきました[2]。実は，私と妻が接種した不活化ワクチンも，元を辿れば，当時，武漢金銀潭医院に入院していた 2 名の患者から分離された新型コロナウイルスで，それらがアフリカミドリザルの腎臓由来の Vero 細胞系によって培養されました。あまり中国でも知られていませんが，この Vero 細胞は 1962 年に日本で誕生した技術です。ポリオワクチンなど様々なウイルスをよく増殖させることができ[3]，今回の新型コロナウイルスのワクチンの開発でも応用されており，中国の不活化ワクチンの箱にもしっかりと「Vero細胞」の文字が書かれています。シノファーム（国薬集団中国生物）には，北京生物製品研究所と武漢生物研究所があり，武漢の 2 名の患者から HB02 と WIV04 のワクチンが開発されました。私も武漢生物研究所を訪れましたが，広大な敷地に大きな工場と研究施設がずらりと並んでいたのには圧倒されました（**写真92**）。

　シノファームの新型コロナウイルスの不活化ワクチンの研究は，中国で感染者がほとんど発生しなくなったため，臨床試験の多くは海外で行わ

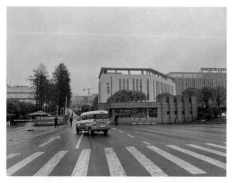

写真92　シノファームの武漢生物製品研究所。

れており，第Ⅲ相試験もアラブ首長国連邦（UAE）やバーレーンで行われました。この結果は，2021年5月26日に『JAMA』で発表され，2回接種14日後のWIV04ワクチンの保護率は72.8％，HB02ワクチンの保護率は78.1％でした。また，中和抗体陽性率は99％以上で比較的良好な結果が発表されていました[4]。2021年5月7日にWHOの緊急使用ワクチンとして承認を受けています。ファイザー，モデルナ，アストラゼネカ，ジョンソン＆ジョンソンに次ぐ，5番目にWHOの承認をうけたワクチンになります。欧米以外の製薬会社では初で，新型コロナ対策の不活化ワクチンとして初めて承認を受けました[5]。2021年9月には，ヨーロッパ地域で初めてとなる中国メーカーによるワクチン製造工場の定礎式がセルビアの首都ベオグラードで行われました。また，2022年4月を目標に中国とUAEとの協力で，ベオグラードに現代的な設備を持つワクチン製造工場が建設され，シノファームのワクチンが製造される予定です。この工場で生産されたワクチンは，セルビアだけでなく，バルカン半島や欧州各地へも供給されることになり，重要な意義があります[6]。

　科興控股生物技術（シノバック・バイオテック）社のCoronaVac（コロナバック）も中国発の不活化ワクチンとして一躍有名になりました。コロナバックは，中国にとっても，世界にとっても色々と意味のあるワクチンでした。2021年4月11日に発表されたブラジル（Instituto Butantan）の第Ⅲ相試験ではブラジルの医療関係者を対象に2週間の間隔をあけて2回接種した結果，保護率50.7％，中程症保護率83.7％，重症化保護率100％などのデータが『ランセット』に発表されました[7]。当時，この

数字を見て効果が低すぎるのでは？　と思われたかもしれませんが，冒頭で紹介したワクチンを接種する目的である「ワクチン接種によって発病が抑えられ，重症化を防ぐようにする」に関してはほぼ達成されています。また WHO では，新型コロナに使うワクチンは 50% 以上の保護率が条件とされており，コロナバックも 2021 年 6 月 1 日に WHO の緊急使用ワクチンとして承認されました。さらに 2021 年 7 月にはユニセフがシノバックと協議（APA）し，COVAX（COVID-19 のワクチンを複数国で共同購入し，公平に分配するための国際的な枠組み）に 2 億本のコロナバックを提供することになり，さっそく 2021 年 8 月末に当時ワクチン不足が大問題となっていたアルジェリアに約 57 万本が輸送されました。中国製の新型コロナ向けのワクチンが，初めて国連機関に提供されたことになりました。また，コロナバックも海外で生産されることになり，2021 年 7 月にはエジプトのワクチン製造工場が完成し運用が始まっています[6]。

　世界各国における使用実績も次々と発表されています。2021 年 9 月 23 日，マレーシア政府によると，コロナバックの重症化保護率は 77%，死亡保護率は 84% と発表されました。ただ，ウイルス変異株の状況が報告されていないため一概にはいえないかもしれませんが，コロナバックを使用したグループは，「脆弱」な年齢層が中心ということで，こういったグループに対して重症化予防効果が確認された意義は大きいと思われます[8] [9]。さらに，南米ウルグアイでも 2021 年 3 月からコロナバックが接種され，感染率を 57% 押し下げ，重症化率を 95% 下げ，死亡率も 97% 下げたというデータが報道されています。ウルグアイでは高リスク者を対象に 86.2 万人が 2 回接種を終え，このうちコロナバックを接種した人が 71.2 万人，ファイザーの mRNA ワクチンを接種した人は 15 万人と報告されています[10]。

　中国の不活化ワクチンは 2～8℃の冷蔵保存が可能で，mRNA ワクチンに比べて保存温度に関しても格段に扱いやすいのも特徴でしょう（写真93）。海外に頼ることなく，自国でワクチンを生産することは安定供

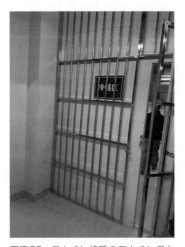

写真93　ワクチン接種のワクチン保存コールドチェーンエリア。ワクチンが冷凍ではなく，冷蔵保存されていました。

給の面でも非常に重要で，とくに人口14億人も抱える中国では，自国で研究開発して生産するしか解決策はないでしょう。ワクチンの流通の問題に関しては，中国政府も『新型コロナワクチン貨物道路運輸技術指南』[11] の通知を出し，万全の輸送体制を確立させていました。ちなみに，シノファームのワクチンには瓶にも工夫があり，保存温度が規定以上を超えるとラベルが変色するようになっており，接種時にワクチンが安全な品質で接種できるかどうか，現場でも確認できるようになっています。

　その後，中国各地でも散発的にデルタ株によるクラスターが発生し，中国で開発されたワクチン，とくに不活化ワクチンの効果に注目が集まっていました。上海の場合でみると，接種率ほぼ100%の上海浦東国際空港の職員でデルタ株による感染者が出ましたが，大きなクラスターにはならず，ほぼ最小限度の感染拡大で収束していますし，死者も出ていません。ここからも中国の不活化ワクチンに一定の効果が出ていることが推測されますが，上海で発生した感染者数が少なすぎるためデータとしては十分ではありません。

　広州でデルタ株によるクラスターが発生したとき，153例の感染者が発生しました。広州市 CDC と鐘南山院士の研究グループが共同でシノファームとシノバックの不活化ワクチン接種者を対象に分析が行われ，18〜59歳では2回接種後のデルタ株保護率は59%，中程症化保護率は70.2%，重症化保護率は100% という論文が発表されています[12]。ただ，重症化した症例がそもそも非常に少なかったため，重症化保護率は参考程度の数字でしょう。

様々な技術路線で実用化が進む
中国の新型コロナワクチン

（1）アデノウイルスベクターワクチン

　CanSino（康希諾生物）と軍事科学院軍事医学研究院生物工程研究所が開発したアデノウイルスベクターワクチン（Ad5-nCOV，商品名：克威莎）は，中国で唯一1回接種完了タイプとして，2021年2月25日に中国国内で条件付きで承認を受けました。なお，このワクチンは2020年8月18日に中国で初めて新型コロナに使用するワクチンとして特許を取得しています。第Ⅲ相試験の結果は，1回接種2週間後の保護率は68.83%で，重症化保護率は1回目接種後14日後で95.47%，28日後で90.07%となっています。1回接種14日後に保護効果が出てくるのが特徴です。また6カ月後に2回目の追加接種を行うことで，免疫反応が10〜20倍に増加することも確認されているようです[13]。安全性も良好で，18歳以上では剤量が0.5mlであるのに対し，6〜17歳ではやや少ない0.3mlの量で接種され，1回接種型のワクチンとして広く使われています[14]。論文は『Clinical Infectious Diseases』に発表されています[15]。1回接種型は，たとえばワクチンの種類によって2回接種する時間が足りないときなどにも重宝しそうです。

（2）サブユニットワクチン

　2021年3月には，中国科学院微生物研究所が研究開発したCHO細胞由来遺伝子組換えサブユニットワクチンが，新型コロナウイルスのワクチンとしては世界で初めてのサブユニットワクチンとして中国国内で緊急使用ワクチンとして承認を受け，安徽智飛龍科馬生物製薬有限公司から商品名「智克威得」として生産され，5月に市民向けに接種が始まりました。中国では不活化ワクチン，アデノウイルスベクターワクチンに次ぐ3種類目の技術路線で開発され，新型コロナ対応のワクチンとしては4種類目の承認となります[16]。このワクチンは3回接種が特徴で，

18 〜 59 歳を対象とした第Ⅱ相試験では，中和抗体陽性率が 95% とのことです[17]。

（3）mRNA ワクチン

　2021 年 11 月現在，中国大陸ではまだ mRNA ワクチンの接種は行われていません。しかし，中国国内の製薬会社では研究開発が行われており，欧米とは異なる路線で開発が進められているようです。2021 年 9 月現在，全世界で使用されている mRNA ワクチンは米国ファイザー社と独 BioNTech 社が共同開発した製品と，米国モデルナ社と米国国立アレルギー・感染症研究所が共同開発した製品の 2 種が主流ですが，中国ではここでも独自に研究開発した mRNA ワクチンにこだわっていることが伺い知れます。ただ，mRNA ワクチンはいったん研究開発されると一気に大量生産を進めることができますが，そのためには大規模な生産工場を持つ必要があり，そのための投資ができるかどうかがポイントとなりそうです。

　中国国内の製薬会社の mRNA ワクチン開発競争も熾烈で，まずこのなかで最速で 2021 年 5 月からメキシコで第Ⅲ相試験に入ったのは雲南沃森生物技術公司（Walvax）でした[18]。蘇州艾博生物科技有限公司や国産軍事科学院と共同で mRNA ワクチン ARCoV の開発を行っています。中国独自の知的所有権があり，原材料や製造設備などもすべて国産化が可能になっているということです。また 2 〜 8℃でも安定しており，常温でも 7 日間保存可能なことも特徴だといわれています。

　このほか，2021 年 1 月には斯微生物が，同 3 月 16 日には麗凡達生物がそれぞれ mRNA ワクチンの臨床試験を始動させています[19]。

　一方で，独 BioNTech と協力関係にある復星医薬は，中国大陸および香港・澳門・台湾における mRNA ワクチン販売の独占権を獲得しており，すでに香港・澳門・台湾などで接種が始まっています。ただし中国大陸ではまだ承認されておらず，2021 年 9 月現在で第Ⅱ相臨床試験の段階ということです[19]。

　2021 年 9 月には，シノファームが上海市に総建設面積 3 万 m²，工場部分の面積が 1.6 万 m² の mRNA ワクチン製造基地の工事を開始しました [20]。こうした動きをみる限り，近いうちに中国で国産 mRNA ワクチンが登場してくることは間違いないでしょう。

（4）吸入型ワクチン

　アデノウイルスベクターワクチンを開発した軍事科学院軍事医学研究院生物工程研究所の陳薇院士らの研究グループが世界で初めて吸入型ワクチンを実用化させました。これはアデノウイルスベクターワクチン（Ad5-nCOV）をミスト状の微小粒子にし，吸入させることで肺や呼吸器の粘膜免疫を活性化させようというねらいがあります。粘膜免疫の活性化は，筋肉注射によるワクチンでは難しいとされており，また吸入式の場合，筋肉注射の 5 分の 1 の量で済み，副作用を低減しワクチンの安全性を高める以外にもより多くの人にワクチン接種ができるというメリットもあり非常に重要な研究です [21]。

　2021 年 9 月現在，中国では 9 種類の新型コロナウイルスワクチンが第Ⅲ相臨床試験中で，5 種類（①不活化ワクチン：シノファームの北京生物と武漢生物で 2 種類，シノバックのコロナバック，②アデノウイルスベクターワクチン：克威莎，③ CHO 細胞由来遺伝子組換えサブユニットワクチン：智克威得）が条件付きで承認され接種を開始し，このうち不活化ワクチンが WHO の緊急使用リストに承認されています [22]。中国は世界 100 カ国以上と 4 つの国際組織にワクチン援助を行い，60 カ国以上にワクチンを輸出し，その本数は合わせて 12 億本となり，世界一の輸出規模になるようです [23]。

　中国では開発されるワクチンの技術路線の種類を増やし，様々な研究を通じて開発リスクを分散させ，選択肢を増やすことで最終的に新型コロナ対策として最もふさわしいワクチンを模索する方法を採っているように思われます。

ワクチン接種の優先順位

　ワクチン接種の優先順位は，各国それぞれで考え方に違いがあり，興味深いところです。日本では高齢者から接種を開始しましたが，中国ではむしろ高齢者は後回しにしていました。まずは 18 〜 59 歳からワクチン接種を開始しました。中国のワクチン接種ではハガキなどの到着を待つ必要はなく，IC カードになっている身分証や保険証（外国人はパスポート）を持って，スマートフォンのアプリで予め予約した会場に行けば接種できました。ワクチン接種も後半になると，会場も空いてきて，飛び入りで接種できることもありました。

　上海市では 2020 年 12 月下旬に通知を出し，感染リスクの高い業種の人から順番にワクチン接種を行っていきました。対象となったのは以下の 9 グループになります（**写真94**）。

①輸入冷凍物（コールドチェーンなど）を扱う税関の検疫官。

②湾港や空港エリアで荷物の運搬・運送・荷下ろしなどをする作業員。

③国際・国内交通機関にかかわる人員。

④海外留学，海外出張，海外勤務に行く人員。

⑤国境・湾港・空港（出入国審査・税関など）で働く職員。

⑥医療関係者。

⑦政府機関・公安・武装警察・消防・ソーシャルワーカーなど地域で働く人。

⑧水道・電気・ガスなどの業務にかかわる人。

⑨交通・物流・老人福祉施設・環境衛生（ゴミ収集など）・葬祭・通信などにかかわる人。

中国籍の人は原則無料で

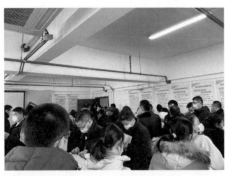

写真94　私が 2021 年 1 月に接種した頃は，制服姿の警察官や税関職員なども多く見かけました。皆さん大型バスに乗り職場単位で来られていたようです。

す。私自身も医療関係者ですので，この優先グループ枠で接種を受けました。上記の接種が進むと，学校や幼稚園の教職員の接種が始まり，上海の日本人学校の教職員も同時期に職場単位で集団接種をしていました。

　それでは，上海におけるワクチン接種の状況について時系列を追って見てみましょう。

　2021 年 3 月中旬頃，準備ができた区から徐々に一般市民へのワクチン接種を開始していきました。この頃からワクチンの供給数も上海でずいぶん増えてきた印象です。

　3 月 25 日，上海市民で 60 歳以上の高齢者にワクチン接種の予約を開始。まずは第一段階として 60 歳〜 75 歳が対象となりました[24]。

　3 月 29 日，上海在住の一般外国人へワクチン接種の予約が開始。公的医療保険に加入している人は無料で，非加入者は有料で 1 回 100 元（約 1,700 円）ほどになります[25]。

　5 月 17 日，上海市民で第二段階として 76 歳以上の高齢者のワクチン接種予約が開始。高齢者ではスマートフォンを使えない人も少なくないため，身分証や保険証カードを読み込ませるカードリーダーを会場に設置し，書類などに記入しなくてもカードを読み込ませるだけでそのままバーコードシールが印字されて接種できる仕組みを導入していました。この方法だと高齢者でも簡単に接種できます[26]。

　4 月 12 日からは 18 〜 75 歳の上海在住の香港・澳門人の接種予約が始まりました。中国公安部が発行している香港・澳門居住証を所持している人，中国の公的医療保険に加入している人，現地の学校に通っている生徒や教職員は無料ですが，それ以外は有料で 1 回 100 元（約 1,700 円）です。実際は大部分が無料接種となっていたはずです[27]。

　4 月 19 日からは 18 〜 75 歳の上海在住台湾人の接種予約が開始されました。上海市民同様，無料の接種でした[28]。

　6 月末〜 7 月初め頃にかけて上海各地の臨時ワクチン接種会場は次々と閉鎖されました。

　8 月 12 日，上海市で 15 〜 17 歳のワクチン接種の予約が開始。未成

年のため，保護者が「健康雲」アプリ（後述）から登録し，保護者と一緒に接種会場へ行きます[29]。

　9月1日から12〜14歳の上海市民の予約が開始[30]。同時に12歳〜17歳の香港・澳門・台湾人の接種も予約が開始[31] となりました。

　2021年9月15日から12〜17歳の外国籍のワクチン接種の予約が開始。こちらも公的医療保険に加入している人は無料で，非加入者は有料で1回100元（約1,700円）ほどになります[32]。

　2021年9月に『The Lancet Infectious Diseases』に3〜17歳への効果と安全性に関して第Ⅰ相・第Ⅱ相の臨床試験の論文が発表されており，安全性と接種量についての検討が行われ，安全性が良好なことも確認されています[33]。ちなみに，南米チリでは2021年9月27日より6〜11歳の子どもに対してシノバックのコロナバックの接種が開始されました[34]。10月28日より，上海市でも6〜11歳のワクチン接種予約が開始され，順次接種，11月18日より3〜5歳の予約が開始されました。

▌追加接種について

　中国CDCでは，不活化ワクチンとアデノウイルスベクターワクチン接種完了後6カ月以降に，「重点人員」と呼ばれる人たちを対象に追加接種を開始しました。おもに空港や港湾エリアの税関や出入国審査を担当する職員，航空関係者，集中隔離エリアを担当する職員，新型コロナの患者を収容する病院，免疫機能に問題がある人や一部の高齢者・一般医療関係者などのほか，高リスクエリアの国や地域に留学や仕事で行く人を対象に，接種完了後6カ月以降を基準に接種されます。私自身も上海で2021年12月に3回目の追加接種に行く予定です。

　これまでの研究では，6カ月後に追加接種を行うと，追加接種後6カ月が経っても中和抗体レベルはやや下がる傾向にあるものの，1回目，2回目接種後のピークよりも高い状態を維持でき，各種変異株への対応力も高まることがわかっているようです[35]。ただ，重点人員以外への

追加接種時期は，2021 年 10 月現在ではまだ未定で，研究を進めつつも，感染状況を見ながらの判断となるようです。

　世界各国でも 3 回目の追加接種の試みが行われています。チリは世界で最も早く中国の不活化ワクチンを導入した国の一つですが，478.6 万人がシノバックの不活化ワクチンの接種を完了しすでに 14 万人が 3 回目の接種も完了しました。2021 年 10 月 7 日のチリ衛生当局の発表によると，シノバックのワクチンで有症状化を防ぐ保護率は接種後 2 週間で56% でした。そこで，シノバックの不活化ワクチンを 3 回目接種したところ，保護率が 80% に上昇しました。また，追加でファイザーのワクチンを接種すると 90%，アストラゼネカのワクチンで 93% に上昇しました。一方で，3 回目接種後 2 週間で入院を防ぐ程度の保護率は，シノバックで 88%，ファイザーで 87%，アストラゼネカで 96% でした[36]。

　また，2021 年 10 月 11 日に WHO は，SAG（予防接種に関する戦略諮問委員会）に対して，中国の不活化ワクチンを接種した中程度以上の免疫機能不全者や 60 歳以上の高齢者に対して追加接種すべきであるとし，その際は異なった技術路線のワクチンでもよいとされました[37]。その結果，中国の不活化ワクチン 2 回接種後に不活化ワクチンだけでなく，mRNA ワクチンやアデノウイルスベクターワクチンによる追加接種が行われています。中国の不活化ワクチンの保護力が相対的に mRNA ワクチンよりも劣るなかで，とくに高齢者への保護力の低下が顕著であるため，ワクチン接種の全世界での公平性の観点から追加接種に消極的であった WHO がこうした動きに出たことは注目されています。

　『Nature』でも 10 月 14 日に「中国の新型コロナワクチンはきわめて重要だが，免疫力が落ち始めている」という文章が発表され，中国の不活化ワクチン接種完了後の各国の対応を紹介していました。とくに，ブラジルでは 2021 年 8 月より 70 歳以上の高齢者に対しては不活化ワクチンではなく，mRNA ワクチン或いはアデノウイルスベクターワクチンでの追加接種が行われており，これを 60 歳以上にまで拡大する方針です[38]。

ワクチン接種時のアプリ「健康雲」

　今回の新型コロナワクチンの接種で，一気に知名度が上がったアプリが中国でよく使われている SNS，WeChat のミニプログラムの一つとして開発された「健康雲」です。実は上海市ではコロナ禍前から「インターネット＋医療」プロジェクトを行っており，共通のプラットホームを活用して公立病院の受診予約システムを作ったり，ビッグデータを活用して健康管理を行ったり，検査結果を表示させたりするアプリを開発していました。また子どもの予防接種の状況を管理したり，『お薬手帳』の代わりに服用中の薬を表示させたり，検査報告を確認したりできる様々な機能があります[39]。今回の新型コロナのワクチン接種でも，この「健康雲」アプリが大いに活用されました（**写真95**）。

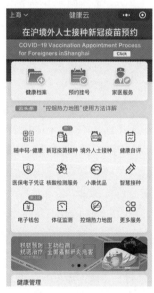

写真95　上海のワクチン接種で欠かせないアプリ「健康雲」。この雲とは「クラウド」システムのことを指します。

　操作は簡単で，外国人の場合はパスポート番号など個人情報を登録し，実名認証を済ませると，空いている接種場所や時間帯を選択して完了です。その後，接種会場に行って「健康雲」アプリから自動作成されたバーコードを接種時に読み込ませて接種登録も完了します。事前にインターネットからダウンロードできる注意事項や接種同意書の確認でサインがいるぐらいで，あとは基本的にアプリ内の操作になります。なお，ワクチンの接種情報は，中国の日常生活に欠かせない健康 QR コードとも連動しており，いつでもワクチン情報をチェックできるようになっています。

ワクチン普及のために工夫された接種会場の数々

　上海で暮らしていると，輸入例はほぼ毎日あるものの，新規市中感染者はほとんど発生しないため，ワクチン接種は必要ないという上海在住の日本人の声もちらほら聞かれましたが，中国では万が一クラスターが発生するような事態になると，ワクチン接種会場のクラスター発生を防ぎ，医療スタッフをPCR検査へ融通するために，ワクチン接種自体が中止になる場合もあります（**写真96**）。また，急に日本へ帰国するような場合，日本国内の移動時の感染リスクを考えると，中国で先にワクチン接種を済ませておくことが賢明かと思われます。また接種のためにわざわざ日本へ戻るという方もいますが，やはり移動時の感染リスクが高いように思います。とくに日本から中国への移動には十二分に気をつける必要があります。なぜなら，万が一中国渡航時の移動で感染してしまうと，中国ではしっかりと隔離治療されるものの，完治しても中国にそのまま居留することができるかどうかが危ぶまれる可能性が十分にあるからです。状況によっては帰国させられるケースもありました。

　さて，私がワクチンを接

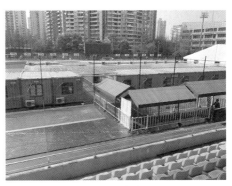

写真96　上海市内の大規模接種会場。

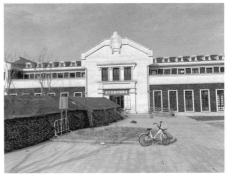

写真97　筆者が接種した上海市長寧区の大規模ワクチン接種会場。

147

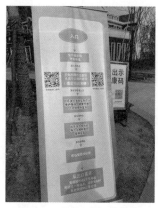

写真98　大規模接種会場の入り口に設置されたQRコード。

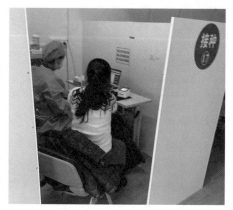

写真99　ワクチン接種ブース。

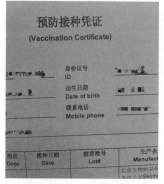

写真100　ワクチン接種証明（中国語と英語併記）。

種したのは2021年1月でしたので，まだ集団接種がスタートして間がなく，結構並びましたし，多くの接種希望者が大型バスで続々と職場単位で臨時接種会場となっている上海市郊外の虹橋空港近くの公園まで来ていました（**写真97**）。並んでいる間に，会場に掲示されているQRコードをスマートフォンに読み込んで登録し（**写真98**），ワクチン接種の注意事項を確認し，看護師から簡単な問診を受けた後（**写真99**），並んだブースからかなりスムーズに接種を受けられました。私はシノファーム製のワクチンでした。接種完了後は紙の接種証明が欲しかったので，受付で伝えると中国語と英語版の証明書がただちに発行されました（**写真100**）。もちろん，アプリにも接種状況が表示されるのでいままで中国国内で使ったことはありませんし，中国各地を移動する際にアプリ内にあるワクチン接種記録を提示したこともありません。基本的に中国国

内の生活ではワクチンパスポートなどを発行するようなことは考えられていないようです。ワクチン接種後は，医師が待機している大きな休憩場所で30分待機しました。救急車も停まっており，何か異常事態が発生すれば対応できる体制になっています。配られた整理券に観察終了時間が明記されており，その時間に出口に行って整理券が回収されたら接種完了です（**写真101**）。

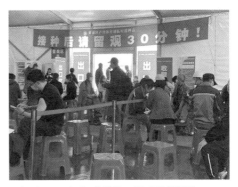

写真101　ワクチン接種後の30分待機場所。

　ワクチン接種が盛んな頃，上海市内のいたるところに臨時ワクチン接種会場が誕生しました。なるべく市民のアクセスがよい場所が選ばれ，ショッピングモールの入り口や駅・空港などにもありました（**写真102**）。

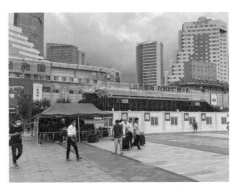

写真102　上海駅駅前の臨時ワクチン接種会場。

臨時ワクチン接種会場では，簡易テントが設営され，なかには路線バスを改造した接種会場もありました（**写真103**）。こういった臨時接種会場では，外国人への接

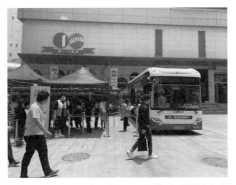

写真103　ショッピングモール入り口に設置された路線バスを改造したワクチン接種会場。

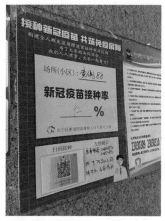

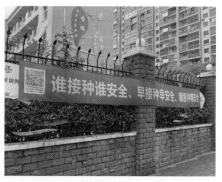

写真105　ワクチン接種を呼びかける横断幕。地下鉄の構内放送，チラシ，ポスターなどあらゆる手段を用いて PR していました。

写真104　上海のオフィスビルや飲食店，商店の入り口にワクチン接種率を掲示しているところもありました。このビルでは 92% の接種率のようです。

種に対応していないところが多かったですが，外国人の多いエリアではなんと日本語でワクチン接種を呼びかける臨時ワクチン接種会場のアナウンスも聞かれ驚きました。

　上海市では市民のワクチン接種がほぼ一段落した 6 月下旬ぐらいから徐々に臨時ワクチン接種会場が閉鎖され，7 月にはほぼ終了していました。上海市政府の発表によると，人口約 2,400 万人の上海市で，2021 年 8 月 2 日現在，上海全市で 18 歳以上のワクチン接種完了率は 85% ということでした [40]（**写真104**）。周囲にはその後もワクチン接種に行く人もまだいるので，ワクチン接種率はさらに伸びているものと思われます（**写真105**）。

　中国がワクチン接種に全力で取り組んでいる頃，中国製ワクチンを「水ワクチン」と揶揄する声があちこちから聞こえてきました。また，日本では中国の「ワクチン外交」といった声もよく耳にしました。しかし，中国のワクチンが一定の効果をあげているのは事実ですし，救われ

た命も重症化を免れた人も世界には大勢います。そもそも，ワクチンの
接種意義を考えたときに，十分な防疫対策とワクチン接種は両輪でなけ
ればなければいけません。もちろん，ワクチンの数字上の保護率は重要
ですが，十分な数のワクチンが迅速に確保できる必要があり，何よりも
多くの市民が副作用を心配することなく安心して接種できることがきわ
めて重要です。事実，中国製ワクチンを接種した私の患者を診ていても，
発熱などの副作用が出た人は非常に少なく，また2回接種後2週間で
IgG抗体がしっかりと陽性と出ていた人が多くみられました。もちろん，
IgG抗体が陰性だったとしてもまったく失望する必要はありません。ワ
クチンによる保護は，抗体だけでなく，細胞免疫や免疫記憶などとも複
雑に関係しており，単に抗体レベルが下がっただけで，ワクチンの保護
効果がなくなったと単純に判断できるわけではないからです。現実問題
として，中和抗体を精密に検査し，それが新型コロナウイルスに対して
本当に作用するのかを確認するには，P3レベルの実験室が必要で，普
通の検査機関では難しいのです。中国でも2021年秋頃から重点人員へ
の3回目の追加接種が行われても，一般市民への追加接種に慎重なのは
そのためです。まだまだ研究すべきことがたくさん残されています[41]。

　いま現在でも中国国内で着々とワクチンの研究が進められており，中
国の第一線の研究者らが寸暇を惜しんで，様々な技術路線からのアプ
ローチでワクチンが開発されていることは世界ではまだ十分に知られて
いないかも知れません。

　またワクチン接種のために，看護師を中心に多くの医療関係者が休み
を削って大奮闘していました。われわれの上海の病院からも，ワクチン
接種の看護師不足を補填するためにスタッフが派遣されています。そう
したマンパワーも，中国におけるワクチン接種拡大に大いに貢献してい
たことをここに記録しておきたいと思います。皆さんに心より感謝いた
します。

〔引用文献〕

1) 全国新冠疫苗接种总人数超 11 亿：占全国总人口的 78%. 快科技 (2021.9.19)（https://
news.mydrivers.com/1/784/784514.htm）

2) 新冠病毒毒株成功分离，李兰娟院士称最快一个月研制出疫苗. 杭州日报（2020.
1.28）（http://gongan.cjyun.org/p/5040.html）

3) 国立感染症研究所：Vero 細胞の物語. (2015.6.19)（https://www.niid.go.jp/niid/ja/
chlamydia-pneumonia-m/818-biochem/5752-vero.html）

4) Nawal Al Kaabi et al：Effect of 2 Inactivated SARS-CoV-2 Vaccines on Symptomatic
COVID-19 Infection in Adults A Randomized Clinical Trial. JAMA 326(1)：35-45，2021

5) 国药疫苗，多个世界首次！ 观察者网（2021.5.8）（https://m.thepaper.cn/baijiahao_
12573981）

6) 推进疫苗合作 团结抗击疫情. 人民日报（2021.9.15）（https://new.qq.com/rain/a/
20210915A011GK00）

7) Matt D.T. Hitchings et al：Efficacy and Safety of a COVID-19 Inactivated Vaccine in
Healthcare Professionals in Brazil: The PROFISCOV Study. THE LANCET Reagional
Health（2021.7.25）（https://doi.org/10.1016/j.lana.2021.100025）

8) 中国シノバックの新型コロナワクチン、重症化予防に効果＝調査. ロイター（2021.
9.24）（https://news.yahoo.co.jp/articles/2f5ee69f668555aa089859b1282aed007e58eaa1）

9) 最新数据出炉，科兴、辉瑞、阿斯利康疫苗防重症死亡效力各多少？ 新加坡眼
（2021.9.25）（https://www.163.com/dy/article/GKS74EG105148HD5.html）

10) 乌拉圭发布科兴疫苗数据：完成 2 剂接种者死亡率降低 97%. 环球时报（2021.6.1）
（https://baijiahao.baidu.com/s?id=1701276813458507394&wfr=spider&for=pc）

11) 交通运输部ほか：交通运输部 国家卫生健康委 海关总署 国家药品监督管理局关于
印发《新冠病毒疫苗货物道路运输技术指南》的通知. (2021.1.25)（http://www.gov.
cn/zhengce/zhengceku/2021-01/28/content_5583157.htm）

12) Xiao-Ning Li et al：Effectiveness of inactivated SARS-CoV-2 vaccines against the Delta
variant infection in Guangzhou: a test-negative case‐control real-world study. Emerging
Microbes & Infections：1751-1759，2021

13) 只接种一针的"克威莎"免疫持久性如何？康希诺生物董事长来解惑. 环球时报
（2021.3.1）（https://baijiahao.baidu.com/s?id=1692986298464996550&wfr=spider&for=
pc）

14) 康希诺腺病毒载体新冠疫苗对 6-17 岁人群安全有效，只需接种一剂. 每日经济新
闻（2021.9.27）（https://baijiahao.baidu.com/s?id=1712021808243343242&wfr=spider&f
or=pc）

15) Fengcai Zhu et al：Safety and immunogenicity of a recombinant adenovirus type-
5-vectored COVID-19 vaccine with a homologous prime-boost regimen in healthy
participants aged 6 years and above: a randomised, double-blind, placebo-controlled, phase
2b trial. Clin Infect Dis 2021 Sep 22)（https://academic.oup.com/cid/advance-article/

doi/10.1093/cid/ciab845/6374123）

16）国際首个！中科院研发的这款重组新冠疫苗获批紧急使用. 北京日报（2021.3.16）
（https://mbd.baidu.com/newspage/data/landingsuper?context=%7B%22nid%22%3A%22n
ews_10094963842058011811%22%7D&n_type=-1&p_from=-1）

17）打三针的重组新冠疫苗上市, 已在国内获批紧急使用. 新京报（2021.5.12）（https://
baijiahao.baidu.com/s?id=1699548155636125432&wfr=spider&for=pc）

18）中国科学院微生物研究所:中国首款 mRNA 疫苗开始三期试验.（2021.5.15）（https://
baijiahao.baidu.com/s?id=1699788508915262937&wfr=spider&for=pc）

19）国产 mRNA 疫苗临床试验快速推进, 谁会首个获批？　新京报（2021.9.27）（https://
baijiahao.baidu.com/s?id=1712055560605208782&wfr=spider&for=pc）

20）国药集团中国生物复诺健 mRNA 疫苗产业化基地在上海嘉定开工. 文汇报（2021.
9.25）（https://wenhui.whb.cn/third/baidu/202109/25/425633.html）

21）首款吸入式新冠疫苗亮相, 不良反应发生率显著低于肌肉注射. 央广网（2021.9.15）
（https://m.thepaper.cn/baijiahao_14512123）

22）我国已有 5 类 24 个新冠病毒疫苗进入临床试验阶段. 央广网（2021.9.27）（http://
china.cnr.cn/news/20210926/t20210926_525615453.shtml）

23）超 12 亿剂！中国新冠疫苗出口居全球之首. 环球网（2021.9.25）（https://m.thepaper.
cn/baijiahao_14656571）

24）上海 60 岁以上老人启动新冠疫苗接种！疫苗怎么打？如何预约？　看看新闻 Knews
（2021.3.21）（https://m.gmw.cn/baijia/2021-03/24/1302186720.html）

25）3 月 29 日起, 上海启动在沪外籍人士新冠疫苗预约接种. 中国青年报社（2021.
3.23）（https://m.thepaper.cn/baijiahao_11843921）

26）上海 76 岁及以上老人新冠疫苗首日接种 8497 剂次, 80 岁院士, 92 岁老人都来"苗
苗苗". 文汇报（2021.5.17）（https://wenhui.whb.cn/third/baidu/202105/17/405080.html）

27）上海疾控：今日起, 在沪港澳同胞可预约新冠疫苗接种. 上海疾控（2021.4.12）
（https://www.thepaper.cn/newsDetail_forward_12158333）

28）上海启动在沪居住台胞新冠疫苗预约接种, 明起可预约. 上海发布（2021.4.20）
（https://baijiahao.baidu.com/s?id=1697513491854937143&wfr=spider&for=pc）

29）上海启动 15-17 岁人群新冠疫苗接种工作, 专设儿科及心理医生坐班. 中国青年报
（2021.8.14）（https://baijiahao.baidu.com/s?id=1708064000478513363&wfr=spider&for=pc）

30）权威发布！上海今天 20 时启动 12-14 岁人群新冠疫苗登记预约接种. 上海发布·
上观新闻（2021.9.1）（https://m.thepaper.cn/baijiahao_14307835）

31）特写：“小台胞”上海打疫苗. 台海网（2021.9.6）（https://baijiahao.baidu.com/s?id=
1710106474684474487&wfr=spider&for=pc）

32）上海将启动在沪 12-17 岁外籍青少年新冠疫苗登记接种预约. 上海发布（2021.9.14）
（https://baijiahao.baidu.com/s?id=1710875307456382570&wfr=spider&for=pc）

33）ShengLi Xia et al：Safety andimmunogenicity of an inactivated COVID-19vaccine,
BBIBP-CorV, in people younger than 18years: a randomised, double-blind, controlled,

phase 1/2 trial. The Lancet Infectious Diseases September 15，2021（https://www.thelancet.com/journals/laninf/article/PIIS1473-3099(21)00462-X/fulltext）

34）智利 6 岁至 11 岁儿童接种中国科兴新冠疫苗．新华社（2021.9.28）（https://baijiahao.baidu.com/s?id=1712133882133296857&wfr=spider&for=pc）

35）中国疾控中心：我国有些地区已经按照疫情防控需要 开始对重点人群进行加强免疫．央视新闻（2021.9.29）（https://c.m.163.com/news/a/GL2RILIH0001899O.html?spss=newsapp）

36）Un estudio cientíﬁco en Chile demuestra la alta efectividad de una tercera dosis de vacuna contra COVID-19. Infobae（2021.10.9）（https://www.infobae.com/america/tendencias-america/2021/10/09/un-estudio-cientifico-en-chile-demuestra-la-alta-efectividad-de-una-tercera-dosis-de-vacuna-contra-covid-19/）

37）WHO：Highlights from the Meeting of the Strategic Advisory Group of Experts（SAGE）on Immunization.（2021.10）（https://cdn.who.int/media/docs/default-source/immunization/sage/2021/october/sage_oct2021_meetinghighlights.pdf?sfvrsn=3dcae610_11）

38）Smriti Mallapaty：China's COVID vaccines have been crucial ― now immunity is waning.（2021.10.14）（https://www.nature.com/articles/d41586-021-02796-w）

39）"上海健康云"一键预约所有三级医院．中国经济网（2019.4.30）（https://baijiahao.baidu.com/s?id=1632192175437256551&wfr=spider&for=pc）

40）上海 18 周岁以上人群全程新冠疫苗接种率已达 85%．东方网（2021.8.3）（https://new.qq.com/omn/20210803/20210803A04LPS00.html）

41）打完新冠疫苗有必要查抗体吗？专家：目前没有必要，也不可行！ 人民日报健康时报（2021.9.4）（https://baijiahao.baidu.com/s?id=1709959612556567201&wfr=spider&for=pc）

コ ラ ム　元・中国衛生部長高強氏のメッセージ
〜「ウイルスとの共生はあり得ない」〜

　2003年4月20日，中国でSARSが猛威を振るっていた頃，中国の衛生部（現在の国家衛生健康委員会，日本の厚生労働省に相当）のトップに急遽就任したのが高強氏です。突如記者会見に登場し，情報の透明性を訴え，政府内で大ナタを振るった印象を私は持っています。感染者数を正確に把握すること，それが感染症対策の根本であることをSARSの頃，上海にいた私は強く感じました。その高強氏が，2021年8月，昨今の世界・中国でのデルタ株の猛威について，『人民日報』にメッセージを発表していました*。今後の中国の防疫対策の指針を暗示しているようにも思われ，少し紹介しておきます。

　「最近，世界各地で感染者が再度増え始めている。米国でも1日10万人の新規感染者の報告もある。この背景には，英国・米国など欧米諸国の「ウイルスとの共生」（ウィズコロナ）政策と深く関係がある。いわゆる個人主義の価値観からすれば必然の結果ともいえ，他の発展途上国の国々もその誘惑に負けて，開放する方向に進みつつある。その結果，世界各地でまた感染のピークが発生し始めている」

　「このような全世界における感染拡大に関して，英米をはじめとする国々は，感染拡大の原因を，政府の失策と捉えず，ウイルスの変異のせいにしている。多くの国際世論も異口同音にその流れに乗っている。デルタ株の感染力などが強すぎるのが原因だと。確かに，ウイルスの変異が防疫対策に与える困難は計り知れないが，最終的に防疫対策を決定するのは人である。もし人類が防疫対策に失敗すれば，どれだけ弱いウイルスでも蔓延してしまう。間違った対策でデルタ株に臨むと，深刻な結果になりかねない。防疫対策の失敗をウイルスのせいにしてしまうと，政府の失策が見えなくなってしまう」

　「デルタ株の脅威を広く知らしめる一方で，『ウイルスとの共生』もPRする。これは大きな矛盾にも思える。ウイルスと人類の関係は生きるか死ぬかの関係。新しいウイルスは次々と出てくるかもしれない。人類が

ウイルスに勝利するには，ウイルスを制圧できる新薬の登場を待たねばならない。それまでの間，無策の状態で「ウイルスとの共生」を続けるのではなく，厳格な隔離対策などによってウイルスの伝播を断ち切らなければならない。そして，ウイルスを最も小さな範囲に抑え込み，少しでも消滅させるようにもっていかなければならない。これが本来，感染症に打ち勝つための有効な方法の一つだ」

「中国と世界各国との往来。これは必ず健康かつ安全な条件で行われなくてはならない。国家と国民の利益に合致しなければならない。決して盲目的な往来であってはならないのである。中国が世界と往来できるかどうかは，世界の感染状況と深く関係がある。中国が入国者に対して厳格な隔離を続けているのも，世界との往来を断ち切るためではなく，国民の健康と安全に対して責任を持つためでもあるのだ」

「今回の南京での失敗（注：南京禄口国際空港で2021年7月に発生したクラスター）は，一部地方での防疫対策の不備を露呈した。反省すると同時に，改善していかなくてはならない。中国の対策は，厳格に防疫対策を行い，同時にワクチン接種を広めていく二重保険の対策を採っている。厳格なコントロールをせず，ワクチン接種だけに頼る方法でも決してなく，ましてや「ウイルスとの共生」は絶対にあり得ない。そのため，今後も防疫対策を緩めることなく，弱点を補強し，各地の感染状況を観測し警戒を強化する方針に変わりはない」

「では，『ウイルスとの共生』は可能か？」という質問に対して，高強氏は「あり得ない」と考える。

「『ウイルスとの共生』政策がもたらした全世界での影響は，すでに計り知れない状況になりつつあるが，われわれは決して同じ轍を踏まない。世界で流行が続く限り，厳格な輸入例対策も変わらない。感染源を探し出し，伝播を断ち切る戦略も変わらない。早期発見・早期コントロールの方針も変わらない。いつ国を開放するかは，世界の感染状況から，国と国民全体の利益の見地から判断される。つまり，海外からの輸入例を厳重に防ぎ，国内の感染をコントロールしつつ，実際の状況を見ながら，防疫対策を臨機応変に調節し，正常な経済社会生活をベストなタイミン

グで回復させるのだ」

　最近，中国の専門家の間でも「ウイルスとの共生」（中国語では与病毒共存）を主張する人が出始めています。ただ，この高強氏の論調を見る限り，国内でワクチン接種と厳格な防疫コントロールを今後も継続する一方で，海外の感染状況がよくならない限り，隔離のない自由な中国との往来の実現は難しいように感じました。

　中国は人口14億人の巨大な国家です。万が一感染が拡大すると大変な惨事になってしまいます。決して「ワクチンを接種して，集団免疫を獲得して往来」とか「ワクチンパスポートで往来」といったレベルの問題ではないことは明らかです。

〔引用文献〕

＊人民日报：原卫生部部长高强：“与病毒共存”绝不可行！　凤凰新闻（2021.8.9）（https://ishare.ifeng.com/c/s/v00621WBCW218Z39z6-_XJrD2fpnwPLz32DRhP0sJ62e49wEgdBzu0DaXI7f3FxQZv08eRmhVrmcOxy1O4M8U7enOiA____?spss=np&channelId=&aman=215508R6ffr53cx16ehf80S404Wc0dm648p89fBf6a&gud=84E861I819）

武漢再訪
～安全に旅行するために～

高速道路無料，そして村々のバリケード

2020年4月20日，この日はわが家ではおよそ3カ月ぶりに上海市の外へ1泊の旅行に出かけることにしました。コロナ禍以前は毎月のように旅行に出ていたので，本当に久しぶりです。この頃には，上海市内の市中感染者はほぼゼロが続いており，隣の浙江省も同じ状態でした。だったら，車で3時間半ほどの浙江省杭州市桐廬に行こうということになりました（写真106）。子どもの学校はオンライン方式なので移動中でもインターネット環境さえあれば授業を受けることができ問題ありません。

まず出発前に念のため居民委員会（居委会，日本の自治会に相当）に連絡して，浙江省に出かけても大丈夫かと尋ねたら，戻ってからの健康観察をしておいてくださいという返事でした。また目的地のホテルに電話をすると，健康QRコードが緑なら問題ないということで，さっそく車に乗って出発しました。久しぶりの長距離ドライブです。実はこの頃，まだ中国全土の高速道路は無料でした。2020年2月

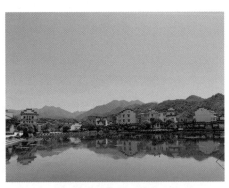

写真106　浙江省杭州市桐廬郊外の深澳古村。

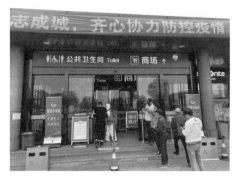

写真107　高速道路の SA に入るにも健康 QR コード
のチェックが必要。ギリギリまでトイレを我慢しては
いけません。

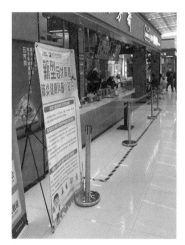

写真108　浙江省のとある SA にて。こ
こでも新型コロナに関するポスターが多
く掲示されており，正しい知識の普及に
地元政府が力を入れていることがわかり
ました。

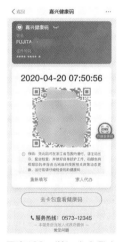

写真109　浙江省嘉興市
の健康 QR コード。この頃
は訪れた街ごとに健康 QR
コードを登録していました。

17 日から 5 月 5 日まで新型コロナの経済対策の一環として，物流を円
滑にし，企業活動の再開をバックアップする意味がありました[1]。私も
この無料政策の恩恵を受けた一人です。

　すでにこの時期には上海市と浙江省の境界にあった検問は撤去され
ており自由に通行できるようになっていました。ただ，サービスエリア
(SA) はなかなか厳重で，トイレに行くときも入り口で健康 QR コードが
緑であることをチェックし，検温もしていました（写真107）。SA の売
店の店員はマスク＋フェイスシールドをしっかりと装備しており，ソー
シャルディスタンスが確保できるように柵も設置されていました（写真
108）。各地域によって健康 QR コードが異なるため，当初は外に掲示し
てある QR コードを読み込ませて毎回登録し直す必要がありましたが，
2021 年 9 月現在では健康 QR コードは全国でかなり共通化されてきてい
るため，この頃のことを思えばかなり手間は減りました（写真109）。

　ホテルに到着しても，受付で検温や健康 QR コード，通信ビッグデー
タ行程カードの表示（詳しくは第 1 部第 6 章），場合によっては 48 時間
以内の PCR 検査陰性証明が求められることがあります。ただ，朝食な
どのバイキングはすでにマスクをしながら再開しており，ジムやプール
も，新規感染者が出ていない状況なら使えることが多く，ホテルの滞在
自体はコロナ禍前とほとんど変わりませんでした。やはり新規市中感染
者を常にゼロにする努力が，快適で安全な日常生活を送るうえで非常に
重要だと確信しました。

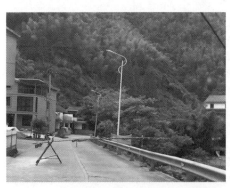

写真110　浙江省の田舎道を走っていると突然現れ
たゲート。外から来た車はここでチェックを受けまし
た。2020 年 5 月頃。

　ところで，浙江省の田舎
をドライブしていて，いつ
もと違うことに気がつきま
した。それは一部の村の入
り口では，相変わらず検問
所が残されていたことで
す。村人たちが入り口に
立っており，外部から来た
車のナンバーと運転手の電
話番号を記録し，さらに健
康 QR コードの確認もして

いました。日本でも同じですが，中国でも農村エリアとなると外部から
来た人はほぼ確実に気づかれます。ましてや私のように上海ナンバーの
車となると余計に目立ちます。万が一，感染者が出たりすると村全体が
封鎖されますし，農村だとなおさら対策が難しくなります。都市部とは
また違った緊張感があることを感じたものです。もちろん，しっかりと
登録したら通してもらえました（写真110）。

飛行機移動での工夫

　日本の約 25 倍もの面積をもつ中国国内を旅するとき，飛行機を利用
する機会が多いです。飛行機は便利である一方，あっという間に感染を
広げてしまうリスクがありますし，空港や機内でクラスターが発生する
可能性も考える必要があります。実際に，2021 年 7 月 20 日に江蘇省の
南京禄口国際空港から始まったクラスターは，中国各地に飛び火し，当
時は 2020 年春の武漢に次ぐ感染拡大になったといわれました[2]。その
ため，鉄道駅同様，空港に入るときもマスク着用は必須で，健康 QR コー
ドの提示や検温，もし空港のある省や市で感染者が出ていたら 48 時間
以内の PCR 検査陰性証明が必要であったりしました。さらに到着時も同
様に健康 QR コードの提示
や検温が必要なことがあり
ました（写真111）。場合に
よっては，空港到着後ただ
ちに PCR 検査を受けるよう
なケースもありました。国
内線の移動とはいえ，常に
厳重な対策をしています。
また，中国の場合，航空券
も鉄道の乗車券（高速鉄道・
在来線）も，身分証やパス

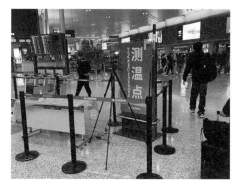

写真111　上海虹橋空港の検温点。2021 年 3 月頃
撮影。

ポートの実名で購入することになっています。そのためいったん感染者が出ても，追跡しやすいというメリットがあります。

　武漢封鎖当時，武漢の空港も閉鎖されましたが，その後も空港のある市でクラスターが発生すると感染拡大を防ぐために空港全体が突如封鎖され，すべての便が欠航になることは，中国では珍しくなくなりました。逆に旅行者からすると，常に足止めされるリスクを抱えての出発になるため，最新の情報に注意して目的地を選ぶ必要があります。私も，2020年12月7日に四川省の成都へ早朝の便で出かけましたが，到着して成都の地下鉄で移動していると，成都で感染者が出たという公式発表があり，万が一空港が閉鎖されるリスクを考えて，ホテルもキャンセルして行程を切り上げ，その日のうちに上海へとんぼ返りした経験があります。

　大きな変化といえば，国内線に搭乗するときも変わりました。空港に入るときのマスク着用は必須ですし，搭乗時に再度検温があり，搭乗口で手指の消毒もできるようになりました（**写真112**）。機内サービスも国内の感染状況を見ながら臨機応変に変化させています。たとえば，中国の航空各社では，中国各地で感染者が出ている場合は，国内線で機内食の簡素化（パックタイプ），枕・イヤホン・雑誌などの提供を停止，ブランケットも使い捨てタイプになり，エリート会員などに対する客室乗務員の乗客への一対一挨拶の停止などの対策がとられました[3]。実は，機内食サービスに関しても規定があり，低リスク路線は通常機内サービスで温かい料理はOKでも，冷菜・氷は出されず，中リスク路線は簡素化サービスで，パックされた食品が出され，高リスク路線は機内食は原則なし

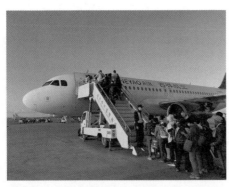

写真112　搭乗前も検温。クルーが手指の消毒液を持って巡回していました。

で，瓶詰めの飲料水になります[4]。実際に飛行機を利用すると，その時々で機内食の中身や提供方法が大きく変わっており，ビジネスクラスでも通常ならガラスのコップだった飲み物サービスが，使い捨てのコップに変わっていたり，機内食が弁当方式になっていたりと，航空会社がサービスレベルをなるべく落とさず

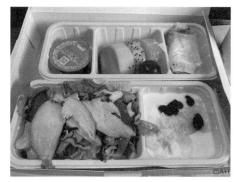

写真113　通常，中国国内線のビジネスクラスの機内食はお皿で料理が出てくるのですが，この頃は弁当箱タイプでした。2020 年 9 月頃撮影。

に，防疫対策を試行錯誤していることがよくわかりました（**写真113**）。よく飛行機を利用する私も，なるべく密を避けたかったので，できるだけビジネスクラスを利用しての旅です。

武漢再訪

　それでも，中国では高・中リスクエリアに指定されない限り，旅行や出張は安心して自由に行くことができるようになっています。そこで私も 2021 年 3 月下旬に念願だった武漢を再訪してきました。私にとっては 1996 年に三峡下りで訪れて以降 25 年ぶりでした。

　武漢は上海から高速鉄道で 4 時間ほど，距離にして 800 キロほどです。人口 1,100 万人で湖北省の省都です。2019 年末からの新型コロナの感染拡大で海外でも有名になりましたが，2021 年春の段階でも「武漢に行っても大丈夫？」と，日本からも稀に聞かれることがあり，中国の現状が正しく伝わっていないことに驚きました。

　この日，武漢天河空港の空港ロビーには武漢が感染拡大で大変だった頃の写真展が開催されていました。そうした記録を一つひとつ振り

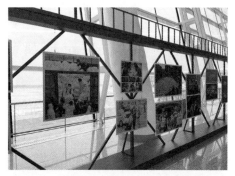

写真114　武漢天河空港のロビーに展示されていた武漢が大変だった頃の写真。

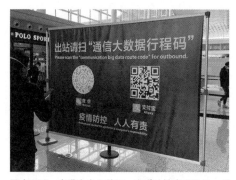

写真115　空港を出る前に，まずは健康QRコードの提示。

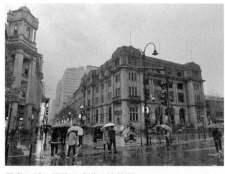

写真116　雨降る武漢の繁華街。

返るうちに，その当時，上海で自分自身が体験した記憶も蘇ってきました（写真114）。空港から武漢市に入るには，健康QRコードが緑で，携帯電話基地局のビッグデータから解析される過去2週間の行動範囲（通信ビッグデータ行程カード）で，高・中リスクエリアを訪問していないことを示せば問題ありません。いまや，どこの空港に行ってもこの2つのアプリは必須です（写真115）。

　市中感染者がゼロになって久しい武漢市内に降り立った瞬間に感じたのは，やはりマスクをしている人の割合が格段に多いことです。上海に限らず，中国全土の地下鉄・路線バスなど公共交通機関では強制的にマスクの着用が必要です。ただ，屋外でマスクをしている人はかなり減りました。武漢に関してはいまだに注意している人が多く，地元の人に聞くと，「マスク

をしていない人を見かけると大抵は地方から来ている観光客だよ」と教えてくれました（**写真116**）。

華南海鮮市場

　2020年1月1日から閉鎖されている華南海鮮市場（**写真117・118**）は，1階部分が完全に封鎖されていました。1階の外周にはぐるりと青色のバリケードが設置され，中に入ることはできませんが，私が訪問したときは，2階のメガネ屋は営業していました。この市場は，武漢の鉄道ターミナルの一つ，漢口駅から歩いていける距離にあり，周りにも高層住宅が建て込んでいて，人の往来が多いエリアにあります。地元の人に聞くと，コロナ禍前は様々な食材を買いによく出かけたそうですが，実際に行ってみて，この市場でクラスターが発生し，周囲へ感染が急拡大してしまった理由の一つを垣間見た感じがしました。でも，私が訪れたときはすでに日常が戻っており，一般市民もその周りを自由に歩くことができました。

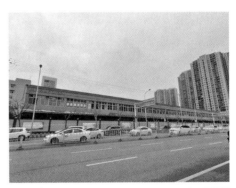

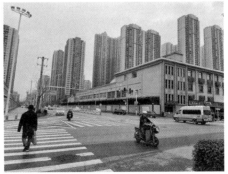

写真117・118　武漢の華南海鮮市場。住宅地の中にあり，漢口駅からも近いです。コロナ禍前は武漢市民の台所でした。

武漢市中心医院の故・李文亮医師

　武漢市の繁華街の中にある武漢市中心医院も訪れました。すでに落ち着きを取り戻し，病院の入り口に設置されたテントでは PCR 検査をする市民が次々と訪れていました。

　ここは，2020 年 2 月 7 日未明，新型コロナに感染して 35 歳で亡くなった若き眼科医，李文亮医師が勤務していた病院です（**写真119**）。華南海鮮市場から最も近い三級病院（総合病院）の一つで，2019 年 12 月頃から海鮮市場からの多数の患者が次々と診察に訪れた医療機関です。当時の武漢における初期対応の失敗は，中国でも大きく報道され，医療現場も相当混乱していたことが知られています[5]。眼科医でそのとき 35 歳であった李文亮医師が患者の検査結果を目にし，「華南海鮮市場で 7 例の SASR が発生しているから注意」という SNS を，同僚医師たちも多く参加している大学同窓生のグループチャットに流したのが 2019 年 12 月 30 日でした。しかし年をまたいだ 2020 年 1 月 1 日にそのチャットが武漢警察当局に見つかり，1 月 3 日に訓戒処分を受けました。その

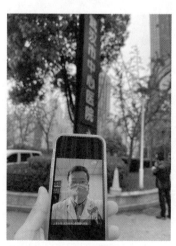

写真119　武漢市中心医院にて。

後，新型コロナの患者を診察したことにより 1 月 10 日に咳，11 日に発熱があり，12 日に入院したことが，自身の当時の Weibo（中国の代表的な SNS）に記録されていました[6] [7]。1 月 23 日未明から呼吸困難などのため ICU へ入院となり，1 月 31 日に新型コロナの確定例となりました。そして 2 月 7 日に亡くなりました。2 月 7 日，中国政府の国家監察委員会がこの件に関して調査団を武漢に派遣し，全面的な調査を行うことになりました[8]。そして，3 月 19 日に国家監察委員会の調査結

果が発表され，同日夜に武漢市公安局が公式 Weibo で訓戒職分の撤回と謝罪，さらに検察関係者の処分も公表されました[7]。

　その後，4 月 2 日に国家安全・突発事件・災害などで犠牲となった功績者に贈られる「烈士」[9] に認定され，4 月 20 日に「中国青年五四奨章」[10] を授与されました。亡くなってからとはいえ名誉は回復されています。

　このように初期の武漢市中心医院では医師が感染して，一部の医療関係者が命を落としました。こうした事実があったことを決して忘れてはいけません。

プレハブ病院，雷神山・火神山病院

　2020 年初め，武漢で感染者が相次いで報告され，病床が不足したため，急遽建設された 2 カ所のプレハブ病院は，現在は休止中ですが，いまでも施設全体がほぼ完全に残っています。1 月 25 日から 9 日間かけて建設された火神山医院（**写真120**）は，総面積 3.39 万 m^2 で，1,000 床の病床には ICU・手術室・陰圧実験室・CT も設置され，プレハブとはいえ立派に新型コロナ専門病院として機能するようになっていました。

　一方で，1 月 27 日から建設された雷神山医院（**写真121**）は，総面積 7.99 万 m^2，1,600 床の規模で，10 日間かけて建設されました（**写真122**）。ここでは，隔離されている医療エリアと，医療者が生活するエリアに分けられています。もとは 2019 年 10 月に開催された世界軍人運動会の万人食堂などの関連施設の一部が活用されています。この 2 カ所のプレハブ病院は，医療物資の物流も考え，交通アクセスが良

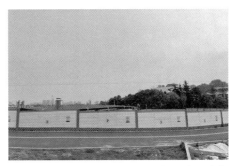

写真120　塀の中にひっそりと佇む青い屋根の武漢火神山医院。

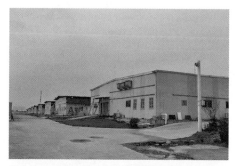

写真121　現在は休止中の武漢雷神山医院。

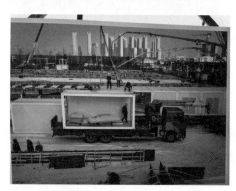

写真122　建設中の武漢雷神山医院。

好な武漢市郊外に建設されました。こうしたプレハブ病院設置の経験は，その後の中国各地の散発的なクラスター発生の際にも役立てられ，当時のことを克明に記録した専門書も多数出版されています。

いま，この2カ所の病院は静かに眠っています。訪れる人もほとんどいないそうですが，時折当時を振り返って中国各地から武漢に救援に来た医療関係者が再訪されるそうです。門番のガードマンは私が訪れたときもしっかりと座っておられました。

スタジアムや展覧会場を活用した野戦病院跡

　武漢で発生した感染拡大の危機から，中国が学んだ最も重要な経験は，無症状者や軽症者の完全隔離と，中医薬なども活用した早期からの中西医結合治療ではないかと思います。当時の武漢では，家庭内で感染が広がっており，そのまま自宅療養にしていると新たなクラスターが発生するリスクがあり，実際に感染が拡大していました。2020年4月2日に『ランセット』に発表された論文では，武漢で発生したクラスターの75〜80％は家庭内の感染で，家庭内隔離による感染率は50％以上であったようです[11]。武漢では急遽，体育館やスタジアムを臨時病院（方艙医

院・野戦病院）にして収容することが実行されました。東京ドームや幕張メッセが臨時病院になってしまうようなイメージです（**写真123**）。こうした臨時病院の建設は国主導で行われ，中国各地から派遣された約20の緊急医療隊が投入されました。武漢市内各地にはいまでも当時中国各地から救援に来た医療チームに対する感謝の言葉やモニュメントを見ることができます。

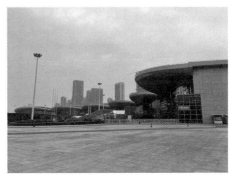

写真123　この巨大な武漢国際博覧センターも野戦病院として活用されました。ここでは約 1,000 床が確保されました。

　2020 年 2 月 5 日から整備に取りかかり，市内 16 カ所（うち 1 カ所は予備）に，合わせて 15,000 床分が準備されました。中国では感染者は症状の有無や重症度にかかわらず 100% 収容する，いわゆる「応収尽収」方針をとっており，医療スタッフや医療資源の集中がはかられました。私もこうした臨時病院に実際に収容された方の話を伺いましたが，食事として出された弁当もなかなか充実し

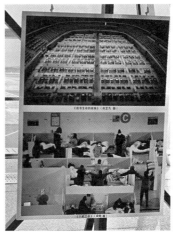

写真124　これら野戦病院では多くの軽症の患者が収容されました。病院内でも様々な活動が行われていました。

ていたそうです。熱い食事が出せるかどうかでも，入院患者の気分が変わったことでしょう（**写真124**）。

　このなかでもとくに注目を集めたのが，中国工程院の張伯礼院士が中心となって，全国の中医学の専門家 209 名を集めた医療隊が運営した江

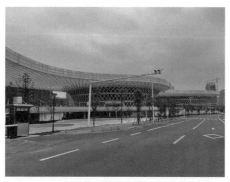

写真 125　江夏区大花山方艙医院（江夏方艙医院）。

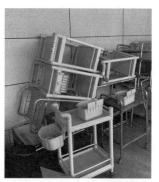

写真 126　おそらく当時使われていた資材でしょう。一部がまだ放置されていました。

夏区大花山方艙医院（江夏方艙医院）[12] です（**写真125**）。ここに収容された入院患者が，医療スタッフらと一緒に気功や太極拳を練習している風景がよく SNS の動画で流れてきたものです。2020 年 2 月 14 日〜3 月 10 日までの 26 日間，大きなスタジアム内にベッドを並べて病棟が開設され，軽症患者 564 人を収容して，重症例を一例も出さなかったことは中国でも大きく報道されました。さらに，こうした臨時病院はもともと軽症患者を専門に収容していたこともあり，1 例の死亡例も出しませんでした。最後の臨時病院が閉鎖されるまでの 35 日間，計 1.2 万人の感染者が収容され隔離治療されました[13]。

　こうした施設は，いまは本来の姿に戻っており，体育館や展示会場も大規模イベントに活用されています。散策してみると，1 年以上たったいまでも当時使われたと思われる資材がそのまま放置されているところもあり，当時の様子を静かに物語っていました（**写真126**）。

　武漢の市民に話を伺うと，当時の体験を色々と教えてくれました。武漢のロックダウン期間中，皆さん一様に運動不足に悩まされ，体重増加との闘いだったといいます。とくに，武漢が封鎖された約 3 カ月は，完全に外に出ることもままならず，元気のある人たちは防疫対策のための

ボランティアを積極的にこなしながら過ごした人もいました。確かに武漢の一部地域は大変でしたが，実は武漢全体では決してそうではなく，親戚家族の誰一人感染していないというケースも少なくありませんでした。そして，予防目的に各戸に配付された中医薬を服用していた人も多かったといいます。

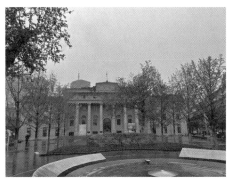

写真127　民国時代の金城銀行の建物を再利用した武漢博物館。

　ただ，新型コロナを通じて，自分たちの生活をいかに守るかということを真剣に考えたといいます。ある武漢の友人は，バイオ系の会社に技術者として勤めていますが，空き時間に自分の趣味である車を活用して，ハイヤーの運転手を始めていました。お金を稼ぐ

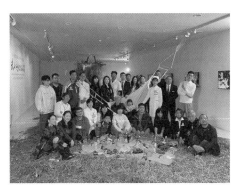

写真128　武漢が大変だった頃，どれだけの人たちが協力して新型コロナに対峙したことか。そしていまは日常が戻っています。

手段は多いほうが，格段に安心感が違うということでした。

　武漢訪問の最後に雨のなか，レトロな建物が美しい武漢美術館（写真127）を訪れました。偶然にも，中国北京出身で前衛芸術の代表的芸術家の一人，趙半狄氏が撮影会を行っていました。マスクを模したハンモックを中心に，武漢が大変だった頃に活躍した医師・看護師・ボランティア，そして色々な役割を担った一般市民をモデルに撮影を行っていました（写真128）。人びとの笑顔を見ると，あの頃のことが遙か昔のことのよ

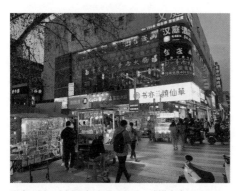

写真129　2021年3月29日，武漢市内にて。

うに思えてしまいます。久しぶりに訪れた武漢は輝いて見えました（**写真129**）。確かに，経済面では当時の影響は相当残っているようでしたが，人びとの活気ある生活は見事に復活していました。

　　　　　　　　　　　　　感染者をできるだけゼロに持っていき，日常生活をコロナ禍前に戻していく地道な取り組みを，私は上海で暮らしながらずっと見てきました。すでに中国の大部分のエリアでは安全に日常生活をおくることができます。万が一感染者が出ても，1カ月程度の集中的な対策で落ち着くことがわかってきました。これが多くの中国在住日本人の実感だろうと思います。

　「早期発見・早期報告・早期隔離・早期治療」，これが結果的に犠牲者を減らし，経済を活性化していく近道なのかもしれません。

　2021年11月18日現在，人口14億人いる中国大陸における新型コロナによる死者は市中感染者や海外からの輸入例を含めて4,636人です。お亡くなりになった方々のご冥福をお祈りいたします。

〔引用文献〕

1）高速公路継続免費．南国今（2020.4.7）（https://baijiahao.baidu.com/s?id=1663262894155733509&wfr=spider&for=pc）

2）国家衛健委：南京禄口机场疫情仅次于武汉．国家衛健委网站（2021.8.26）（https://m.thepaper.cn/baijiahao_14229782）

3）多家航司宣布简化机上餐饮服务 暂停提供抱枕、毯子．光明网（2021.8.5）（https://m.gmw.cn/baijia/2021-08/05/1302462394.html）

4）民航局取消国内航班风险分级．羊城晚报（2020.6.19）（http://www.ce.cn/cysc/jtys/hangkong/202006/19/t20200619_35168479.shtml）

5）李文亮医生原计划要被开除！武汉市中心医院的水究竟有多深？　腾讯网 亮剑时

代（2020.3.24）（https://xw.qq.com/amphtml/20200324A0KSK600）

6）李文亮 xiaolwl(weibo)（2020.1.31）（https://m.weibo.cn/1139098205/4466768535861595）

7）李文亮调查结果全文：抢救情况曝光．环球时报（2020.3.19）（https://baijiahao.baidu.com/s?id=1661599578207521994&wfr=spider&for=pc）

8）国家监委派调查组赴武汉全面调查涉及李文亮医生的有关问题．新京报（2020.2.7）（https://baijiahao.baidu.com/s?id=1657854342319040585&wfr=spider&for=pc）

9）李文亮等 14 位疫情防控牺牲烈士简要情况．新京报（2020.4.2）（https://news.ifeng.com/c/7vLfhl1bjjU）

10）李文亮、夏思思等 33 人被追授 "中国青年五四奖章"．人民日报（2020.4.20）（https://baijiahao.baidu.com/s?id=1664456633118892124&wfr=spider&for=pc）

11）Simiao Chen et al：Fangcang shelter hospitals: a novel concept for responding to public health emergencies．Lancet 395(10232)：1305-1314，2020

12）武汉江夏方舱医院正式休舱，564 人没有一个转成重症患者．环球网（2020.3.1）（https://baijiahao.baidu.com/s?id=1660770709511308890&wfr=spider&for=pc）

13）"零感染、零死亡、零回头" 方舱医院是如何做到的？　中国经济网（2020.5.15）（https://baijiahao.baidu.com/s?id=1666717044988618466&wfr=spider&for=pc）

SARSと中医学 ～広州の記録～

　中国では新型コロナウイルス感染症（COVID-19，以下，新型コロナ）に対し中医学が活用されましたが，その背景には，2003年に猛威を振るったSARSに対し，その感染症対策で中医学が重要な役割を果たしたことを経験していることがあります。SARSに似た症状をもつ患者はすでに2002年11月に広東省でみられていました。その後，2003年に入り，中国南部でSARSは猛烈な勢いで拡大しました。日本ではあまり注目されませんでしたが，このとき，広東省広州市では中医学を活用した経験をし，そのことが中国国内だけでなく世界へと伝えられました。ここでは，当時の中国の取り組みを振り返ってみたいと思います（写真130）。

広州の気候と中医学

　広州市は亜熱帯モンスーン気候に属し，年間の平均気温は約22℃，平均降水量は2,000mm弱，平均相対湿度は77%の亜熱帯であるため，夏が長く四季の移り変わりがはっきりとしていません。東京の平均気温は約15℃，平均雨量は年間1,500mm程度，平均相対湿度は60%弱なので，広州市がいかにジメジメとした高温多湿であるかがよくわかります。広州市

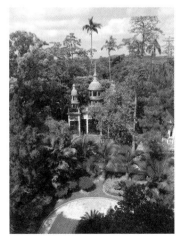

写真130　広東省開平にて。

の面積は約 7,430km^2 で，ちょうど熊本県と同じぐらいの大きさです。しかしこの中に，中国内外から流入した人口を含めると，約 1,900 万人が住んでいます。熊本県の人口が 175 万人程度なので，いかに人口が密集しているかがわかると思います。また，広州市は地理的に香港特別行政区やマカオ特別政区ときわめて近く，古くから中国大陸の南の玄関口でした。この地域の言葉は方言がかなり強く，これがベトナム語に似た響きをもつ広東語です。現地のラジオやテレビの一部などでは広東語が使われるため，広東語を知らなければ中国人でも他地方の出身者ではなかなか聞き取れません。

　広州地域の料理といえば広東料理が有名です。海に近い土地柄から海鮮料理が多く，また東南アジアとの交流が盛んであったことから，各地の料理が伝わりました。さらに，猫・犬・蛇・鼠・猿・亀のほかにも野生動物など実に種類豊富な動植物を食材として用いています。当時の報道では，SARS の原因がハクビシンであったとか，その他の野生動物であったとか色々と推測されていましたが，いずれも広東料理の食文化と密接に関係した食材でした。実は中医学の「補」（体を補う，滋養強壮）の考え方が市民の間に強くあり，身体にスタミナを蓄え，蒸すような強烈な暑さを乗り切るためにもこうした食材を活用しました。

　また広州では，お茶や様々な生薬を具に使ったスープを飲む習慣もあります。広州の街角の食堂では「靚湯」というメニューをよく見かけますが，これがそのスープのことです。蓋のついたツボのような容器に具を入れて煮込むこの料理は広州の家庭料理でもあります。さらに食材の中医学的効能に合わせて多種多様であり，さながら中医薬の処方箋のような感じのボリューム感です。

　暑さをしのぐため，生薬をブレンドして作る「涼茶」なども上海や北京などにはみられない中国南方エリアの習慣といえます。広州の市街地を歩いてみると，「涼茶」と掲げられた専門店やスタンドをよく見かけます。「涼」の漢字は，「熱を冷まし，暑さをとる」という意味合をもつほか，虚寒の体質であることも意味します。暑さにより身体がほてっ

たりするなど湿熱の症状が出てくると，解暑祛湿の目的で涼茶を飲みます。涼茶の処方は，一般的に金銀花・夏枯草・薄荷・車前草・野菊花・紫蘇・半辺蓮・仙草などの植物系の生薬を使うことが多いです。さらに興味深いのは，嶺南地区で収穫される生薬，たとえば田基黄・鶏骨草・木綿花・広東土牛膝・狗肝菜など，体を冷やす苦寒瀉火除湿の働きのある生薬だけでなく，甘涼清除鬱熱・甘涼清熱潤燥などの生薬も涼茶に使われることです。これらの生薬は，市内の中医薬局などで簡単に手に入るほか，田舎に行って自分で採取する市民も多いです。自分の症状に合わせて様々な生薬を配合できることから，市民の間でも人気が高いです。また「鄧老涼茶」や「王老古」のようにブランド化して製品として売られているものも多く，広州市内のコンビニエンスストアやスーパーマーケットなどの飲み物コーナーにしっかりと冷やして売られています。このうち，「鄧老涼茶」はSARSが流行したときに，その予防のために鄧鉄涛教授が処方を開発して一躍有名になりました（**写真131**）。実際に私も飲んでみましたが，生薬というと一般に苦いというイメージがありますが，これら涼茶は生薬の味はするものの，糖分を適度に加えて飲みやすくしており，飲料として十分に美味しかったです。

　このように広州市民の生活と中医学は切り離すことができません。彼らにとって中医学は決して特別なものではなく，ごく当たり前の日常生活のなかで，伝統として中医学の基礎的知識を継承してきているのです。そうした背景は当時のSARS対策でも生きていました。

　さらに広州にはそのエリア独自で発展してきた中医学の流派もあります。それが「嶺南医学」や「嶺南温病学」です。中国の中医学の発展をみていく際，地域性については十分に考慮する必要があります。

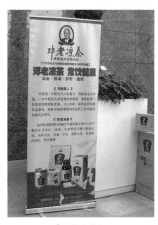

写真131　「鄧老涼茶」

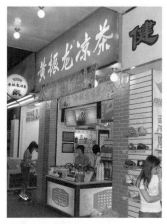

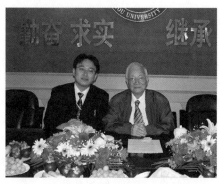

写真133　2004 年 4 月に広州で鄧鉄涛教授とお会いしたときの写真。

写真132　2004 年 4 月当時の広州の涼茶スタンド。涼茶を飲む習慣は，いまでも広州エリアで息づいています。

『黄帝内経』にも地域による体質の違いが記述されていますが，地域によって治療手段に特徴がでてきます。「嶺南」とはいまの広東省・広西省・海南省を中心に，広くは香港やマカオ・福建省・湖南省・雲南省・ベトナム北部などの亜熱帯地区に属する地域を指します。

　もともと広東地域には南越族が住んでいましたが，秦・漢代に中原から漢民族がやってきて，南越族のもっていた言語や文化と融合していきました。前述の涼茶の習慣も，実はこの南越族の習慣からきたのではないかという説があります（**写真132**）。1986 年に開催された広東医史分会成立大会で，鄧鉄涛教授・靳士英教授らが嶺南医学の特徴をテーマにした報告を行って，嶺南医学について次のようにまとめています[1]（鄧鉄涛教授は 2019 年 1 月に 104 歳でお亡くなりになりました。**写真133**）。すなわち嶺南はもともと様々な病気が多発していた地域であり，特色ある薬材が数多くあり，それらを民間で利用した経験が豊富で，さらにそこに新しい知識を積極的に吸収して，嶺南地区の地域と環境，文化とも密接な関係をもつ嶺南医学が生まれました。

この嶺南医学の起源には諸説がありますが，広州の名医・呉粵昌編著の『嶺南医徴略』にあるように，晋代がその始まりであるという説が有力です。有名な医学者としては，葛洪・仰道人・鮑姑などがいますが，いずれも広東出身ではないものの，広東で医療活動を行っていました。鄧鉄涛教授は彼らの治療の特徴として，脚気の治療の研究とツツガムシやフィラリア・マラリアなどの伝染病の研究をあげています。たとえばマラリアに対する治療としては，葛洪の『肘後備急方』にすでに生薬の青蒿を用いることが記載されており，その用法は現代薬理学の研究のヒントとなりました。さらに青蒿の解熱成分でもあるアルテミシニン（artemisinin）とその誘導体は マラリアの特効薬として現在でも使われていますが，この成分を発見した中国の医学者・屠呦呦教授は，2015年にノーベル生理学・医学賞を受賞しました。

　嶺南地域では，気候や地理的風土・食文化・高い人口密度などと相俟って，火熱証や湿熱証などの温病の発生率が高いことも重要なポイントです。さらに清代に入ると，戦乱や外国との交流により，コレラやペストの流行にたびたび見舞われています。これらが嶺南温病学の形成に大きな影響をもらたしました。ちなみに鄧鉄涛教授のご尊父は，近代嶺南地域で有名な温病学者・鄧夢覚先生です。

　こうした背景から，生薬の使い方，弁証論治のやり方にも地域的な特徴があります[2]。その象徴的な例が，1950 年代に石家庄で起こった日本脳炎の流行でした。北方地域では，『傷寒雑病論』で馴染み深い白虎湯や白虎湯加朮湯などで治療して成果を収めましたが，嶺南地域では思ったような効果がでなかったといわれています。そこで，扁豆花や冬瓜皮など淡味で滲湿作用をもつ生薬を使って成果を上げたというエピソードは有名です。こうしたことからも，広東省の SARS 治療において，「春温伏湿」や「伏気温病」など温病に関する討論が盛んに行われたことにも納得がいきます。さらにこの嶺南地域の高温多湿な環境によって，豊富な薬剤資源が手に入りやすいという恩恵もありました。

広州を襲った SARS の記録（2002 ～ 2003 年）[3]～[11]

2002年 11月16日	広東省佛山市第一人民医院に特殊な肺炎患者が収容された。中山大学第三附属医院の鄧子徳教授は当時を振り返って，この患者こそが非典型肺炎（SARS）の第一例患者ではないかと述べている。患者は男性で，年齢は 35 歳前後，広州駅の行商人であった。以前は調理師としてレストランで野生動物などを扱っていた職歴をもつ。
11月28日	患者は広州軍区総医院呼吸内科に転院。症状の悪化は著しく，様々な抗生物質を使ったが，肺炎の症状は治まらず，入院後 2 日で呼吸不全，1 週間後には人工呼吸器を装着して治療が行われた。最終的にこの患者は 2 月 28 日に治癒して退院したが，病原体を発見することができず当時の記録も十分ではなかった。また，他に感染したのも家族に限られていたため，あまり注目されなかった。しかし，かなり以前から非典型肺炎（SARS）に似たような症状をもった患者がいた可能性は十分に考えられる。 第 1 例目の非典型肺炎（SARS）患者として，世界で初めて正式に報告されている男性患者の黄杏初さんがカゼのような症状で身体の不調を訴えたのは，2002 年の 12 月の初め頃だった。深圳で 10 年以上にわたって調理師をしていたこの男性は，広東省河源市に戻り，河源市人民医院で治療を受けるが症状は一向に改善せず，39℃を超える発熱と呼吸困難などの症状から，12 月 17 日に広州軍区総医院に搬送される。その後，医療スタッフの懸命の治療により患者の容態は安定し，この患者は 23 日後に最終的に治癒した。しかし医療スタッフの間では，この肺炎の強い感染力に不安の声が出始めていた。
2003年 1月2日	広東省衛生庁に河源市人民医院より，さらに 2 人の肺炎患者を収容したと報告が入った。その後，この患者は広州軍区総医院・広州医学院呼吸研究所に移送され治療が行われた。続けて，この 2 人の患者に接触した医療関係者 8 人にも同様の症状が現れた。この日の午後，広東省衛生庁が河源市に専門家を派遣した。この段階では，原因不明の肺炎として取り扱われていた。
1月7日	広州市天河区に住む男性が肺の感染症で，多くの病院で治療を受けたが，治癒せず，広東省中医院（広州中医薬大学第二附属医院）へ搬送された。この患者が広州市民で初めての非典型肺炎の患者となった。そしてこの日から，広東省中医院では SARS との闘いが始まった。
1月21日	中山市でも同じような症状の患者が報告された。広東省衛生庁では，専門家を派遣して中山市の病院に収容された患者の調査を行った。ここで『中山市原因不明肺炎の調査報告』がまとめられ，病名として「非典型肺炎（原因不明）」が初めて使われた。23 日になると，『中

山市原因不明肺炎の調査報告』が各医療機関に通知され，「治療原則」と「予防処置」を把握して徹底して対処するよう指示が出された。

1月25日	1月23日に搬送された患者に接触した広東省中医院の4人の医師と看護師が感染して入院。それまでに7人の医療関係者と実習生が同じような症状を訴えていた。広東省中医院では，緊急に中華中医薬学会呼吸病専門委員会主席委員である北京の中日友好医院の晁恩祥教授に回診を依頼した。
1月26日	広東省中医院では医療関係者の感染を重くみて，呂玉波院長を中心とするチームを発足，さらに政府衛生部門に原因不明の肺炎の報告を行った。南京中医薬大学の周仲瑛教授がこれらの患者の症状などの経過を観察表にしっかりと整理し，保存するよう指示した。周仲瑛教授はかつて中国で流行した流行性出血熱の中医薬治療を行い，中医薬治療の有効性を発表している。27日には広東省中医院では第三内科の他の患者をすべて移送し，そこに隔離エリアを設置した。1月下旬に入って広州市でも非典型肺炎の流行が始まった。
2月上旬	春節期間中に一家で福建省に里帰りした香港の9歳の男児が，鳥インフルエンザ（H5N1型）に感染の疑い。その父親と妹が肺炎の症状を起こし，現地の病院で死去。
2月5日	鄧鉄涛教授と広東省中医院の専門家らが討論。鄧鉄涛教授は非典型肺炎に関して「春温伏湿」の観点を提示。
2月6日	広東省で非典型肺炎患者の増加がピークを迎えた。広東省の症例数は218例，この日だけで45人の増加がみられた。これ以前の患者の増加数は1日あたり10人にも満たなかった。
2月8日	深圳市で初めての非典型肺炎患者の報告。
2月10日	中国全国の「名老中医」の指導のもと，広東省中医院では初めて中西医結合の方法の治療案が策定される。この治療案では，これまでの臨床経験に基づき，初期・中期・後期に分けて，6つの症状のパターンと，6つの主要な方剤を提示し，さらに11種類の加減処方も示した。またこの日，広東省政府のスポークスマンは，広東省で非典型肺炎が発生したことを公の場で発表した。11日，広州市人民政府が広州における非典型肺炎の状況を発表。同時に，この非典型肺炎が鳥インフルエンザ・ペスト・炭疽などとも異なることを発表した。
2月12日	広東省では2003年2月9日までに全省で305例，死亡者5例，そのうち医療関係者105人が発病したことを発表。著名な老中医・任継学教授が広東省中医院で講演。病院内の専門家らと非典型肺炎の病因病機と治療原則に関して討論した。そのなかで温病学の「邪入膜原」の応用から，「達原飲」と「昇降散」の使用を考慮することが指摘された。広東省中医院の医療関係者の感染が増加。2月20日には1日で医療

	関係者 4 人が入院し，2 月 21 日までの 10 日間に 21 人が感染した。
2月13日	衛生部疾病コントロールセンターが非典型肺炎の臨床診断基準を発表する。
2月18日	衛生部疾病コントロールセンターがクラミジアによる感染が原因ではないかと発表したが，広東省衛生庁の専門家は疑問視。ウイルスによる感染ではないかと主張。20 日に衛生部疾病コントロールセンターがクラミジアによる感染を公表したため，広東省衛生庁では緊急会議を開いて研究治療の方針に対して調整を行う。
2月20日	これまでの臨床における経験から，中医学による治療案の修正と補充が行われた。この案では，早期・中期・最盛期・後期の 4 つの段階に分け，8 つの症状のパターンと 8 つの主要な方剤，7 つの加減原則が併記された。
2月21日	広東省で初めて医療関係者が死亡。さらに 23 日には中山大学第二附属医院の救急車の運転手が死亡。
2月26日	衛生部疾病コントロールセンターがクラミジアを再度検出したと発表，リファンピシンの使用を推奨。28 日には衛生部の張文康部長が広東省中医院を視察，中西医結合による非典型肺炎治療の経験を衛生部に報告するよう指示。広東省ではこのときすでに 789 人の非典型肺炎患者が発生し，そのうち医療関係者が 222 人。また，治癒した患者は 404 人，死亡した患者は 28 人。
2月29日	「全国名老中医」の称号をもつ上海の顔徳馨教授が FAX で，今回の非典型肺炎の症候の特徴は「湿・熱・毒・瘀・虚」であるとし，最盛期に閉証になるのを防ぐために人参白虎湯を使い，さらに桃核承気湯を使って湿毒瘀を下へ降ろすことを提案。また，鄧鉄涛教授は活血に注意すべきであると指摘，周仲瑛教授は扶正去邪を強調し，さらに朱良春教授は陰厥になることを防がなければならないとし，蘇合香丸も使用できると述べた。これら全国の老中医の意見を参考に，2 月 30 日には，まず 50 例の非典型肺炎患者の治療経験を整理し，さらに中医学による治療案の改定を行った。この治療案では，非典型肺炎は温病に属すると明記され，治療では衛気営血弁証と三焦弁証を結合させることとし，メインとなる方剤の調整を行った。香港では香港九竜京花ホテルに宿泊した 7 人の旅行者が 2 月 15 日から 27 日にかけて肺炎の症状を訴えた。香港の非典型肺炎の流行がこの時期から始まることになる。
3月1日	広州市以外の広東各地では 9 日間連続で新しい症例の報告はなかった。しかし，3 月 4 日には広州市で新たに 25 例の感染者が出た。また，3 月 5 日から 20 日までにさらに医療関係者の感染のピークを迎え，26 人が非典型肺炎で倒れた。また，広東省中医院の二沙島分院救急科の葉欣看護師長が非典型肺炎に感染して入院した。

3月10日	中医学による非典型肺炎治療案が再度改定される。今回で４度目になる改定には全国名老中医に指定されている鄧鉄涛教授・周仲瑛教授・路志正教授・焦樹徳教授・顔徳馨教授・朱良春教授・陸広莘教授が参加した。今回の非典型肺炎は温病・湿熱疫病に属するとされた。おもな病機は湿熱蘊毒・阻遏中上二焦であるとし，さらに気を消耗して瘀を挟みやすいとしている。また，症状が悪化すると内閉喘脱する特徴がある。早期・中期・最盛期・回復期の４つに分け，９つの証と 10 の方剤を基本とする中医学による治療原則を定めた。
3月12日	WHO（世界保健機関）が全世界に対して広東省・ベトナムのハノイ・香港で SARS が蔓延していることを警告。３月 15 日の段階で WHO は今回の一連の非典型肺炎のことを SARS（重症急性呼吸器症候群）と正式に命名した。
3月17日	香港で 83 人の感染者。広東省で感染者数が 1,000 人を突破して 1,014 人となった。
3月18日	WHO が中国政府の広東省 SARS 対策を評価。３月 19 日に香港中文大学およびその他の実験室で SARS はパラミクソウイルスが原因ではないかとも発表された。
3月25日	午前１時 30 分，広東省中医院二沙島分院救急科の葉欣看護師長が死去。北京市衛生部門が３月以来，北京で山西省・香港から８人の SARS 患者を収容し，３人が死亡したことを発表。また医療関係者にもよく似た症状がみられ，ただちに隔離して治療し，感染が広がっていないと発表した。
3月27日	WHO が北京を SARS 流行地域に指定。また，27 日に香港大学医学院は，最近起こった一連の SARS に関して原因はコロナウイルスではないかと発表。30 日には香港の SARS 患者数は 530 人，そのうち死亡者は 13 人，治癒したのは 17 人。全世界では 15 カ国で合わせて 1,600 人の患者，67 人が死亡した。
4月4日	WHO は北京を SARS 流行地域から解除。
4月7日	WHO の専門家で，米国疾病予防コントロールセンターの James Harvey Maguire 博士が広東省中医院を視察し，中西医結合による治療を高く評価。8 日に中国政府は SARS を法定伝染病に指定。WHO の広東省視察が終わる。４月 10 日までに，全世界で 2,781 例の SARS 症例が発表され，111 人が死亡，その範囲は 19 の国と地域に及んだ。このなかには，中国・香港地区・台湾地区・カナダ・アメリカ・ブラジル・ドイツ・イタリア・クウェート・イギリス・スイス・タイ・スペイン・ベトナム・アイルランド・マレーシア・シンガポール・フランスなどが含まれる。
4月10日	中国疾病予防コントロールセンターでは SARS の原因はコロナウイルスであることを確認した。

4月13日	中国の胡錦涛国家主席が広東省を視察。15 日の会議で広東省中医院の呂院長が，SARS 治療に中西医結合による治療法を活用することを提案し，当時の胡錦涛国家主席の賞賛を受けた。この日発表された中国大陸における SARS 患者数は 1,435 人，死亡した患者は 64 人，治癒して退院した患者は 1,094 人となった。
4月16日	WHO が SARS ウイルスを発見したことを発表。この日，北京大学の職員が感染し，経済学院の授業が中止となる。この後，北京師範大学でも授業を中止するなど，北京の 13 の大学で SARS の疑いありの患者が続々と出始めた。
4月17日	港進連・香港中医薬学会・香港浸会大学が広東省中医院の専門家を香港に招待して，「中西医結合による抗非典型肺炎」の講座を開いた。さらに 19 日には香港医薬管理局の専門家が広東省中医院を訪問し，中西医結合による非典型肺炎の治療方案と経験に関して交流した。
4月20日	衛生部のトップが張文康から高強に，北京市委副書記も孟学農から王岐山に代わる。この日に中国政府が発表した 4 月 18 日までの中国全国の SARS の状況が，累計の患者数 1,807 人，そのうち広東省が 1,304 人，北京が 339 人，治癒して退院した患者数は 1,165 人となっていた。その後の発表で，4 月 20 日までの中国全国の累積患者数は 2,001 人，そのうち医療関係者が 456 人，治癒した患者が 1,201 人，死亡者が 92 人。広東省の累積患者数は 1,317 人，北京の累積患者数は 482 人となった。
4月21日	広州の中山大学第三附属医院伝染病科の鄧練賢主任医師が，SARS が原因で死去（その後，北京市で SARS 問題が深刻化していくが，ここではスペースの関係上詳しく触れない）。
4月23日	香港医薬管理局が電話で広東省中医院の専門家を香港へ派遣するように要請。また 25 日には国家科学技術部の要請で，広東省中医院の専門家・林琳教授と鄒旭主任が北京へ派遣され，広東省中医院における中西医結合の SARS 治療の経験を紹介した。科学技術部の徐冠華部長や北京市衛生局の金大鵬局長などが報告を聞いた。この日，広東省中医院の医療スタッフで SARS に感染した人たちが全員退院した。
4月27日	香港医薬管理局が衛生部を通じて，広東省中医院から香港へ SARS 治療のために専門家の派遣を要請。広東省衛生庁を通じ，香港からの正式な要請を受け取った病院側では専門家の派遣を決定。
4月30日	香港の霍英東基金会が 2,000 万香港ドルを広東地区の SARS 対策のために寄付。そのうち 800 万香港ドルは広東省中医院の非典型肺炎防治センターに寄付され，SARS の研究などに使われた。また，これを契機に広東仏教協会・光孝寺など各界より続々と病院に寄付が贈られた。またこの日，温家宝首相が広東省を視察した。

5月3日	香港医薬管理局の招待で，広東省中医院の呼吸内科主任・林琳教授，中医内科の専門家・楊志敏教授が香港へ赴き，中西医結合によるSARSの効果的な治療に関して共同研究を開始。北京では4月21日以来，SARS患者が急増し，ピークを迎えようとしていた。
5月9日	広東省中医院の羅雲堅副院長と劉偉勝教授が上海へ赴き，上海のSARS患者を回診した。また10日には衛生部による北京と広州における中西医結合によるSARS治療についてテレビ会議が行われた。5月10日の発表では中国大陸でSARSに感染した患者は4,884人，そのうち医療関係者は931人。1,620人が治癒したものの，235人が死亡した。この頃から台湾のSARS患者が増加し，予断を許さない状況になってきた。
5月13日	香港のメディアで，広東省中医院が派遣した専門家たちの活躍が大きく取り上げられた。さらに効果的な治療を進めるため，香港医薬管理局の要請で，広東省中医院の呂玉波院長・羅雲堅副院長・劉偉勝教授が香港に派遣され，中西医結合によるSARS治療に関して交流を深めた。また5月20日に香港にいる広東省中医院の専門家たちはさらに3カ月香港に留まる意向であることを香港のメディアに表明。また，北京へも広東省中医院から鄒旭主任らを派遣。
5月19日	著しく感染者数が増大していた北京のSARS患者の新たな増加数が，初めて1桁の7例になった。
5月22日	中国の全国防治非典型肺炎指揮部科技攻関グループが，清開霊注射液・魚腥草注射液・板藍根冲剤・新雪顆粒・金蓮清熱顆粒・灯盞細辛注射液・複方苦参注射液・香舟注射液などの中成薬がSARSの治療に一定の作用があることを発表。
5月23日	WHOが香港，広東省に発していた旅行延期勧告を解除。深圳市疾病予防コントロールセンターと香港大学の研究で，野生のハクビシンから人間の体内で発見されたものと同じSARSウイルスが発見される。
5月25日	北京・広州・台北の3つの地区の代表がSARSの中西医結合による治療に関してテレビ電話会議を行った。広東省中医院からは林琳教授・楊志敏教授など4人が広州代表として参加。
5月28日	香港のSARS患者の累計は1,730人，そのうち死亡したのは270人。台湾の累計患者数は610人，死亡した患者は81人。29日のWHOの発表では全世界でSARSに感染した患者数と疑いありの患者数は8,295人，そのうち750人が死亡し，4,994人が治癒した。
6月4日	中国CDC（疾病予防コントロールセンター）の盧金星研究員は，ハクビシンから発見されたSARSウイルスと人間のものが99%同じであるからといって，伝染源になったとは断定できないとする見解を発表。

6月10日	国家工商総局は5月30日より広東省・北京市・湖南省・天津市・黒竜江省・河北省などで地元の商工部門と合同で，38カ所の野生動物を取引している市場を取り締まり，合わせて1万頭近い野生動物を捕獲。
6月17日	WHO が台湾の旅行延期勧告を解除。また23日に WHO が香港を SARS 流行地域指定から解除。
6月24日	WHO 西太平洋地域事務局の尾身茂事務局長が北京の旅行延期勧告と SARS 流行地域指定を解除。7月2日に広東省で最後の3例の SARS 患者が退院し，広東省の SARS 患者数はゼロになる。これまでに広東省では累計で1,512人の SARS 患者の報告があり，そのうち58人が死亡した。
7月7日	香港の香港コンベンション＆エキシビジョン・センターで開催された「香港は私たちの家，医療関係者に敬意」大会にて，香港医薬管理局の梁智涛主任が林琳助教授・楊志敏教授に対して SARS 治療の功績と貢献を称えて「抗 SARS 勇士」の記念章を授与。
7月11日	WHO の報告では全世界で累計の SARS 患者数は8,437人で，死亡者数は813人，退院した患者数は7,452人。
8月5日	SARS 患者の治療で犠牲になった広東省中医院二沙島分院の葉欣看護師長など10名の看護師に対してナイチンゲール賞が授与された。
9月10日	広東省中医院のまとめた『中西医結合による伝染性非典型肺炎の臨床研究』が国家中医薬管理科技成果としての評価を受ける。

〔引用文献〕

1）王云飞ほか：邓铁涛教授与岭南医学．新中医：92-93，2007（6）
2）铁杆中医 精神长存：邓铁涛与他的中医梦．中国中医（2019.1.14）（https://www.sohu.com/a/288939006_456034）
3）山之内淳（藤田康介）：広州を襲った SARS の記録（2002～2003年）．中医臨床25（3）：23-30，2004
4）北京青年报：中国抗击非典大事记．调查与统计：31，2003
5）中医药抗非典大事记．中国中医药现代远程教育：48，2003
6）抗击"非典"大事记．中国中医药信息杂志：86-87，2004
7）抗击"非典"大事记．中国中医药信息杂志：80，2003
8）半月谈：中国抗击非典大事记．中国供销合作经济：22，2003
9）首都医科大学2002级医学科学硕士班419女生宿舍：抗击"非典"大事记．中国研究生：6-9，2003
10）尹婧：非典型肺炎大事记．疾病控制杂志：176-181，2003
11）非典时的"零号病人"："毒王"隐姓埋名，下落成谜．商业观察杂志社（2020.2.17）（https://weibo.com/ttarticle/p/show?id=2309404473033401172599）

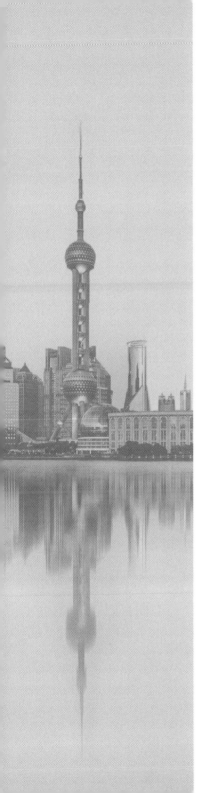

第 2 部

新型コロナと中医学

第1章

清肺排毒湯と上海方案
〜中医治療ができるまで〜

　2019年末の武漢から，そして米国や欧州を含む世界各国に大きな影響を与えた新型コロナウイルス感染症（COVID-19，以下，新型コロナ）ですが，私自身も2020年1月16日以降，日本に戻ることなく上海で中国の動向を連続的に見てきました。いまでも鮮明に覚えているのが，テレビやインターネットを通じ，武漢で刻々と増えてくる確定例の報道に尋常でない空気を感じたことです。

　実は，2002年の中国広東省から始まったSARSのときも上海に在住していましたが，今回はそのときとは大きな違いを感じました（ドキュメント①参照）。もちろん，武漢における初動のまずさは指摘されていましたが，中国各地でSARSのときの経験がかなり活かされていたからです。たとえば，中国全国の病院に細々と残されていた発熱専門外来は，今回，十分に活用されていましたし，上海市金山区に設置された新型コロナに対応できる陰圧病室300床をもつ感染症専門病院の上海市公共衛生臨床センターもSARSの教訓のうえに設置されたものです。一方で，私が勤める病院のように発熱専門外来をもたない医療機関や，歯科・眼科・耳鼻咽喉科のように潜在的に感染リスクが高い病院，一般の外来などはただちに閉鎖され，疑わしき患者をすべて発熱専門外来に誘導し，確定例を感染症専門病院に搬送して隔離を徹底しました。発熱専門外来は，救急外来とも入り口を別にし，上海では専用のCTを設置するなど院内感染を防ぐための工夫がとられていました（写真134・135）。そして何よりも特筆すべきは，そうした感染症専門病院に中医学の専門家が常駐し，西洋医学の感染症専門家とともに同時に治療にあたったこと

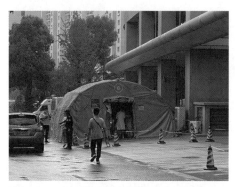 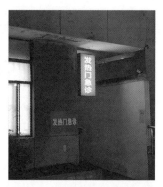

写真134　院内感染を防ぐため，病院の外でテント
を設営して発熱外来を行っているところも。

写真135　発熱外来は24時間診療
されているところがほとんど。

です。治療における中医学に対する期待の高さと，国を挙げての中西医結合治療への迅速な取り組みが行われたことは特筆すべきことです。たとえば，入院病棟で西洋医師と中医師の合同回診が行われたり，中国各地で重症や重篤患者に対して中医学が積極的に使われたことは大きな変化といえます。

　2020年5月にもなると，上海だけでなく，武漢も日常を取り戻しました。一時，外出制限もあった上海ですが，2月10日以降から徐々に回復し，ショッピングモールや飲食店にも人が戻り，上海ディズニーリゾートも再開し，学校への登校も段階的に再開しました。ただ，世界各国から輸入例が続く限り，さらに変異株が出続ける限りは，ワクチン接種が普及しても確定例が散発的に現れるため，常に予断を許さない状態にあることには変わりありません。これからも長期間の警戒を覚悟した取り組みが行われることでしょう。

　ここでは，私が中国に滞在して生活しながら感じた中国における中医学の取り組みについて，そして中医学の治療薬である清肺排毒湯が登場するまでの流れを追っていきます。

ひと筋縄ではいかなかった西洋医師と中医師の協力

武漢市の金銀潭医院は伝染病専門病院であり，最も早い時期に数多くの新型コロナ患者を収容した病院の一つでした（**写真136**）。この西洋医学の専門病院に，北京から黄璐琦院士が率いる国家中医薬管理局の国家中医医療隊（中国中医科学院広安門医院・西苑医院）が到着したのが2020年1月25日でした。ここは西洋医学の病院であったため，煎じ薬や単味顆粒エキス剤を処方するシステムどころか，中医薬の院内薬局もなく，電子カルテも中医薬に対応していませんでした。中医薬に関しては文字通りゼロからの出発だったといいます。ここに重症患者も収容して中医学治療も行う専用の病区を設置し，初めて中医の処方箋が印刷できるようになったのが1月27日からだったそうです。中医系の医療システムで重大感染症に対応するために，西洋医学の病院内に独立した中医学の病区を設置することになりました。もちろん，中医学のスタッフとはいえ感染症の専門家でもあるため，重症患者には中医薬だけでなく，人工呼吸器やECMOが使用され，中医学と西洋医学を併用した中西医結合治療が行われました[1]。こうした伝統医学と西洋医学の併用が行えるのも，中国の医療システムの特徴の一つといえるでしょう。

その後，中医臨床専用のスマートフォンアプリも開発され，回診時に収集された症状・舌診・脈診・体温などのデータが集計・整理され，金銀潭医院における中西医結合治療による成果が目に見えてわかりやすくなり，西洋医師や患者からの信頼も徐々に得られるようになってきたといいます[2]。

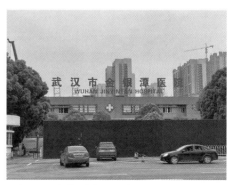

写真136　武漢の金銀潭医院は伝染病専門病院。武漢が落ち着いてから整備事業が行われていました。

　中医学は中国で誕生したとはいえ，西洋医学の医師すべてに認識されているわけではなく，一部の医師からは偏見の目さえあるのは事実です。たとえば，「中医薬は効かない」と真剣に語る西洋医師は中国にも少なくありません。患者に向かって「中医薬は肝機能を悪くする」と語る西洋医師もおり，今回の新型コロナの治療においても初期の頃は現場の苦労も絶えなかったと，成都中医薬大学附属医院の扈暁宇主任医師は語っています[3]。日頃から中医学の現場にかかわることのない西洋医師からすれば，そう考えるのは無理もないと普段から上海の臨床現場にいる私にはわかります。そのため，まずはそういった疑念を晴らし，中西医結合治療を円滑に進めるために，臨床現場では西洋医師にも中医学に対する理解を深めるための様々な試みが行われました。

　たとえば，プレハブ方式の突貫工事で建設された新型コロナ専用の雷神山医院（**写真137**）では，遼寧省・山西省・河北省から救援に来た西洋医学の医療チームと，上海市・吉林省・広東省などから来た中医治療チームが一緒に仕事をすることになりました。まず第一線の医師たちをSNSでつなげ，西洋医師からの様々な疑問に答えられるようにし，ネット上での中医師と西洋医師のカンファレンスが強化されました。その結果，重症患者に対しては，共通した協定処方だけでなく，中医師が実際に回診することで，個別に一対一の処方が組めるような仕組みも構築されました[4]。

　西洋医師にも中医学の治療方法を理解しやすくするため，『雷神山医院中医薬防治新冠病毒簡易操作手冊』という冊子が編集され，そこでは軽症・普通型・重症の6種類の弁証と協定処方が紹介され，発熱や咳の程

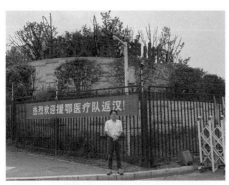

写真137　武漢雷神山医院と筆者。現在でも施設は保全されています。

度を（＋）や（−）で表記して，中医学を深く知らなくても理解できるような方法が考え出され実践されました。また，中医学による補助療法も紹介されており，実践しやすくなっています。

　一方で，西洋医師にとって，中医師ならではの診察方法にメリットを感じることもあったようです。とくに今回のような非常時において，中医学の四診は患者との距離感を縮め，西洋医師と中医師が一緒に回診することで，患者の情緒も改善し，より円滑に診察ができるようになったと，広州医科大学附属第一医院心内科の陳愛蘭主任はインタビューに答えています[5]。そのほか，広東省のチームは，武漢市の漢口医院で147人の患者全員に中医薬を処方しましたが，怠さ・便秘・食欲不振・息切れなどの症状が中医薬を服用後に大きく改善し，重篤患者９例のうち，７例で人工呼吸器から離脱できたそうです[6]。また，内径２ミリ未満の細小気管支に痰が詰まることの解決は当時の西洋医師にとって治療上の大きな課題で，これが患者の血中酸素濃度（SpO2）を下げ，肺線維化を招く要因の一つになっていました。そこで中医学の医療チームが中医薬処方を考えました。たとえば，広州中医薬大学第一附属医院の医療チームは，湖北省中西結合医院呼吸器科を支援していましたが，ここではその病態を痰湿阻肺と考え，麻杏甘石湯・甘露消毒丹・平胃散などを使って利湿化濁・清熱解毒をさせ，痰が詰まる症状を大きく改善させました[7]。こうした例を，西洋医師の目の前で実際に行うことによって，中医学を現場で受け入れるための素地が積み上げられていったようです。

　また，当初は各病院における中医薬の在庫確保も大きな問題でした。雷神山医院における吉林省チームの取り組みでは，少しでも早く患者に中医薬の処方が始められるように，救急車を改造した単味顆粒エキス剤を調合する「流動智能応急中薬房」と呼ばれる移動式の薬局が設置され，300種類の単味顆粒エキス剤をすぐに調剤できる自動化された調剤機が導入されました[8]（**写真138**）。これにより逐一生薬を煎じる手間が省け，患者も顆粒エキス剤をお湯に溶かすだけで服用できるので利便性が大幅に向上しました。こういった単味顆粒エキス剤を現場で使う試みは，中

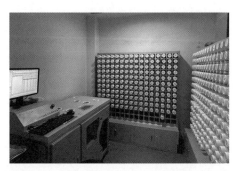

写真138　中国で広く普及している単味顆粒エキス剤。調剤・分包機も全自動化されており，煎じる必要もないため，武漢でも大いに役立っていました。

薬メーカーが大きく貢献しており，現場で使われる協定処方の製造も各地で行われました。

　こうした現場の努力もあり，中医学の活用は広がっていきました。2020年3月24日の国務院の記者会見では，中国全国では確定患者全体の9割を占める7万4千人に対して中医学による治療が行われ，湖北省には全国から来た医療支援隊の13%を占める4,900人の中医学医療隊が活動中と発表されています[9]。

三方三薬〜清肺排毒湯の投入〜

「三方三薬」とは，湖北省や武漢における中医薬治療でよく耳にした言葉です。三方とは清肺排毒湯・化湿敗毒方・宣肺敗毒方，三薬とは金花清感顆粒・連花清瘟カプセル・血必浄注射液を指します（詳細は第5章）。

（1）清肺排毒湯

　2021年9月現在，中国当局は新型コロナの治療に関して，第1版〜第8版修訂版までの診療方案（ガイドライン）を発表しています。とくに，第3版以降で中医学の治療法が充実し始め，2020年2月18日に公表された第6版で中医学による治療方法が出揃いました。この第6版で掲載された中医薬の内容は，国家中医薬管理局と，中国工程院の王永炎院士のほか，晁恩祥・薛伯寿・周仲瑛・熊継柏ら国医大師のアドバイス，国家中医薬管理局の専門家チームとして現地入りした張伯礼院士らと討論が重ねられ，さらに中国中医科学院広安門医院のチームによる文献研

究などの準備のもと作成されたものです。そして，この第6版で登場した非常に重要な方剤が，いまではすっかり有名になった「清肺排毒湯」です。実は，この第6版が発表される前の2月7日に，国家衛生健康委員会（国家衛健委，日本の厚労省に相当）と国家中医薬管理局が通知を出し，中西医結合治療における共通処方として，清肺排毒湯を使うよう呼びかけています[10]（**写真139**）。こうした共通処方の使用が発表されること自体，かなり異例です。一般的に中医学の処方といえば，一人ひとりの体に合わせて処方を組み立てるものというイメージがあります

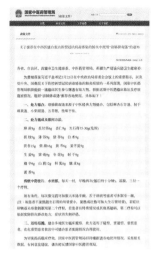

写真139　国家中医薬管理局の「清肺排毒湯」使用に関する通知。

が，感染症が急拡大している非常時においては，少しでも簡便に処方が出せるよう，まず政府機関から共通処方が示されることがよくあります。

　2020年1月21日北京中医医院の劉清泉院長と，中国中医科学院広安門医院救急科の任齊文主任が国家衛健委・国家中医薬管理局によって武漢へ派遣されました。そこで，直接，武漢の金銀潭医院のICUを含む入院患者60人余りを回診し，中医学における病因は湿疫・湿毒に属し，また地域によって湿熱・寒湿・燥湿などの特徴がある可能性もあると指摘し，化湿と通腑泄濁を治法と考えて，**麻杏薏甘湯**（『金匱要略』，薏苡仁・麻黄・杏仁・甘草），**昇降散**（『傷寒温疫条弁』，白僵蚕・蝉退・姜黄・大黄），**達原飲**（『温疫論』，檳榔子・厚朴・知母・芍薬・黄芩・草菓・甘草），**藿朴夏苓湯**（『医原』，藿香・厚朴・姜半夏・茯苓・杏仁・薏苡仁・白豆蔲・猪苓・淡豆豉・沢瀉・通草），**藿香正気散**（『和剤局方』，白朮・茯苓・陳皮・白芷・藿香・大棗・甘草・半夏・厚朴・桔梗・蘇葉・大腹皮・生姜），**銀翹散**（『温病条弁』，芦根・金銀花・連翹・淡豆豉・淡竹葉・牛蒡子・薄荷・荊芥・桔梗・甘草）などの基本処方を提案しました[11]。

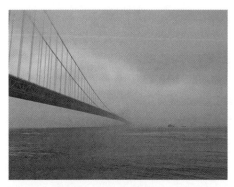

写真140　霧に霞む武漢の長江大橋。

その後，1月24日には中医学による治療方法をさらに考察するため国家中医薬管理局の専門家チームが結成され，中国中医科学院広安門医院の全小林院士・広東省中医院の張忠徳副院長・中国中医科学院西苑医院呼吸科の苗青主任・北京市中医院呼吸科の王玉光主任らが武漢入りします。当時の武漢はほとんど晴れず，小雨や雪などもぱらつくジメジメとして寒い気候でした（**写真140**）。この当時から，実際に患者を診察した専門家から「寒湿疫」の考え方が提起され，治療処方として1号方・2号方・3号方の3種類の処方が作成されました。このうち1号方が疑似例に使う武漢抗疫方，2号方が確定者の軽症から重篤症まで使える清肺排毒湯，3号方が化湿敗毒湯になります。

　1月26日に中国中医科学院で行われた討論会でも，王永炎院士が新型コロナは「寒湿疫」であると主張し，麻黄附子細辛合桂枝去芍薬が提案されました[12]。この中で，王永炎院士は，症状の特徴として，中期の寒湿閉肺の状態から重症化する過程で，胸悶・息切れなど呼吸器の症状が著しく，急性呼吸窮迫症候群（ARDS）の症状を呈し，舌質暗で，白膩苔であり，湿の特徴が明らかである一方，高熱が出ず，発熱すらない症例もあり，寒湿とのかかわりがあると考えました。弁証論治のうえでは，毒・寒・湿がキーワードとなり，寒邪が鬱して熱化して寒熱錯雑し，時間の経過とともに瘀も形成され，体内で生まれた燥邪と重なって気陰両虚・内閉外脱の重症になるとしました。

　これは，2003年のSARSの頃に重要な要素とされていた毒・熱・火・湿などとは異なったアプローチになると考えられました。実は中国中医科学院広安門医院の薛伯寿国医大師も，当時すでに提起されていた「湿

疫」よりも，むしろ「寒湿疫」のほうがふさわしいのではないかとアド
バイスを出し，寒湿疫を考える場合の治法のポイントは『傷寒雑病論』
にあると説いています。かつて，四川省の名医・蒲輔周（1888-1975）は
傷寒論・温病学を自由に使いこなすことの重要性を説きましたが，感染
症が広く流行し，大勢に対して有効な処方を考えるときには，経方の複
合処方が非常に重要になることがあります。その共通処方を活用して，
早期予防・早期治療を行うことで，治癒率をあげることができるとしま
した。とくに今回のような寒湿疫に対しては，麻黄の宣肺透邪作用を上
手に使う必要があり，肺閉を開き，肺間質部の鬱飲を消し，利小便によっ
て湿邪を取ることができるため，欠かすことができないとしています[13]。

　そして，2020年1月27日に国家中医薬管理局の専門家チームが，「急
用・実用・効用」（緊急に，実用的に，効果のある処方）を目標に，中
医薬の研究を始動させ，処方の選定作業が行われました。まず山西省・
河北省・黒竜江省・陝西省の4省で2月5日まで214例に対して，3日
を1クールとして清肺排毒湯を運用し，効果が良好であったため，2月
14日からは武漢の軽症者用の臨時病院でも投与されるようになりまし
た。また，清肺排毒湯の処方は，2月6日には服用方法も含めて一般に
も公開されました[14]。

　清肺排毒湯の主要構成薬は，麻黄・炙甘草・杏仁・生石膏・桂枝・沢
瀉・猪苓・白朮・茯苓・柴胡・黄芩・姜半夏・生姜・紫菀・款冬花・射
干・細辛・山薬・枳実・陳皮・藿香になります。**麻杏甘石湯・射干麻黄
湯・小柴胡湯・五苓散・苓桂朮甘湯**が組み合わさったものです。さらに
生薬の組み合わせを分析すると，**厚朴麻黄湯・小青竜湯加石膏湯・越婢
加半夏湯**などの処方も見えてきます。薛伯寿国医大師によると，麻黄湯
と五苓散を組み合わせることで，寒閉を取り除き，利湿を促します。桂
枝と甘草で辛甘化陽と扶正，苓桂朮甘湯で健脾化飲，小柴胡湯で通利三
焦して疫邪が入裏しないようにし，調肝和胃させます。肺閉不宣のため
射干麻黄湯と橘枳姜湯を使います。藿香を加えて芳香化湿し，石膏で鬱
して化熱するのを防ぎます[13]。王永炎院士も外寒内熱もしくは痰飲阻

肺している場合に使える処方として良い組み合わせであると評価しています。2月17日の中国政府の記者会見では，清肺排毒湯は，701例の症例研究から，解熱止咳に効果が出ていると発表されているほか，その後，張伯礼院士や黄璐琦院士らのグループにより引き継がれ，さらなる研究が進められているということです[15]。

　清肺排毒湯は，服用方法にも工夫があります。第8版修訂版ガイドラインによると，もし可能なら薬を服用した後にお粥（大米湯）をお碗の半分ぐらい飲み，もし舌が乾燥して津液が不足気味なら一碗程度とやや多めに飲みます。お粥には清肺養胃作用があるといわれており，これは『傷寒論』の桂枝湯にみられる服用方法でもあります。また，発熱が顕著でなければ生石膏の量を減らし，逆に発熱が甚だしければ石膏の量を増やします。症状がなくなれば服用をやめます。

（2）化湿敗毒方

　第6版ガイドラインにその原形は登場していましたが，第7版ガイドラインで正式に「化湿敗毒方」と名称がつきました。生麻黄・杏仁・石膏・甘草・藿香・厚朴・蒼朮・草果・法半夏・茯苓・生大黄・生黄耆・葶藶子・赤芍で構成され，おもに重症型の疫毒閉肺証で使われました。すでに金銀潭医院で146例，将軍街衛生院で普通型210例，東西湖方艙医院で軽症894例に対する対照試験（中医薬群452例）などの臨床観察が行われ，中国中医科学院院長の黄璐琦院士（現・国家中医薬管理局副局長）らのグループが処方確定・薬効の確証・新薬研究・登録申請と研究を進めました。その結果，3月18日に国家薬品監督管理局（国家薬監局）から化湿敗毒顆粒として新薬の臨床試験の批准を受けました。これは新型コロナの中医薬治療薬のなかでは最初に臨床試験の批准を受けた中成薬の一つになります[16]。

（3）宣肺敗毒方

　本方は，麻杏甘石湯・麻杏薏甘湯・千金葦茎湯・葶藶大棗瀉肺湯で構

成されています。さらに虎杖と馬鞭草も使われています。張伯礼院士によると，中国では2006年からコロナウイルスに対する生薬研究が行われデーターベースが構築されており，その研究成果が今回も活用されました。その中で，虎杖の有効成分はコロナウイルスに対して抑制する働きが最も強く，馬鞭草はコロナウイルスによる肺損傷や微血栓への活性が強いことがわかっていたことから，本方に加えられました。湖北省中西医結合医院など120例に対して対照観察を行った結果，解熱・咳・疲労感・息苦しさ・疲労感に一定の効果が確認され，またCRPの低下，リンパ細胞の上昇などが確認されているということです。その後，軽症者を収容した江夏方艙医院でも280例に対して臨床観察が行われ，1例も重症化しなかったと報道されています[17]。

（4）新型コロナの治療薬として認可を受けた三薬

　三薬と呼ばれる金花清感顆粒・連花清瘟カプセル・血必浄注射液のうち，金花清感顆粒に関しては，処方箋が不要な中成薬として認可され，民間でも知名度が上がってきましたが，上海市では購入する際に身分証の登録が必要です。主成分は麻杏甘石湯と銀翹散を中心とした組み合わせで，金銀花・石膏・蜜麻黄・炒苦杏仁・黄芩・連翹・浙貝母・知母・牛蒡子・青蒿・薄荷・甘草です。2009年のH1N1型インフルエンザが流行したときに開発され，王辰院士らのグループによる二重盲検試験も行われ，オセルタミビルに相当する効能があると発表され[18]，中国でもよく使われる中成薬の一つです。おもに新型コロナの軽症型・普通型に対して使われ，発熱・咳・疲労感が主治症とされ，成人量は1回1～2袋，1日3回，5～7日で1クールとなっています。

　また，連花清瘟カプセルも同様に軽症型・普通型に使われます。発熱・咳・疲労感が主治症とされ，成人量は1回4錠，1日3回，7～10日が1クールになっています。この中成薬は2003年のSARSのときに河北省の呉以嶺教授らのグループによって開発されました。おもな成分は連翹・金銀花・炙麻黄・炒苦杏仁・石膏・板藍根・綿馬貫衆・魚腥草・

藿香・大黄・紅景天・薄荷脳・甘草となっています。その後，中国では
インフルエンザの治療でも使われるようになりました。

　これら2種類の中成薬の使い方ですが，張伯礼院士の解説によると，
発熱が軽く頭痛が重ければ金花清感顆粒，発熱が重く，便が乾燥してい
れば連花清瘟カプセルを使うということです[19]。

　一方で，重症・重篤者用として血必浄注射液が注目を集めました。
2020年3月23日に行われた中国政府の記者会見では，重症肺炎に対す
る効果は臨床研究でも証明されたとされ[20]，おもな成分は紅花・赤芍・
川芎・丹参・当帰の抽出物で，主要成分は紅花の有効成分の一つでも
ある Hydroxysafflor yellow A と公表されています。新型コロナウイルス
による全身の炎症反応や多臓器不全で使われ，用法は100ml を0.9%の
NaCl 250ml と希釈して使用し，1日2回です。復旦大学の白春学教授
の臨床研究では，血必浄注射液を使うことで，重症肺炎の死亡率を低下
させ，人工呼吸器の使用期間を短縮し[21]，さらに膿毒症による死亡率
を下げたとしています。

広東省の肺炎1号方

　中国各地でも，様々な中医処方を開発する取り組みが行われていまし
たが，そのなかでもマスコミにも紹介され一躍有名になったのが，広東
省の「肺炎1号方」です。処方を考案したのは広州市第八人民医院中医
科の譚行華主任で，中国の華南地域では湖北省と違って，熱証が多くみ
られるため，疏風散熱・清熱解毒・益気養陰を考えてこの肺炎1号方が
組まれました。おもな生薬は，連翹・金銀花・山慈姑・柴胡・黄芩・太
子参・青蒿・蝉退・前胡・川貝・烏梅・地鱉虫・玄参・蒼朮・茯苓・黄
耆となっており，小柴胡湯・清瘟敗毒飲・達原飲などの方意が適用され
ているようです。2020年1月31日までに50例に対して1週間の臨床観
察が行われ，全例で体温が正常になり，50% で咳が消失し，52.4% で咽
の痛み，69.6% で怠さの症状が改善し，重症化が1例も出なかったよう

です[22]。すでに広東省では同年2月3日には院内製剤として認可を受け，広東省内で新型コロナを治療するための指定病院で使用されました。処方名も「透解祛瘟顆粒」と改められ，広東省では初期段階から中医薬の治療が始められるようにしました。ちなみに広東省でも9割以上の患者に対して中医薬を併用した治療が行われています。重要なのは，その地域に合わせた共通処方を見つけ出せるかどうかという点です[23]。

感染者を増やさないためのポイント
〜武漢の地域医療での取り組み〜

　上海のような巨大都市の感染者対策で，最も重要だったのが雑多な人の動きをどのようにコントロールするかという点でした。人口2,400万人の大都市では，住宅地（マンション）ごとに封鎖して，部外者が立ち入れないようにし，入居者が戻ってきたときには入り口で毎回検温したり，地方から戻ってきた場合には健康QRコード（緑）を守衛に提示するなど厳格な管理が行われました（写真141）。そして，上海市でも濃厚接触者の宿泊施設などでの2週間の隔離観察や，疑似例の個室管理された病院での隔離観察が強化されました。こうした医師と警察と居民委員会（居委会，日本の自治会に相当）の三者が共同して行った地域の取り組みが，家庭内感染を防ぐのに大きく貢献したと考えられます。その雛形は武漢でまず実施され，その現場でも中医学が広く活用されました。

　2020年1月24日に国家中医薬管理局から派遣された仝小林院士は，武漢市の

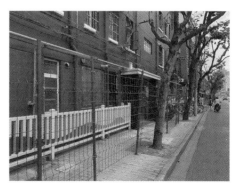

写真141　封鎖管理されたアパート。上海市浦東新区にて。

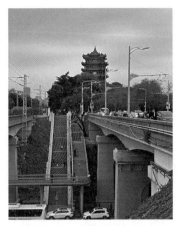

写真142　武漢の有名な観光地，黄鶴楼があるエリアが武昌区。

発熱外来を視察し，患者数の急激な増加で医療崩壊を起こしていた問題に直面し，とくに肌寒い「寒湿」の環境のなかで，病院に大勢の患者が集まっている状態を非常に問題視していました。そこで，まずは核心となる病因病機を把握して，共通処方を作成し，大規模に中医薬を服用できる仕組みを作ることが提案されました[24]。これが，その後，人口125万人の武漢市武昌区に導入された「武昌モデル」と呼ばれた対策方法です（**写真142**）。

　これは軽症者と疑似例に対して，早期に中医学を介入させ，重症化を少しでも防ごうという試みです。１月29日の段階で600人余りの確定者が出たため，それに伴い濃厚接触者も膨大な数になり隔離作業も大変なことになりました。さらに入院できない発熱患者も増大するなど緊急事態に陥っていました。そこで，まずは隔離されている濃厚接触者にも藿香正気滴丸・金花清感顆粒・連花清瘟カプセルなどの中成薬が配給されました。その一方で，軽症・普通型・疑似例・自宅隔離者用に考え出されたのが「寒湿疫方」でした。おもな成分は生麻黄・生石膏・杏仁・羌活・亭歴子・貫衆・地竜・徐長卿・藿香・佩蘭・蒼朮・茯苓・生白朮・焦三仙・厚朴・焦檳榔・煨草果・生姜です。さっそく江蘇省連雲港の製薬会社で顆粒剤が製造され，３日間に１人２週間で4.2万人分のエキス剤が無料で提供されることになりました。この処方は，以降，武漢市の政府主導で市内の各施設でも使われることになります。実際に２月３日から寒湿疫方が投入されますが，袋にはQRコードが記載され，それを読み取ることで服用後の体の状態をスマートフォンからチェックする仕組みも作られました。その結果，２月５日の段階で3,698名の服用者のうち９割以上で，発熱・咳・痰・疲

労感・食欲不振・下痢などの症状が改善したことがわかったということです。とくに自宅隔離していた患者にとっては，アプリを通じて医師とのコミュニケーションがはかられ，不安感を解消するのにも大きな役割を果たしたようです。その後の回顧的分析では，武昌区で軽症・普通型と診断された確定例 721 例のうち，寒湿疫方を使ったグループ 420 例では 1 例も重症化しなかったが，対照グループ 291 例では 19 例が重症化し，重症化予防の観点からも有意義であったと報道されています[25]。

軽症者対策で重要な役割を果たした臨時入院施設，方艙医院

　2003 年の SARS のときと大きく違った取り組みとして，軽症者を収容する臨時病院（野戦病院），方艙医院の設置が挙げられ，これが武漢市の感染者増加を食い止めるために非常に大きな意義を果たしました。当時は日本の一部で「コンテナ病院」とも翻訳されていたようですが，要は体育館や展示会場を急遽，臨時の野戦病院的な隔離病院にしました。濃厚接触者や疑似例，輸入例の集中隔離観察は厳格な個室管理で行わなければなりませんが，方艙医院は診断が確定した軽症者を隔離するための施設ですから，相部屋や大部屋でもまったく構いません。武漢では 16 カ所設置され，合計 13,000 床が提供されました。

　感染爆発した当初，病院のベッドが足りず，自宅観察を余儀なくされました。ちょうど春節時期と重なったため，地方から武漢に帰省していた人も多く，家庭内感染が一気に広がり，大規模な集中隔離観察場所が必要とされました。限られた医療スタッフで運用される，軽症者を収容するための臨時病院は 2 月 5 日～ 3 月 10 日まで設置されました[26]。

　各地の方艙医院でも中医薬が積極的に使われました。軽症患者を重症化させないという意味では，中医薬の治療方法は意義あるものであったと考えられています。とくに，天津の張伯礼院士と北京の劉清泉教授が中心となって，中医学治療をベースとした江夏方艙医院を設置できたこ

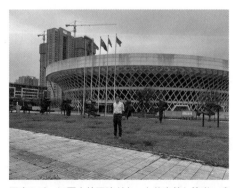

写真143 江夏方艙医院があった体育館と筆者。武漢市郊外に位置し，本来はアウトドアスポーツを楽しむ施設。私が訪れたときは新型コロナワクチンの接種会場として使われていました。

とは中医学界にとっても大きな功績だったと思われます。治療スタッフは，天津・江蘇・河南・湖南・陝西各省の三級総合病院（中国の病院は中医・西医を問わず機能と任務によって一級，二級，三級にレベル分けされており，三級が最もハイレベル）の専門家209名で構成されていました。中医学を背景にもった専門家たちですが，呼吸重症医学や画像診断，看護，検査関係の専門家も投入されています。軽症型と普通型を合わせて564例が入院しました。通常，軽症例が収容されている方艙医院でも2〜5％程度の重症例が発生するといわれていましたが[3]，中医学治療をベースとした江夏方艙医院では1例も重篤化せず，医療関係者の院内感染もなかったと発表されています（**写真143**）。

　とはいえ，患者側からするとこうした取り組みはかなり不思議に思われたようです。患者数が爆発的に増えていた武漢では，市民から総合病院に入院したいという声が強かったのですが，方艙医院というこれまでに聞いたことがないシステムの臨時病院で，しかも中医学で治療するということを疑問視する声もあったと聞きました。とくに，確定例となっただけで患者が受ける不安感や焦燥感は非常に強く，場合によっては点滴もせずに内服の中医薬だけで治療することに，当初は不安で医師のアドバイスも聞けない患者も少なくなかったといいます。しかし，中医薬を服用して実際に症状が改善することを目のあたりにしたことで，患者側の信頼も徐々に得られるようになり，実は中医薬でも早く改善することが注目されるようになってきました。もちろん，臨時病院には専用の

CT もあり，西洋医学の救急対応もできる設備が備えられています。

　ただ実際には 500 人余りの患者の中医学治療は簡単ではなかったようです。本来は一人一処方であるべきですが，大量の感染者が入院している状況では，まず最大公約数的な処方を作成して対応されました。さらに張伯礼院士らのグループではさらなる工夫を加え，発熱患者には 1 号方，咳嗽患者には 2 号方，症状がない患者には 3 号方，不眠・焦燥感が強い患者には 4 号方を作成し，さらに持病を持っている人などを対象に処方を加減する "1 + 4 + N" 処方法が実践されたようです。ここでいう 1 とは清肺排毒湯や宣肺敗毒湯などの統一処方を指します。4 とは前述した 1 号方〜 4 号方，そして N は患者の状況に合わせた加減やその他の治療法を指します[27]。こうした回診時の処方箋は，院内に設置された移動式の単味顆粒エキス剤の調剤機によって調剤され，患者へはお湯に溶かして服用する方法が採用されました[28]。

　江夏方艙医院では，湯液（エキス）類や中成薬だけでなく，按摩・刮痧（かっ さ）・貼敷など中医学の特徴ある治療法が総合的に導入されました。たとえば，刮痧は歴史的にも霍乱の流行時に使われ，元代の医学者・危亦林（き えきりん）（1277-1347）が『世医得効方』に記していますし，清代の郭志邃（かく し すい）（生没年不詳）が記した『痧脹玉衡』には疫病が大流行し，刮痧を使って治療したことが紹介されています。今回もこうした試みが現場では行われていました。また，医療関係者と一緒に太極拳や八段錦を練習して疏通経絡・調理気血させ，温灸法や耳ツボ療法も取り入れて，患者の咳や頭痛といった症状，精神的抑うつ感の解消，胃腸機能の改善，睡眠の改善などの取り組みが行われました。

実践された中医学外治法と鍼灸の取り組み

　中医薬の治療だけでなく，外治法が中国各地で導入されたのも，今回の新型コロナ治療における大きな特徴の一つです。たとえば，鍼灸法も重症患者に使われ症状改善にひと役買っていました。疫病に対して鍼灸

治療を行うことは歴史的にも決して珍しくありません（詳細は第2部第2章）。

　突貫工事で建設された武漢の雷神山医院には，多くの重症・重篤患者が収容されましたが，上海で鍼灸推拿治療の研究に力を入れている上海中医薬大学附属岳陽中西医結合医院からの医療支援隊は，鍼灸治療を得意としており重症患者の対応が可能な医師2人を派遣しました。医療支援隊は雷神山医院のC7病区を管轄し，ここでは鍼治療がすべての患者に対して行われました。この病区を担当した王振偉医師によると，選穴に関しては，医療支援隊が武漢に派遣される前に，岳陽中西医結合医院の専門家によって治療案が作成され，また通常と違って防護服や手袋着用の施術となるため，管鍼を使うなどの工夫もされました。鍼治療では，不眠・焦燥感・偏頭痛などへの即効性は認識されていますが，新型コロナ特有の呼吸器症状でも効果を発揮しています。35歳の気虚型の女性は，午前中に胸悶・胸痛があり，夜になると喘息状態になり，中医薬を服用するも効果はいまひとつでした。そこで，内関・太衝・足三里などに鍼治療すると3日目には改善しました。その後，この患者も毎日鍼治療に来るようになったようで，今回の治療を通じて，中医鍼灸に対する認識が高まったようでした[29]。

　中国中医科学院広安門医院や湖北省中医院などを中心とする十数カ所の病院では，回復期に灸と抜罐法を用いたり，江西省では熱敏灸（江西中医薬大学の陳日新教授が開発した熱に対する反応点に施灸する灸法）を使うことで，患者の焦燥感・息苦しさ・腹脹などの症状改善に役立ったという報告も出ています。灸法の煙に関しても，葛洪（261?-341?）が書いたとされる『肘後備急方』に，灸を患者のベッドの四隅に焚いて予防したという記録があることから，疫病に対する効果が古来より期待されています。実際，中国でも国をあげて様々な研究が行われており，細菌やウイルスにも一定の抑制効果があるようです[30]。ただ，灸を燃やすとかなり部屋が煙たくなるのが悩ましいところですが，こちらは様々なハイテク機器を活用して排煙し乗り越えたようです。

重症患者にも使われた中医学

重症・重篤患者に対して中医学をどう活用するか？　中国全国で様々な試みが行われていました。実際に，2020年2月14日に発表された『新型コロナウイルス感染症の重症・重篤型の治療ガイドライン（第2版）』[31]には，高熱がなかなか下がらない場合は，1日1錠の安宮牛黄丸や，ショック状態では，参附注射液・血必浄・喜炎平などの中薬注射剤を使う中医学の内容が追加されています。現場ではそれ以外にも様々な取り組みが行われていました。

たとえば雷神山医院では搬送される重症患者が少なくなく，重症・重篤患者専業委員会が3月20日に設立されました。ここに中医学系からも40人の救急医療の専門家が参加しています。雷神山医院では上海市からも上海市中医薬大学附属竜華医院の方邦江主任ら中医学の救急医療チームのメンバー60人が救援に来ており，国のガイドライン以外にも，上海市で作成された治療ガイドラインなども参考にして，「急性虚証・截断扭転」の考え方を打ち出し，軽症～重篤～回復期などすべての段階で補虚が行われました。急性虚証とは，急性の重篤疾患において正気が急速に消耗する危険な病理状態を指します[32]。方邦江主任は重篤患者にも大胆に人参・附子・大黄を使い，扶正排毒することを重視しました。また，肺深部の痰の排出が難しい問題に関しては，腹部按圧術を使って痰液の排出を促し，呼吸不全に対しては，上海市衛健委が定めた「鍼灸治療による高齢者の咳喘病治療術」を応用し，鍼灸治療によって人工呼吸器からの離脱時期を早めたり，呼吸器の働きを改善させたりしました。こうした取り組みは，中国各地の病院でも行われていたようです。

重症患者における鍼灸治療に関して，上海中医薬大学附属岳陽中西医結合医院の専門家グループでは，葉天士（1667-1746）の『外感温熱篇』の「温邪上受，首先犯肺，逆伝心包」の考え方から，手厥陰心包経の経穴を使うことが重要だとしています。実際に81歳の女性で，糖尿病・高血圧・腎不全・低蛋白血症・低カリウム血症の状態で，呼吸が苦しく

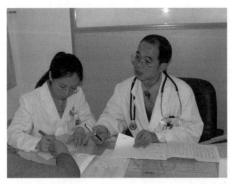

写真144　鄒旭主任とは，2004年にSARSの取材で広州を訪れた際にお会いしていました。その時の写真です。

SpO2が69%だったのが，鍼治療を含めた中西医結合治療の結果，95%まで回復し，とくに鍼治療後の呼吸の改善が顕著だったといいます。この患者はその後，退院しました[29]。

雷神山医院では，広東省中医医院の医療支援隊も参加しており感染三科六病区では故・鄧鉄涛国医大師の弟子にあたる重症医学科の鄒旭主任が重症例の治療経験について語っています（**写真144**）。入院時の呼吸困難で人工呼吸器を使っていた患者に対して鍼治療を行ったところ，2日後には人工呼吸器から離脱できた例や，漢口医院で西洋医師と一緒に行った回診では，心拍が130〜140回/分，SpO2が60%以下，NIPPV（非侵襲的陽圧換気法）を使った呼吸困難の患者に対して，上肢と下肢の経穴に施術すると，呼吸が徐々に落ち着き，10分後には患者も落ち着いてきて，心拍90回/分，SpO2が80%に，さらに30分後にはSpO2が90%以上に回復。翌日は心拍もSpO2も正常になりました。西洋医師の専門家の前で見せたこうした患者の変化は大変驚かれました。このように，鄒旭主任は常に鍼を携帯して回診していたそうですが，一般に軽症の鍼灸治療ではなかなか症状の変化が見られなくても，重症疾患になると顕著に改善する症例が少なくないようです[33]。

その他，上海市では，とくに高熱で便秘がひどく腹脹が甚だしいECMO使用の重篤患者に中医薬の注腸治療を行い2日目には排便があり，そこから症状が改善し，中医薬の処方を続け，無事退院することができました[34]。2020年4月17日に上海市で行われた上海市新型コロナ中西医結合治療の記者会見では，上海市で新型コロナ治療専門家グループのリー

ダーであり，復旦大学附属華山医院感染科の張文宏主任がコメントし，重症患者に多い腹脹の問題は，ウイルスが腸内で蓄積され，効率的に排出できなければ腸内環境にもダメージを与えるため，西洋医学ではなかなか改善が難しく，中医治療は非常に有効な手段だったとし，9割の患者で症状改善がみられたとしています[35]。今回の新型コロナのように，ウイルスについて多くのことがわかっていない段階では，中医学の同病異治・異病同治の考え方が現場で大いに役立ったようです。

　ちなみに，中国の一人あたりの治療費の平均は 1.7 万元（26 万円）で，一般的に平均 65% が公的保険負担ですが，残りも特別措置で政府が補助します。現在の中国の場合，大部分の人（農民も含む）は公的医療保険に加入できるようになっています。そこで新型コロナの特別政策で原則的に自己負担分も政府負担になり，もちろん高額な医療費がかかる ECMO 使用時も同様です。したがって，中医薬の費用も無料になるので，海外に比べて圧倒的に中医学を使うハードルは低いものでした[36]。

上海方案

　今回，武漢だけでなく，中国各地でも現地の衛生当局が主導して，中医学を積極的に活用した治療法が実施されました。それぞれの地域によって現れる症状に違いもあり，現場で工夫されました。

　上海市の人口は 2,400 万人ほどですが，2021 年 9 月現在の上海の累計市中感染者数は 380 例ほどで死亡例は 7 例です。ほとんどの重症患者が回復しています。上海と武漢は往来も多く，当初，感染者は数万人規模になるのではないかといわれていた時期もありましたが，結果的にはかなり押さえ込まれました。上海市の場合，発熱外来を持たないクリニックや医院を 1 カ月間ほど閉鎖させたことも重要でした。診断確定患者は成人用 1 カ所，小児用 1 カ所の感染症専用の医療施設にすべて搬送させ集中的に治療する方式をとりました。これらの医療施設は SARS の経験をもとに，市郊外に設置されました。

　上海市では 2020 年 3 月 2 日に『上海市 2019 新型コロナウイルス感染症総合治療専門家の共同認識』[37] を発表し，18 名の上海の中医学専門家を含む各分野の医療専門家が，上海市が取り組んできた治療案を紹介しました。このなかで，国のガイドラインとは異なった見解も示されました。上海市でよく見られる症例に関して，「疫毒」という共通認識はあるものの，「寒湿」ではなく，むしろ「湿毒」と「熱毒」に分類し，湿毒はおもに軽症患者，熱毒は重症患者に当てはまるとしました。湿熱患者に対しては達原飲（『温疫論』，檳榔子・厚朴・知母・芍薬・黄芩・草菓・甘草）や昇降散（『傷寒温疫条弁』，白僵蚕・蝉退・姜黄・大黄）を基本に処方し，解熱などに効果があったとしています。また，重症者に多い腹脹には，内服薬のほかに注腸や外用薬が使われました。熱毒タイプに関しては，麻杏甘石湯と宣白承気湯（『温病条弁』，生石膏・生大黄・杏仁粉・括楼皮）がよく使われました。こうした処方を基礎に，湿毒鬱

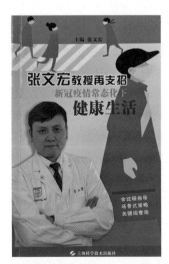

肺・熱毒閉肺型の肺炎には麻杏甘石湯と昇降散を組み合わせた麻杏清肺顆粒，疫毒閉肺型の肺炎に使う肺炎清解顆粒が開発され，上海市薬監局の批准を受けて急遽，中成薬として運用されました[38]。

　治療チームのチーフである復旦大学附属華山医院感染科の張文宏主任（**写真 145**）によると，当初は一部の西洋医師の間で中医薬使用による肝機能障害などのリスクが指摘されていましたが，むしろ西洋薬使用による肝機能障害を中医薬で改善させることもあったぐらいで，現場の西洋医学の専門家からも一定の評価をされるようになりました。感染症の初期段階ではどうしても西洋医学の露出度が高くなりがちですが，持久戦になって

写真 145　張文宏教授は，いまや中国で最も知られた新型コロナ感染症治療の専門家の一人。SNS で発言されることもあり，わかりやすい解説には定評があります。

くると中医学の参与する機会が増え，中西医結合の方法によって取り組むことでより治療効果を高めることができるようになったとインタビューで答えていました [39]。

　上海市では小児症例に対しても中医学が積極的に使われました。上海中医薬大学附属曙光医院呼吸器科の張煒主任らの観察でも，小児例の多くは，舌苔などから判断しても「熱」や「燥」が強く，武漢とはやや違うタイプであると指摘しています。解熱後も3回以上 PCR 検査を行ってもなかなか陰性にならなかった子どもが，中医薬を介入させたら3日で陰性になった例もあったようです [40]。なかには中医薬だけで治療を行った小児症例があるなど，小児科に対する中医学治療も特徴の一つといえるでしょう。おもに使われた処方が，軽症型に対しては，時疫侵衛証から銀翹散（『温病条弁』，芦根・金銀花・連翹・淡豆豉・淡竹葉・牛蒡子・薄荷・荊芥・桔梗・甘草）もしくは香蘇散（『和剤局方』，香附子・蘇葉・陳皮・甘草・生姜），普通型で湿熱閉肺証に関しては麻杏甘石湯と三仁湯（『温病条弁』，生薏苡仁・滑石・杏仁・半夏・通草・白豆蔲・竹葉・厚朴）が使われました。ちなみに，上海ではこの時点での小児例は49例でしたが，1例も重症化・死亡した症例はありませんでした。この張煒主任は，SARS 以降十数年間をかけて肺線維化の研究に携わっており，肺気絡傷理論の病機を考え出し，「扶正通絡顆粒」という中成薬を開発しました。今回も上海市の新型コロナの患者治療で使われています。一般に肺線維化対策で使われる生薬は，理気化痰・補気塡精・化痰通絡を基本に考え，生地黄・女貞子・黄耆・黄精・桃仁・赤芍・三稜・丹参・橘絡などを使います [41]。さらに導引（伝統的な体操療法）などによる体の鍛練も重要です。

　その他，上海市では退院基準として，当時はガイドラインに書かれていた呼吸気道の検体の PCR 検査を24時間間隔で2回陰性以外にも，大便の PCR 検査でも陰性である必要があり，また退院後2週間の医学観察も強化されているなど，各地域の事情を踏まえた改良が施されています [42] [43]。

中医学による中医薬処方の臨床研究

　2021年3月2日，国家薬品監督管理局（NMPA：National Medical Products Administration，国家薬監局）は，新型コロナで処方された代表処方である「三方」（清肺排毒顆湯・化湿敗毒方・宣肺排毒方）を，古代経典名方の中薬複合製剤顆粒剤の新薬として特別認可し，販売されることになりました。いずれも武漢の流行時から使われてきた重要処方です。三方の一般的な使い分けは，新型コロナ患者に対して，①清肺排毒顆粒：寒湿疫毒，②化湿敗毒顆粒：湿毒侵肺，③宣肺排毒顆粒：湿毒鬱肺と分類されます。武漢では単味顆粒エキス剤や煎じ薬などで調剤され実際に使われてきました。とくに清肺排毒顆粒が最も汎用性のある処方になります。これらはガイドラインにも処方内容（成分）が公開されているので，処方薬としても再現可能です。なお，今回のケースは「古代経典名方の中医複方製剤の申請許可制度」を利用して認可された初めての新薬になります。

　これらの処方に関して，これまで様々な論文が発表されていますが，そのなかで中国でも話題になった代表的な研究を紹介します。

1．清肺排毒湯

　清肺排毒湯は三方のなかで最も使用頻度が高く，汎用性が高い処方です。そのため，論文も数多く出ていますが，ここでは海外で発表された2本を紹介します。

（1）清肺排毒湯は早く使うほど効果が良好の可能性

　大規模サンプルの多施設共同の後ろ向きコホート研究で，中国各地9省の782例の入院患者のデータから解析されました。これによると，西洋医学による標準的治療に清肺排毒湯を追加して治療すると，軽症型・普通型・重症型・危重型に対して清肺排毒湯を使用するタイミングは症状が出てからできるだけ早く使用するほうが，症状が出てから3週間経ったグループと比較して，治癒する期間・PCR検査で陰性になる期間・入院期間を短縮できるという研究結果でした[44]。

（2）清肺排毒湯を入院患者に使うと死亡率を半減する可能性

こちらは，2020年1月〜5月まで，湖北省の15カ所の指定医療機関のすべての電子カルテ8,939例から解析したものです。このうち，清肺排毒湯の治療を受けたグループは29% で，死亡率は1.2%，清肺排毒湯で治療を受けていないグループの死亡率は4.8% でした。これを患者の臨床的特徴の相違，治療方法の違いなどの要素の影響を排除しても有意に差があり，死亡リスクは半分程度になることがわかりました。しかも，年齢や性別に関係なく死亡リスクは有意に下がり，急性の肝臓・腎臓障害などの発生率は両グループで有意な違いはなかったということです[45]。

2. 化湿敗毒顆粒

化湿敗毒顆粒（**写真146**）は，国家中医薬管理局の専門家治療チームのリーダーで，国家中医薬管理局副局長の黄璐琦院士が中心となって研究開発した処方です。

武漢の東西湖方艙医院（野戦病院）で，894例（軽症型・普通型）の感染者に対してランダム化比較対照試験を行い，PCR検査陰性への期間短縮に有意な改善結果が得られたということです。また肝機能・腎機能にも異常がみられなかったという報告が出ています[46) 47)]。

一方，『Frontiers in Medicine』に発表された論文では，武漢の東西湖方艙医院の軽症型・普通型の742例に対して，非盲検クラスターランダム化試験で一般治療に化湿敗毒顆粒を使ったグループと，一般治療グループを比較した結果，化湿敗毒顆粒を使ったグループのほうが有意に重症化を防げたという結果でした[48]。

武漢の金銀潭医院では，後ろ向き研究で重症型55例の

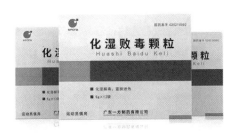

写真146　広東一方製薬有限公司が製造している化湿敗毒顆粒。すでに中国各地で活用が始まっています。

分析で，西洋医薬に化湿敗毒顆粒と中医薬注射剤を併用した中医薬併用グループと，抗生剤・抗ウイルス剤・ステロイドなど西洋薬のみ使用したグループを比較検討し，中医薬併用グループのほうが PCR 陰性になる時間を有意に短縮でき，CRP やフエリチンなどの炎症指標でも有意差がみられました [49]。また，この病院では，現段階では唯一と思われる厳格なランダム化比較試験も行われており，『Phytomedicine』で発表されています。この研究では 204 例（軽症型・普通型・重症型）に対して，一般治療に化湿敗毒顆粒を加えて 14 日間の効果と安全性を検討しています。その結果，化湿敗毒顆粒を加えたグループのほうが，一般治療だけのグループより発熱・咳・怠さ・胸悶などの症状が改善され，肺CT の炎症性変化も有意に改善し，安全性も良好でした [50]。

　さらに，新型コロナの動物実験でも，肺組織のウイルス量を 30% 減少させることが発見されました。また構成されている 14 種類の生薬のうち，10 種類でウイルスの Mpro および Spike 蛋白と結合力があり，その他 4 つの生薬でも免疫や炎症と関連するシグナリングパスウェイへの影響が発見されました [51) 52]。

　ネットワーク薬理学による分析も行われ，化湿敗毒顆粒には 178 種類の化合物と 272 種の作用ターゲットが発見され，25 種類の活性化合物が，新型コロナウイルスの 3CL プロテアーゼおよび ACE2 レセプターと強い結合力を持っていることも発見されました。このように，様々な側面から化湿敗毒顆粒の効果が研究されています [53]。

　この化湿敗毒顆粒は海外でも注目されており，アラブ首長国連邦衛生当局（MOH）の承認を受け輸出されています。化湿敗毒顆粒は，中国で初めてとなる新型コロナに対する新薬で，特許も保有しています [54]。

3．宣肺敗毒顆粒

　宣肺敗毒顆粒は，張伯礼院士らのグループが研究開発した処方で，2020 年 7 月 16 日に米国食品医薬品局（FDA）で第 II 期臨床試験の承認を受けました [55]。

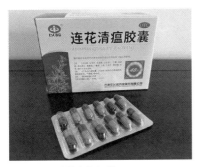

写真147　連花清瘟カプセル

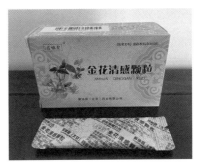

写真148　金花清感顆粒

4．連花清瘟顆粒（カプセル）

　連花清瘟顆粒（**写真147**）は，2003 年の SARS のときに開発され，2009
年の H1N1 型インフルエンザの流行時にも使用された処方です。2020
年春にタイで「現代薬物薬」として，エクアドルでも「天然薬物」とし
て認可済みで，医薬品として販売されているとのことです。そのほか，
インドネシア・カナダ・ルーマニア・シンガポール・ブラジル・ラオス
など世界のおよそ 15 カ国で医薬品・天然健康産品・サプリメントなど
の形で登録され導入されるようになってきました。実際，カナダのバン
クーバーで暮らしている私の友人も連花清瘟カプセルを常備していまし
た。NMPA は，連花清瘟顆粒（カプセル）の効能に対して，2020 年 6
月 4 日に新たに新型コロナの発熱を寛解させ，咳や体のだるさを改善し，
重症化率を下げることを追記しています[56)]。

5．金花清感顆粒（カプセル）

　NMPA は，金花清感顆粒（カプセル）（**写真148**）の効能に対して，
2020 年 6 月 4 日に新たに新型コロナの発熱期間を短縮させ，リンパ球
を高め，白血球を正常にし，免疫学に関する指標を改善することを追記
し，甲類の非処方薬（赤色の OTC マークがつく処方箋が不要な医薬品で，
薬剤師の指導下で服用）に指定することで，臨床でさらに使いやすいよ
うにしています[56)]。

5．血必浄注射液

　NMPA は，血必浄注射液の効能に対しても，2020 年 6 月 4 日に新たに新型コロナの炎症サイトカインの除去を促進させ，治癒率を高め，退院率を高め，重症がさらに危重化する率を減少させると追記しました[56]。中医薬の注射剤としてはガイドラインにも登場し，非常に重要な役割を果たしています（詳しくは第 2 部第 5 章）。

6．参黄顆粒

　上海中医薬大学附属竜華医院の方邦江主任は，参黄顆粒を中医治療に活用して新型コロナの重症型の治療研究を行っています[57]。おもな成分は，人参・大黄・紅藤・蒲公英・附子・水蛭となっています[58]。この研究では，武漢市内の 4 カ所の新型コロナ指定病院で 111 例の重症型・危重型に多施設ランダム化比較試験を行っています。参黄顆粒＋西洋薬の中薬グループと西洋薬だけのコントロールグループに分け比較検討したところ，コントロールグループでは死亡率が 75.9％ だったのに対し，中薬グループでは 38.6％ となり，重症型では，コントロールグループの死亡が 58.8％ であったのに対し，中薬グループでは 5.3％，さらに重い危重型ではコントロールグループの死亡率は 83.8％ に対し，中薬グループは 55.3％ になりました。また人工呼吸器を必要とした患者の死亡率はコントロールグループでは 58.8％ であったのに対し，中薬グループでは 0％ でした。参黄顆粒は，中医学で重症例を治療する際の「扶正去邪・截断扭転」の考え方を反映した処方で，重症型・危重型の死亡率を下げ，病状の悪化を防ぐことができるようです。

7．柴胡解毒方と扶正救肺方

　これらは広東省の広州中医薬大学中医湿証国家重点実験室の張忠徳教授らのグループが研究した柴胡解毒方（柴胡 30，黄芩 15，桃仁 10，大黄 10）と扶正救肺方（製附子 10，乾姜 15，炙甘草 20，金銀花 10，皂角刺 10）[59] による研究成果です。この 2 つの処方は，すでに中国で特

許を取得しているようです。『Phytomedicine』に論文が発表されており[60]，論文中では「Chinese herbal medicine granules」と表記されていますが，中国の報道では，どうやら柴胡解毒方と扶正救肺方の中医薬を使った臨床研究のようです[61]。2020年1月27日〜2020年3月15日まで，湖北省武漢市の漢口医院1カ所の新型コロナの重症例を対象とし，後ろ向き研究で，スコアマッチング法（PSM）で解析。この結果，中医薬を使ったグループとの比較で，臨床症状の改善には有意な結果は出なかったものの，28日死亡率を減少させ（$p = 0.049$），発熱時間を短縮（4日：7日，$p = 0.002$）させることが明らかになりました。

　このように，清肺排毒湯だけでなく，様々な中医薬処方が考案され，改良が進められ，新型コロナの臨床の第一線で軽症型から危重症型まで使われてきました。中医薬活用の特徴は，症状や状況によって様々な処方を組み立てることができること。そして，西洋医学の標準治療と併用できることです。今後も様々な中医薬の処方が登場してくると思われますが，新型コロナによって中国の臨床現場では中医学の存在意義がますます高まってきた感じがします。

〔引用文献〕
1）徐婧："中医"照进金银潭．中国中医药报（2020.3.19）
2）首批国家中医医疗队接管金银潭医院病区纪实．人民日报（2020.4.24）（https://baijiahao.baidu.com/s?id=1664808698277896170&wfr=spider&for=pc）
3）黄蓓：中西医结合：最优化的抗疫中国方案．中国中医药报（2020.3.27）
4）上海中医药大学：全国名中医连线雷神山医院为武汉患者进行首次远程会诊．（2020.2.27）（https://www.shutcm.edu.cn/2020/0227/c221a120328/page.htm）
5）西医视角下的中医优势．中国中医药报（2020.3.5）
6）抗疫战场上，西医视角下的中医优势．中国中医药报（2020.3.5）（http://www.satcm.gov.cn/hudongjiaoliu/guanfangweixin/2020-03-05/13625.html）
7）抗疫战场上，西医视角下的中医优势．中国中医（2020.3.5）（https://www.sohu.com/a/377874316_456034）
8）"流动智能应急中药房"入驻雷神山．吉林日报（2020.2.21）（http://jl.people.com.cn/n2/2020/0221/c349771-33815387.html）

9）国家中医药管理局：临床疗效显示中医药总有效率达 90% 以上．央广网（2020.3.24）
（https://baijiahao.baidu.com/s?id=1662014210223479463&wfr=spider&for=pc）

10）国家中医药管理局：关于推荐在中西医结合救治新型冠状病毒感染的肺炎中使用
"清肺排毒汤"的通知（2020.2.7）（http://yzs.satcm.gov.cn/zhengcewenjian/2020-02-07
/12876.html）

11）【实录】北京中医医院院长刘清泉武汉归来，谈新型冠状病毒肺炎．新华网（2020.
1.25）（http://www.xinhuanet.com//health/2020-01/25/c_1125502180.htm）

12）"我们在应对策略上有了更深刻的认识"——仝小林院士"解读"《新型冠状病毒
感染的肺炎诊疗方案（试行第四版）》中的中医治疗方案．新华网（2020.1.28）（http://
www.xinhuanet.com/politics/2020-01/28/c_1125508711.htm）

13）薛白寿：清肺排毒汤是对经方的融合创新．中国中医药报（2020.2.20）

14）充分利用现代医学条件与技术发展中医．中国社会科学报（2020.11.27）（https://
baijiahao.baidu.com/s?id=1684475393016147712&wfr=spider&for=pc）

15）有疗效！国家中医药管理局：清肺排毒汤对治疗新冠肺炎具有良好的临床疗效和
救治前景．中国经济周刊（2020.2.17）（https://baijiahao.baidu.com/s?id=16587708937
90075190&wfr=spider&for=pc）

16）根据国家诊疗方案推荐处方研制的化湿败毒颗粒获临床试验批件．新华网（2020.
3.23）（http://www.xinhuanet.com/politics/2020-03/23/c_1125756032.htm）

17）张伯礼：宣肺败毒颗粒是"中药 + 科技"的产物．澎湃新闻（2020.3.15）

18）Chen Wang et al：Oseltamivir Compared With the Chinese Traditional Therapy
Maxingshigan‐Yinqiaosan in the Treatment of H1N1 Influenza A Randomized Trial.
Annals of Internal Medicine（2011.8.16）（https://doi.org/10.7326/0003-4819-155-4-
201108160-00005）

19）【全球疫情下的中医药新观察】"大疫出良药"："三方三药"起了哪些作用？　新
华网（2020.4.7）（http://www.xinhuanet.com/health/2020-04/07/c_1125822433.htm）

20）中药注射剂血必净获批可用于重型、危重型新冠肺炎．中国经济网（2020.4.14）（https
://baijiahao.baidu.com/s?id=1663947604154803054&wfr=spider&for=pc）

21）宋元林ほか：血必净治疗重症肺炎的临床疗效和安全性评价．国际呼吸杂志，2012

22）立项到量产仅一周！独家揭秘"肺炎 1 号方"如何闯关．中国广州发布（2020.
2.10）（https://baijiahao.baidu.com/s?id=1658156125963861535&wfr=spider&for=pc）

23）张华ほか：三天审批！"肺炎 1 号"全省推广，定点医院可用．金羊网（2020.2.6）
（http://news.ycwb.com/2020-02/06/content_30545864.htm）

24）仝小林：牵头中医治疗方案，拿出社区防控"武昌模式"，证明中医药对全程疫情
控制非常重要．武汉晚报（2020.3.7）（https://www.sohu.com/a/378286334_456034）

25）李娜ほか：武昌模式：中医卫士守牢社区关口．中国中医药报（2020.4.1）

26）SimiaoChen ほか：Fangcang shelter hospitals: a novel concept for responding to public
health emergencies. THE LANCET 395：2020（https://www.thelancet.com/journals/
lancet/article/PIIS0140-6736(20)30744-3/fulltext）

27）太极锁芳华——全国抗击新冠肺炎疫情先进个人史锁芳教授侧记. 紫牛新闻（2021.
　　6.29）（https://m.thepaper.cn/baijiahao_13360167）

28）罗乃莹：江夏方舱医院：从凛冬到花开. 中国中医药报（2020.3.18）

29）"上海经验"带进雷神山. 中国中医药报（2020.4.1）

30）常小荣ほか：艾烟空气消毒的研究进展. 世界中西医结合杂志：1006，2011

31）国家卫生健康委办公厅　国家中医药管理局办公室：关于印发新型冠状病毒肺炎
　　重型、危重型病例诊疗方案（试行 第二版）的通知.（2020.2.14）（http://www.gov.cn/
　　zhengce/zhengceku/2020-04/01/content_5497892.htm）

32）方邦江ほか：论"急性虚证"理论及其在急救临床的应用. 中国中医急症：1724，
　　2017

33）非典时中医救了他老婆的命，如今这广州名医凭银针在武汉"圈粉"无数. 广州参
　　考（2020.3.12）（https://www.sohu.com/a/379610449_650077）

34）中西医协同 一人一方因人施策. 新民晚报（2020.4.18）

35）上海中西医协同"刚柔并济"张文宏：新冠肺炎患者"治愈率非常高". 中国新闻网
　　（2020.4.17）（https://baijiahao.baidu.com/s?id=1664202459112386373&wfr=spider&for=
　　pc）

36）治疗新冠肺炎平均费用是多少？如何承担？权威解读来了！　新浪财经（2020.3.30）
　　（https://mbd.baidu.com/newspage/data/landingsuper?context=%7B%22nid%22%3A%22n
　　ews_9390452573870285631%22%7D&n_type=-1&p_from=-1）

37）上海市医学会：上海市 2019 冠状病毒综合救治专家共识.（2020.3.3）（http://www.
　　shsma.org.cn/web/news/2624）

38）上海：中医药全程参与为治疗带来转机. 中国中医药报（2020.3.11）

39）上海：中医药全程参与为治疗带来转机. 中国中医药报（2020.3.11）（http://www.
　　cntcm.com.cn/2020-03/11/content_72277.htm）

40）张莎莎：张炜：抗疫战场 中医永不缺位. 中国中医药报（2020.2.10）

41）《上海市新型冠状病毒肺炎中医诊疗方案（试行第二版）》有八方面主要变化. 上
　　海中医药报（2020.2.28）

42）12 例患者出院，上海严把治愈关，卢洪洲：增"两次大便核酸检测转阴"保证出
　　院不传染. 上观新闻（2020.2.4）（http://n.eastday.com/pnews/1580810026014044）

43）上海：所有新冠患者出院后隔离 14 天，目前 14 天隔离期间发现复阳病例 30 多例.
　　每日经济新闻（2021.1.21）（https://baijiahao.baidu.com/s?id=1689839456526711767&w
　　fr=spider&for=pc）

44）NannanShi ほ　か：Association between early treatment with Qingfei Paidu decoction
　　and favorable clinical outcomes in patients with COVID-19: a retrospective multicenter
　　cohort study. Pharmacological Research，2020

45）LihuaZhang ほ　か：Association between use of Qingfei Paidu Tang and mortality
　　in hospitalized patients with COVID-19: A national retrospective registry study.
　　Phytomedicine，2021

46）国新办发布会：中医药是人类抗疫重要武器．国务院新闻办公室官网（2020.3.24）
　　（http://www.cntcm.com.cn/news.html?aid=155081）

47）《新闻 1+1》白岩松连线黄璐琦：中医救治的临床效果．中国中医（2020.4.7）（http://
　　www.cntcm.com.cn/news.html?aid=167469）

48）Chen Zhao ほか：Chinese Medicine Formula Huashibaidu Granule Early Treatment for
　　Mild COVID-19 Patients: An Unblinded, Cluster-Randomized Clinical Trial．Frontiers in
　　Medicine：2021（https://doi.org/10.3389/fmed.2021.696976）

49）刘永江：西医联合化湿败毒方治疗重型新型冠状病毒肺炎的临床疗效分析．检验
　　医学与临床：1152-1153，2021

50）Jia Liu ほか：Combination of Hua Shi Bai Du granule (Q-14) and standard care in the
　　treatment of patients with coronavirus disease 2019 (COVID-19): A single-center, open-
　　label, randomized controlled trial．Phytomedicine 91，2021（https://doi.org/10.1016/
　　j.phymed.2021.153671）

51）宋红新ほか：基于网络药理学和分子对接技术的化湿败毒方抗新型冠状病毒肺炎
　　（COVID-19）的潜在机制研究．海南医学院学报：1761-1769，2020

52）王恩龙ほか：基于网络药理学与分子对接技术的化湿败毒颗粒治疗新型冠状病毒
　　肺炎作用机制及活性成分筛选研究．亚太传统医药：149-154，2021

53）王恩龙ほか：基于网络药理学与分子对接技术的化湿败毒颗粒治疗 新型冠状病毒
　　肺炎作用机制及活性成分筛选研究．亚太传统医药：149-154，2021

54）化湿败毒颗粒获阿联酋认可，中药智慧助力全球新冠战役．中国日报网（2020.10.
　　19）（https://baijiahao.baidu.com/s?id=1680955411251181234&wfr=spider&for=pc）

55）传承中医精华 实现创新发展．中国中医药报（2020.12.23）（http://www.cntcm.com.
　　cn/news.html?aid=156563）

56）国家卫健委：金花清感颗粒可以缩短新冠肺炎发热时间．中国经济网（2020.6.5）
　　（https://baijiahao.baidu.com/s?id=1668621233642540471&wfr=spider&for=pc）

57）Shuang Zhou ほか：Traditional Chinese medicine shenhuang granule in patients with severe
　　/critical COVID-19: A randomized controlled multicenter trial．Phytomedicine，2021

58）Bangjiang ほか：Shenhuang granule in the treatment of severe coronavirus disease 2019
　　(COVID-19): study protocol for an open-label randomized controlled clinical trial．Trials：
　　568，2020

59）［中华医药］扶正救肺汤．CCTV-4（2020.3.28）（https://tv.cctv.com/2020/03/28/
　　VIDEeTiu06HRYJeiCmlAH7DP200328.shtml）

60）YuanyuanWang ほか：Effect and safety of Chinese herbal medicine granules in patients
　　with severe coronavirus disease 2019 in Wuhan, China: a retrospective, single-center study
　　with propensity score matching．Phytomedicine：2021

61）中医药治疗显著降低新冠肺炎重症患者病死率．中国中医药报（2021.3.4）（http://
　　www.cntcm.com.cn/news.html?aid=165026）

コ ラ ム 日中間の重症度分類の相違

　日本と中国では新型コロナの重症度分類が異なるため，中国の治療方案（ガイドライン）や症例を読むときには注意が必要です。大まかな対応を表にまとめておきました。たとえば，中国で人工呼吸器などが必要になると，重症よりさらに上の危重（重篤の意味）型に分類されます。

中国	日本
無症状	軽症
軽症	
普通	中等症Ⅰ
重症	中等症Ⅱ
危重	重症

第２章

ＩＣＵでも鍼灸治療

　中医学による新型コロナウイルス感染症（以下，新型コロナ）治療は，中医薬を服用するだけではありません。実際には，鍼灸や穴位貼敷法・穴位按摩・香囊（香り袋）のほか，八段錦（気功の一種）など様々な功法も行われました。新型コロナの治療の場合，中国では重症者はもちろんのこと，無症状者や軽症者も 100% 医療施設に収容することに力を入れており，家庭内感染を防ぐためにも自宅療養させないという大原則を掲げています。そこで，武漢では体育館や展示会場を方艙医院（野戦病院）に転換し，無症状者や軽症者を隔離収容しました。こうした施設で積極的に活用されたのが中医学治療です。とくに，武漢の江夏方艙医院では中医系の医療隊が常駐し，中医薬の内服を中心に，点滴することもほとんどなく，入院した患者 564 例からは死者や重症者を出さずに任務を完了させています。ここでは，中薬の内服以外にも太極拳・八段錦・按摩・穴位敷貼などが積極的に導入されました。

　一方で，鍼灸治療はこうした軽症患者以外にも，普通例・重症例・危重例といったあらゆる段階で活用されました。この章では，こうした鍼灸にまつわる治療法を紹介していきます。

『新型コロナウイルス肺炎への鍼灸介入の指導意見（第１版）』

　武漢で感染拡大が続いていた 2020 年 2 月 8 日，中国鍼灸学会によって『新型コロナウイルス肺炎への鍼灸介入の指導意見（第 1 版)』[1] が発表

されました。この第1版では灸法が中心になっています。温熱作用の強い艾を使った灸法は，純陽を諸経絡に浸透させることから，古代より疫病対策に使われてきました。艾灸には，温陽散寒・通経活絡・昇陽固脱・瀉熱抜毒の働きがあり，現代薬理学的にも艾灸による免疫調節作用が期待されます。中国では患者自身によるセルフ施灸用アプリも作られ，医療関係者による施術と一緒に行われました。

1．鍼灸介入の原則

（1）現在行われている治療を基礎に鍼灸で介入。

（2）鍼灸使用期間中は，厳格に隔離・消毒を行う。

（3）艾灸は医療者の指導のもとで患者自身が行う。

（4）火が使えないところでは艾灸を使わない。

（5）操作規定に基づいて操作し，火傷しないように注意する。

2．疑似病例の艾灸方法

目的：免疫力を調節し，症状を改善する。

経穴：足三里（両側），気海，中脘。

方法：足三里：清艾条温和灸（純粋な艾灸による温灸法・**写真149**）15分（それぞれの穴位で）

　　　気海・中脘：毎回この中から1つを選び，清艾条温和灸10分。

頻度：毎日午後もしくは夕飯前に1回。

3．軽症型・普通型の艾灸方法

目的：症状を改善し，病程を短縮させ，情緒を改善する。

経穴：合谷（左右），太衝（左右），足三里（左右），神闕。

方法：合谷・太衝：清艾条温和灸で各15分。足三里：清艾条温和灸10分。神闕：温灸箱灸15分。

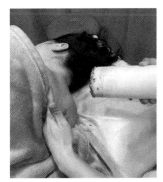

写真149　清艾条温和灸。熱感が非常に強く感じられ，眠たくなるほど気持ちいいです。

頻度：午前，午後各1回。

4．回復期の艾灸方法

目的：肺脾の機能回復を助け，正気を増強する。

経穴：大椎・肺兪・膈兪（或いは中脘と上脘）：温灸箱灸30分。足三里或いは孔最：清艾条温和灸それぞれ15分。

頻度：1日1回。

以上の第1版に続いて，2020年3月1日には第2版が発表されました。こちらは第1版と違って，鍼の施術方法も詳しく紹介されています。新型コロナのような感染症の場合，その「疫癘（えきれい）」は，口鼻から体内に入り，まず肺を犯し，軽症なら脾胃大腸へ及び，一部が心包・肝腎へ逆伝すると，重篤化してしまいます。新型コロナにははっきりとした病機と症候の変化規則があるため，体の経穴を刺激することで，経絡に沿って刺激を病位へ届け，さらに臓腑の経気を強め，疫癘の邪気を駆除すると考えています。同時に，経気を刺激することで，臓腑の保護能力が高まり，疫癘が臓器に与えるダメージを軽減します。安全かつ有効で操作が簡単であることが原則であるため，少数で最重要の経穴を選ぶ必要があります。現代医学の研究でも，鍼灸治療によって神経調節（ニューロモデュレーション）することで肺機能を改善し，自然免疫を調節し，抗炎症因子と炎症促進因子のバランスを整え，迷走神経─コリン作動性抗炎症経路を活性化することで，呼吸器系の調節と肺炎の炎症性損傷から保護する働きが期待されます[2]。

　武漢での流行拡大時，アプリやSNSを利用して，患者は鍼灸医師とつながり，様々なアドバイスを受けながら，さらに自分たちでも工夫しながら自宅で，灸・穴位敷貼・穴位按摩などを実践していました。

『新型コロナウイルス肺炎への鍼灸介入の指導意見（第2版）』

1．鍼灸の介入方法

1．1　医学観察期（疑似例）の鍼灸介入

目標：人体の正気と肺脾の臓器機能を活性化し，疫邪を駆除し，臓器の邪気から守る能力を高める。

主穴：①風門・肺兪・脾兪

　　　②合谷・曲池・尺沢・魚際

　　　③気海・足三里・三陰交

　　　　毎回①〜③の中から1〜2穴を選んで使用。

配穴：発熱・咽の渇き・空咳：大椎・天突・孔最

　　　嘔悪・便溏・食欲不振：中脘・臍まわりの4穴（臍中から上下左右1寸）・脾兪

　　　鼻水・背肩のだるさ・舌淡苔白・脈緩：天柱・風門・大椎

1．2　臨床治療期（確定例）の鍼灸介入

目標：肺脾の正気を高め，臓器を保護して損傷を減らす。疫邪を除き，培土生金して病勢を断ち切る。情緒を安定させ，病邪に打ち勝つための自信をつけさせる。

主穴：①合谷・太衝・天突・尺沢・孔最・足三里・三陰交

　　　②大杼・風門・肺兪・心兪・膈兪

　　　③中府・膻中・気海・関元・中脘

　　　　軽症，普通型は①②からそれぞれ2〜3穴，重症は③から2〜3穴を選んで使用。

配穴：発熱が下がらない：大椎・曲池，或いは十宣・耳尖放血

　　　胸悶気短：内関・列欠，或いは巨闕・期門・照海

　　　咳嗽喀痰：列欠・豊隆・定喘

　　　腹瀉便溏：天突・支溝・天枢・豊隆

　　　微熱或いは身熱不揚，或いは熱がなく・嘔悪・便溏・舌質淡或い

　　　は淡紅・舌苔白或いは白膩：肺兪・天枢・腹結・内関

1.3　回復期の鍼灸介入

目標：余毒を除去し，元気を回復し，臓器を修復し，肺脾の働きを回復
　　　させる。

主穴：内関・足三里・中脘・天枢・気海

（1）肺脾気虚：気短・倦怠感・食欲不振・悪心嘔吐・痞満・大便無力・
　　　便溏不爽・舌淡胖・苔白膩。

　　　胸悶，気短など肺系の症状が中心：膻中・肺兪・中府

　　　食欲不振・下痢など脾胃症状が中心：上脘・陰陵泉

（2）気陰両虚：疲労・口渇・口乾・心悸・多汗・食欲不振・低熱或
　　　いは熱なし・空咳少痰・舌乾少津・脈細或無力。

　　　疲労・気短が明らか：膻中・神闕

　　　口乾・口渇が明らか：太渓・陽池

　　　心悸：心兪・厥陰兪

　　　多汗：合谷・復溜・足三里

　　　失眠：神門・印堂・安眠・湧泉

（3）肺脾不足・痰瘀阻絡：胸悶・気短懶言・疲労無力・動くとすぐ
　　　に汗が出る・痰のある咳・咳痰不利・肌膚甲錯・精神倦怠・食欲不
　　　振：肺兪・脾兪・心兪・膈兪・腎兪・中府・膻中，咳痰不利：豊隆・
　　　定喘

※以上の方法は，鍼が可能なら鍼，灸が可能なら灸，鍼灸両方可能なら
　　両方を併用してもよい。穴位貼敷・耳針・穴位注射・刮痧・小児推拿・
　　穴位按摩などと組み合わせることも可。鍼で施術する場合は，平補平
　　瀉とし，20〜30分置鍼。艾灸なら，それぞれ10〜15分。1日1回治療。

2．医師の指導下での在宅者の鍼灸介入

　　感染しないように家庭内に留まり，外出する機会を減らす必要があり
ます。また退院して回復した場合も，鍼灸医師などのアドバイスで，自
宅で鍼灸介入することも考えられていました。

艾灸療法：足三里・内関・合谷・気海・関元・三陰交にそれぞれ約10分間灸。

貼敷療法：代温灸膏（**写真150**）（肉桂・生姜・蕃椒などを原料とする膏薬で，風寒阻絡による痺痛によく使われます）などで足三里・内関・気海・関元・肺兪・風門・脾兪・大椎など。

経穴推拿：点法・揉法・按法，或いは上肢の肺経・心経，及び膝以下の脾経・胃経を揉按・伯打・叩撃する。毎回15〜20分程度。局部に脹痛を感じる程度。

伝統功法：易筋経・太極拳・八段錦・五禽戯など。毎日1回，1回15〜30分程度。

情緒安定：耳穴貼圧（耳ツボ）（**写真151・152**）・艾灸・推拿・薬膳・薬茶・薬浴・音楽療法など。心身をリラックスさせ，焦りを取り除き，睡眠を助ける。

足浴療法：一般に疏風清熱祛邪の中薬を使う。荊芥・艾葉・薄荷・魚腥草・大青葉・佩蘭・辣蓼草・石菖蒲・鬱金・丁香など各15ｇ，氷片３ｇ。これらを煎じて38〜45℃の適温で足浴30分。

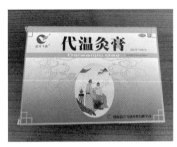

写真150　火は一切使いませんが，貼った部位で熱を感じる膏薬です。

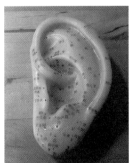
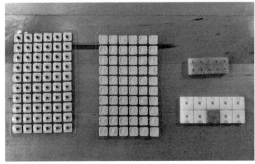

写真151・152　耳穴貼圧（耳ツボ）は情緒安定や安眠，痛み対策によく応用されます。

自宅療養でできること

　中国では PCR 検査で陽性になれば，無症状であっても必ず指定病院に搬送されますが，世界を見渡すと日本のように自宅療養の形を取っている国は少なくありません。そんなときにはどうすればよいのか，広東省中医院の張忠徳副院長のアドバイスが紹介されていました[3]。張忠徳副院長は中医学の呼吸疾患の専門家で，2003 年に SARS が広州で感染拡大したときも第一線で治療にあたるなかで自らも感染し，回復後再び現場へ戻られた方です。武漢の雷神山医院で 73 日間にわたって臨床活動を行い，さらに河北省・雲南省・遼寧省などでクラスターが発生すると常に専門家として派遣され，2021 年に広州でデルタ株によるクラスターが発生したときも，重症患者の治療に陣頭指揮をとっていました。

　張忠徳副院長によると，自宅療養でまず気をつけなければいけないのは，いくつかの特徴的な症状をしっかりと把握しておくということでした。たとえば，発熱し始めて 3 ～ 5 日目にまだ体温が下がらず，便秘になり，胸悶を伴って息がゼイゼイと苦しくなった場合，重症化する可能性が高いとのこと。また，自分で穴位按摩や刮痧（**写真153**）を行うことで祛邪も可能だと考えています。また，中医薬が服用可能なら，「寒」中心の寒湿型なら温中祛湿，「熱」中心ならば清熱系の中医薬を服用し，必ず便通を通しておくこと。また，鶏肉・牛肉・豚肉など肉系のスープを飲み，正気を高めておくこと。軽症型や普通型なら，穴位按摩や鍼灸，栄養バランスの取れた食事を摂

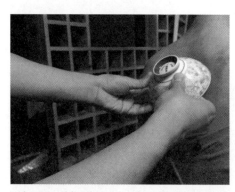

写真153　刮痧は中国では家庭でも広く普及している治療法で，夏バテによる体のだるさなどによく使われます。刮痧板と呼ばれる専用のヘラを使いますが，写真のようにお椀で代用することもできます。

ることに加え，中医薬の併用で治癒するが，いったん発熱や胸悶が発生し，呼吸が苦しくなり，かつ便秘などの症状が出てくれば，病院搬送も検討にいれて注意する必要があるということです。また，寒湿型なら黒砂糖＋生姜湯など身近な食材を使ったものを中医薬の服用時に活用できます。

　煙などの影響で艾灸を燃やせない場合は，代替できるものが色々とあります。遠赤外線で温める健康器具も使えますし，代温灸膏のような温湿布，カイロなどを使うことも可能です。熱敏灸で有名な江西中医薬大学では，隔離病棟でも使える携帯式の空気清浄器を持参しており，これは煙を99％除去できるそうです。本章でも『新型コロナウイルス肺炎への鍼灸介入の指導意見（第2版）』に記載されている鍼灸の方法を紹介していますが，張忠徳副院長推薦の経穴も紹介しておきます。こちらのほうが，経穴の種類が少ないのでわかりやすいかもしれません。

1．医学観察期
　主穴：足三里・合谷
　配穴：発熱・咽の渇き：曲池・孔最
　　　　嘔悪・便溏：代謝・豊隆

2．臨床治療期
　主穴：太渓・止咳
　配穴：発熱：曲池・十宣
　　　　黄痰・便秘：支溝・豊隆
　　　　嘔悪・便溏：足三里
　　　　胸悶：内関
　　　　病状が進展して動悸や意識が朦朧とする：治喘・水溝

3．回復期
　主穴：代謝・太渓
　配穴：肺脾気虚・胸悶・気短：太淵
　　　　脾胃症状で食欲不振・下痢：足三里・陰陵泉

　　　　気陰両虚で心悸：内関

　　　　多汗：合谷

　　　　肺腎不足・息が続かない：太渓

　　　　咳嗽不利：豊隆

　上海中医薬大学附属岳陽中西医結合医院も，中国を代表する鍼灸治療の研究施設の一つですが，武漢のプレハブ病院の一つ，雷神山医院にスタッフを派遣しており，ここで鍼灸を使った治療を行いました。この治療チームでは，主穴を列欠・合谷・内関・曲池・足三里・太衝と定めました[4]。列欠は手太陰肺経の絡穴・八脈交会穴でおもに宣肺止咳・通経活絡，内関は手厥陰心包経の絡穴で八脈交会穴，寛胸理気・寧心安神・降逆和胃，曲池は手陽明大腸経の合穴で，肺と大腸は表裏の関係から宣肺解表・清熱解毒などのほかに大腸の気血を整え，足三里は足陽明胃経の合穴で，健脾和胃・補正祛邪するので曲池と足三里で胃腸症状を調節し，手陽明大腸経の原穴の合谷と足厥陰肝経の原穴の太衝と合わせて，気血を調節して，疏肝解鬱する組み合わせが考えられました。手技は基本的に平補平瀉で，体の片側に施術したら，次の日は反対側を施術する方式で連続治療し，毎回30分置鍼する方式が採られていました。

　各地の医療隊ではそれぞれの経験に基づいて，公式に発表されたガイドラインを参考にしながら，鍼灸による様々な治療方法が考え出されました。このように，新型コロナの治療を行うとき，西洋医学の治療法に中医学を組み合わせるだけでなく，現場では場合によっては中医学の中医薬や鍼灸などの治療だけで行うこともありました。

中国で積極的に行われた管鍼の活用

　中国における普段の臨床では，習慣的におもに両手で，かつ素手で刺鍼することが多いです。一方，日本で発明された管鍼は，刺鍼するときに痛みが生じにくく，さらに衛生的であるため，国外でも広く使われて

いますが，中国では一部を除いてあまり普及していません（**写真154**）。

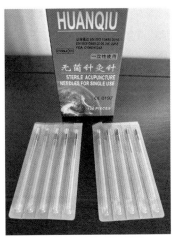

写真154　中国でよく使われている使い捨ての管鍼。

武漢で感染者が拡大していた2020年春頃，鍼灸科の医師が武漢で感染者が入院している陰圧病室に入って施術するには，マスク・ゴーグル・防護服・隔離服・3重の手袋・帽子（防護服のフード）などの重装備が必要でした。そのような状況のなかでどのように施術するかが大きな問題となっていました。3重の手袋では手技が難しいだけでなく，操作を誤ると施術者自身の指に鍼を刺してしまうリスクもあります。そこで注目されたのが管鍼でした。新型コロナに感染した患者の多くは極度の緊張と焦燥感を抱えたまま病院にやってきます。そのような場合，管鍼を使うと，刺鍼の速度があがるだけでなく，痛みも軽減され，何よりも鍼が刺さる瞬間を患者が直接目にしないため，鍼に対する恐怖感を軽減するのにも役立ったようです。管鍼と中医薬を併用して治療した武漢の雷神山医院感染三科では，42例（33例の普通型と9例の重症型）の患者の経過を観察したところ，鍼灸を併用することで，胸悶・胸痛・怠さ・動悸・焦燥感・緊張感・食欲不振・不眠・精神の落ち込みなどの症状を改善するのに役立ったといわれています。全員が基準を満たして退院することができ，重篤化することなく，このうち31例（73.8%）が，中医学だけの治療であったと報告されています[5]。

重症型と鍼灸～痿を治すには陽明～

実際に新型コロナ治療の現場で中医学を使って大きな成果をあげた専

門家をもう一人紹介します。私の母校，上海中医薬大学附属竜華医院の武漢救援隊の隊長で，武漢で急遽建設されたプレハブ医院，雷神山医院感染三科五病区の主任であり，さらに雷神山医院の「中医薬で新型コロナを治療する専門家グループ」の副リーダーでもある方邦江主任です。2020年2月15日から雷神山医院に駐在し，中医学を有効に活用することで「死亡患者ゼロ」「院内感染ゼロ」「抗生剤使用量最低」「医療費最低」などの記録を達成しました。方邦江主任はメディアのインタビューでも，死亡患者ゼロ以外にも，1例も重症例を危重例に悪化させなかったと答えています[6]。

　新型コロナの中医学的治療に関して，方邦江主任はいくつかの新しい説を提起して実践しました。その一つが，「急性虚証」の概念です。新型コロナに感染した高齢者や免疫力が弱い人が急に症状が悪化し，亡くなるケースが多いことに着目し，気血・津液・陰陽の急速な消耗による正気の大虚と関係があるとし，「急なれば標を治す」の中医学の伝統学説と異なり，重症・危重症化を防ぐための対策として，早くから黄耆・西洋参・人参・黄精・麦門冬・冬虫夏草などの補益剤を使いました[7]。

　新型コロナ患者の重症化や死亡原因を検討すると，呼吸不全や多臓器不全，さらにショックなどが多い傾向にあります。これらは現代医学でも死亡率が非常に高くなりますが，中医学では「温病」の範囲と考えることができ，病因となる「毒」や「瘀」を除去して正気を守るために方邦江主任らのグループでは，中国の国家重点研究プロジェクトとして，中医学の「截断扭転」戦略によって膿毒証を治療する評価及びメカニズムの研究を行い，病状が悪化しないように先に対策をとる（截断扭転）という中医学的治療法を考えました。とくに症状が激しく，急速に悪化する急性感染症に関しては，「截断扭転」戦略として使われる「通利泄邪」法が有効で，方邦江教授は「三通療法」として，発表・瀉下・通利を同時に行い，麻黄・大黄・滑石の三薬を重用し，熱勢を食い止める理論を発表し，武漢でも高熱患者に活用されました[8]。

　また，人工呼吸器からの離脱を順調にすすめるために，「中薬灌腸」や

「胃腸減圧技術」なども考案されましたが，その理論の中心になっているのが，中医学の鍼灸を活用した「痿を治すには陽明」「肺と大腸の表裏関係」「脾は肌肉を司る」の理論です。これまでにも AECOPD（慢性閉塞性肺疾患の急性憎悪）の治療で活用されています。たとえば，呼吸器疾患の治療では膻中穴が咳や喘息，シャックリや息切れの症状によく使われます。人工呼吸器を使った患者に対して，長さ 75mm，直径 0.4mm のステンレス鍼灸鍼を使って胸骨と平行に 1 日 2 回，1 回 1 〜 2 時間置鍼埋鍼させ，さらに足三里・陰陵泉・血海など足太陰脾経の経穴を組み合わせます。さらに「痿を治すには陽明」や「脾は肌肉を主る」の理論に基づき，呼吸筋の疲労を改善させ，呼吸不全の予防を行い，治療効果を高めて，人工呼吸器の早期離脱に成功しています[9]。

　このように，中国の新型コロナの臨床現場では，様々な困難を克服しつつ，西洋医学の治療と中医学を同時に併用しながら，場合によっては中医学単独で治療が行われていました。先ほど紹介した方邦江主任の感染三科第五病区でも，入院した累計 114 例のうち，70 例は中医学だけの治療で回復しています。西洋医学だけに頼ることなく，より患者に効果的に治療する方法が日々模索されており，それが中国の医療現場が目指している「中西医結合」の理想像に少しずつ近づいてきているのかもしれません。

〔引用文献〕
1）中国針灸学会：新型冠状病毒肺炎干预的指导意见（第一版）．(2020)
2）中国针灸学会：新型冠状病毒肺炎干预的指导意见（第二版）．中国针灸，2020
3）张忠德连线回答国际中医九问｜居家隔离患者可以通过这些缓解症状．国家中医薬管理局（2020.4.11）(http://www.satcm.gov.cn/hudongjiaoliu/guanfangweixin/2020-04-11/14585.html)
4）龚亚斌ほか：针刺疗法在新型冠状病毒肺炎中的临床应用与实践．中国针灸：142-144，2021
5）侍鑫杰ほか：负压病房内管针治疗新型冠状病毒肺炎的实践与体会．上海针灸杂志：487-490，2021

6）【先进报道】推动中医急救学术发展的领跑者——记上海中医药大学附属龙华医院急诊医学科主任方邦江教授．搜狐（2021.8.16）（https://www.sohu.com/a/483678449_121124535）

7）方邦江ほか：基于"急性虚证"理论防治新型冠状病毒肺炎探析．中医杂志62（9）：826-828，2021

8）中国中西医结合学会急救医学专业委员会ほか：新型冠状病毒感染的肺炎中西医结合防控手册．人民卫生出版社，2020

9）孙丽华ほか：粗针联合基础治疗改善慢性阻塞性肺疾病 急性发作呼吸机脱机困难临床研究．针灸临床杂志：40-43，2021

第3章

回復期における
中医学の活用

新型コロナの後遺症の問題

　新型コロナウイルス感染症（以下，新型コロナ）の後遺症として，Long Covid という言葉を日本でもよく耳にするようになりました。『ランセット』に 2021 年 8 月に発表された論文[1] では，武漢金銀潭医院を退院した 1,276 名の新型コロナ患者を追跡調査しており，これによると時間経過に伴って体の各機能は回復しているようで，6 カ月後では後遺症を訴える人が 68% だったのが，12 カ月後には 49% に減少し，多くが日常生活を取り戻しています。とくに感染者の多くが訴えた体のだるさや力が入らない等の症状では，6 カ月後は 52% いたのに，12 カ月後には 20% にまで減少していました。しかし，健常者と比較した場合，まだ完全ではなく，1 年経っても完全に回復することが難しいこともわかりました。

　後遺症として挙げられていたのは，疲労無力感・睡眠障害・脱毛・味覚や嗅覚障害・頭痛・関節痛・抑うつや焦燥感などでした。一方，逆に時間の経過とともに症状を訴える割合が増える症状もありました。たとえば，呼吸困難は 6 カ月後では 26% だったのが，12 カ月後には 30% に，焦燥感や抑うつ感も 6 カ月後で 23% だったのが 26% にやや増えています。この増加には新型コロナ以外に原因がある可能性も考えられますが，後遺症の改善には長く時間がかかることには違いありません。

　後遺症では，肺症状以外でも，消化官への影響も少なくないようです。『ランセット』に 2021 年 3 月に発表された論文[2] では，117 例の退院後

90 日後の胃腸症状の後遺症研究を行っており，44% で胃腸関係の後遺症が出て，女性患者は食欲不振，男性患者は下痢が多いことがわかりました。胃腸関係の症状では食欲不振・むかつき・胸焼け・下痢が後遺症の多い順でした。こうした後遺症に中医学を活用する取り組みは，2020 年春頃から中国でも湖北省などで取り組まれていました。

　上海市でも，新型コロナの患者が回復し退院するようになった 2020 年 1 月末から，新型コロナ専門病院である上海市公共衛生臨床センターにリハビリ外来を設置して患者のフォローを行っていました[3]。中国では「新型コロナウイルス肺炎診療方案」に基づき，体温が 3 日間以上正常で，症状も改善し，画像診断でも急性滲出性病変も改善し，24 時間間隔をあけた 2 回の PCR 検査陰性が必要条件で，さらに自宅に戻ってからも 2 週間の自宅隔離観察を行い，2 週間後と 4 週間後に病院のフォローを受けることになります。そのため指定病院で今後の長期経過観察のために登録を行います。その後，2020 年 12 月 20 日には上海市公共衛生臨床センターに，中国では初めてとなる新型コロナ科が設置されました[4]。

中西医結合によるリハビリへの取り組み

　中国では新型コロナ患者の回復期の対策として，退院後の患者管理が比較的厳格に行われています。感染リスクは少ないものの，稀に PCR 検査で再陽性になる症例があるのと，回復後も後遺症で体調が思わしくない場合があるからです。また，軽症型〜重症型にかかわらず，治癒までに時間を要するため，運動不足による筋肉の衰え・下肢静脈血栓・体位性低血圧・骨粗鬆症・褥瘡などのリスクが高まります。そこで退院後 14 日間の医学観察期間から健康観察と養生指導などが行われています。この 14 日間も含めて，治癒後にどのように体調管理を行うかはとても重要視されていますし，様々な後遺症に対しても，西洋医学的なリハビリテーション（以下，リハビリ）だけでなく，中医学の特色ある治療法を

活用して，感染者の早期社会復帰を目指しています。

　国家中医薬管理局はまず，2020年2月に『新型コロナウイルス肺炎回復期中医リハビリ指導建議（試行）』を公表[5]しました。その中では肺脾気虚・気陰両虚の処方や中成薬の紹介のほかに，薬膳的な飲食も紹介されています。さらに湖北省の専門家グループも2020年3月に『湖北省新型コロナウイルス肺炎中西医結合リハビリ診療方案（試行）』[6]，中国リハビリ医学会も『新型コロナウイルス肺炎疫情期間のリハビリ診療工作総合指導意見（第2版）』『2019新型コロナウイルス肺炎呼吸リハビリ指導意見（第1版）』『新型コロナウイルス肺炎遠隔リハビリ工作指導意見』をそれぞれ公表しました[7]。ここで言及されている回復期患者の症状は，呼吸機能障害として咳・痰・呼吸困難・運動後の息切れ・肺機能低下など，身体機能障害として全身の倦怠感・疲れやすい・筋肉痛・筋肉の萎縮・筋力低下，心理的な問題として恐怖感・焦燥感・抑圧感・怒りなどが挙げられています。なかには，肉体的・精神的なダメージから仕事に復帰できないなど，日常生活を正常に送ることができない人もおり，リハビリの重要性が指摘されています。

　さらに，こうしたリハビリ案を参考に，中華中医薬学会や中国リハビリ医学会，さらに張伯礼院士など武漢の第一線で治療にあたった専門家グループや華中科技大学附属協和医院，武漢市中医院の専門家らが中心となって，『新型コロナウイルス肺炎回復期中西医結合リハビリ指南（第1版）』が公表されました[8]。

退院後の流れ

　中国では，退院時に患者が入院していた新型コロナ指定病院から，患者の情報が居住地の居民委員会（居委会，日本の自治会に相当）とエリアを管轄する地域の病院（社区衛生服務センターなど）に送られます。そしてそれらの情報を元に，退院後の14日間の隔離管理と，地域の病院が派遣する家庭医による健康状態の確認が行われる仕組みになってい

ます。期間中は，マスクを着け，換気のよい一人部屋で，食事も家族と
別にすることが求められ，外出することを避けます。そして2週間後と
4週間後に病院に行って検査を受けることになります。

　『新型コロナウイルス肺炎診療方案（第八版　修訂版）』には，回復期
として2種類の処方が紹介されており，①肺脾気虚証（息が続かない，
倦怠感，食欲不振，痞満，便溏，舌淡胖白膩）：法半夏・陳皮・党参・
炙黄耆・炒白朮・茯苓・藿香・縮砂・甘草，②気陰両虚（倦怠感・息が
続かない・口乾・口渇・心悸・多汗・食欲不振・低熱もしくは熱なし・
乾いた咳・少ない痰・舌乾少津・脈細或いは虚無力）：南沙参・北沙参・
麦門冬・西洋参・五味子・生石膏・淡竹葉・桑葉・芦根・丹参・炙甘草
となっています（詳しくは第2部第5章）。

　ここでは，『新型コロナウイルス肺炎回復期中西医結合リハビリ指南
（第1版）』で紹介されている中医薬によるリハビリ案を紹介します。使
われている処方はいずれも代表的なものばかりですので，日本のエキス
剤でも弁証さえ間違えなければ十分に応用できると思います。

『新型コロナウイルス肺炎回復期中西医結合リハビリ指南（第1版）』（中医薬部分）

1．中薬治療によるリハビリ

1．1　治療原則：肺の炎症性滲出が完全に吸収されておらず，肺間質
病変が見られる場合は，馬鞭草・夏枯草・莪朮・三棱など。免疫機能に
問題がある場合は四君子湯加減，臓腑機能に損傷がある場合は症状に合
わせて治療する。

1．2　個別治療

1）軽症・普通型の回復期

　①気陰両虚

　　臨床表現：解熱後疲労感・息が続かず汗が出やすい・自汗或いは盗
　　汗・空咳・痰が少なく粘い・唇が乾き食欲不振・舌質淡或いは紅，

苔少或いは苔薄少津，脈細或いは細数或いは細弱。

治法：補肺益気養陰

推薦方薬：生脈散（『内外傷弁惑論』）＋補肺湯（『備急千金要方』）人参５，麦門冬９，五味子６（打砕），黄耆 20，熟地黄 12，紫菀９，桑白皮９など。或いは同類の効能がある中成薬。

②肺胃陰虚

　臨床表現：食欲不振・痰が少なく粘い，潮熱盗汗・口咽乾燥・手足がほてる・舌紅少苔，脈細数。

　治法：滋養肺胃・清滌余邪

　推薦方薬：沙参麦冬湯（『温病条弁』）沙参 15，玉竹 10，冬桑葉 10，麦門冬 15，生扁豆 10，天花粉 10，生甘草６など。或いは同類の効能のある中成薬。

③脾胃虚弱

　臨床表現：食欲不振・食後に顕著に脘腹部が脹満・疲労・息が続かない・喋る元気がない・大便溏薄（緩く水様便気味）・舌苔胖苔白，脈緩弱。

　治法：補中益気・健脾和胃

　推薦方薬：補中益気湯（『脾胃論』）或いは人参帰脾湯　黄耆 15，人参（党参）15，白朮 10，炙甘草 10，当帰 10，陳皮６，升麻６，柴胡 12，生姜９片，大棗６枚など。回復期の腹脹・疲労などの主要症状を緩和する目的。或いは同類の効能がある中成薬。

２）重症・危重型患者の回復期

①痰熱阻肺

　臨床表現：咳で痰が多い・或いは色黄，咽に痰鳴音，呼吸促迫・発熱煩躁，或いは口渇，舌苔紅，苔黄或いは黄膩，脈数或いは滑数。

　治法：清肺化痰・化瘀通絡

　推薦方薬：千金葦茎湯（『金匱要略』）＋小陥胸湯（『傷寒論』）加減黄芩 15，法半夏 15，括楼皮 15，葦茎 30，薏苡仁 20，桃仁 15，冬瓜子 15，魚腥草 30，浙貝母 15，甘草６など。或いは同類の効能が

ある中成薬。肺部の炎症性滲出を減らし，呼吸困難の症状を緩和する目的。

②肺脾動喘

　臨床表現：悪寒・発熱・咳嗽・喘息・胸満・煩悶不安など。舌紅苔黄，脈数。

　治法：清熱化痰・宣肺平喘

　推薦方薬：人参平肺散（『医学発明』）加減　人参9，陳皮15，桑白皮15，知母15，炙甘草10，地骨皮15，五味子6（打砕），茯苓12，青皮12，天門冬12。或いは同類の効能がある中成薬。

③肺熱傷津

　臨床表現：口渇多飲・口や舌の乾燥・頻尿で尿量が多い・煩熱し多汗。舌辺尖紅，苔薄黄，脈洪数。

　治法：清熱潤肺・養陰生津

　推薦方薬：清燥救肺湯（『医門法律』）加減　冬桑葉10，桑白皮15，杏仁10，麦門冬12，阿膠珠10，枇杷葉10，沙参15，黒胡麻15，生石膏30（先下），石斛10など。或いは同類の効能がある中成薬。

④脾腎陽虚

　臨床表現：咳嗽気喘・白色でサラサラの痰で量が多い・畏寒肢冷・顔色が白い・疲れやすい・目眩・大便溏薄・舌淡苔白，脈沈弱或いは細緩。

　治法：益気健脾・温補腎陽

　推薦方薬：四君子湯（『和剤局方』）＋腎気丸（『金匱要略』）

2．中医理療によるリハビリ

2.1　穴位貼敷（写真155）

　方法：党参・炒白朮・白芥子を粉にして，生姜汁或いは蜂蜜を混ぜて糊状にする。天突・大椎・風門・肺兪（左右）・中府に，2時間に1回，毎日1回，7日間を1クール。皮膚反応を見ながら，貼る時間を調節する。

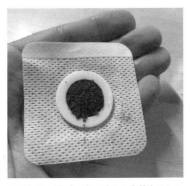

写真155　敷貼。中に詰める生薬をアレンジすることで様々な場面で活用されます。

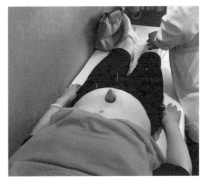

写真156　中国の臨床でも灸法と鍼刺の併用はよく行われています。

2.2　灸法（写真156）

選穴：神闕・気海・関元・大椎・肺兪（或いは風門）・膏肓。麦粒灸で，3〜5日に1回，5回を1クール。或いは艾条灸で，毎日1回，毎回5〜10分，皮膚が紅潮するぐらい。鍼刺と併用可。

2.3　鍼刺

取穴：肺兪・列欠・太淵・三陰交（いずれも瀉法）。腎兪・脾兪・足三里（いずれも補法）。咽喉痛の場合は少商・尺沢，熱証の場合は＋大椎・曲池・尺沢，痰熱鬱肺の場合は＋尺沢・曲池・天突，肺陰虧虚の場合は＋膏肓・太渓。実証は瀉法，虚証は補法または平補平瀉法。

2.4　耳穴圧豆

取穴：風渓・交感・神門・腹・胸・角窩中・腎上腺・咽喉・胃・十二指腸・小腸・大腸・腎・艇中・脾・心・気管・肺・三焦・内分泌など。王不留行の種を，0.7cm四方のシールの中心に貼り，経穴に貼敷する。毎日6回患者自身で押し，毎回10分程度。7日間を1クール。

2.5　推拿

取穴：少商・列欠・太淵・魚際・大椎・風門・天突・肺兪・脾兪・豊隆・足三里・命門・膻中など。穴位に対して，痛みや重みなどの感覚があるまで点圧・按揉する。

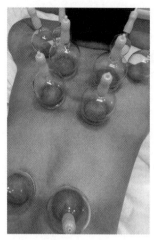

写真157　抜罐法。

2．6　抜罐（写真157）

取穴：大椎・風門・定喘・肺兪・脾兪・肺部の阿是穴（押したときに痛み・重み・痺れるような感覚がある部位，皮膚が変化している部位）。留罐は10分以内。

　この『新型コロナウイルス肺炎回復期中西医結合リハビリ指南（第1版）』では，心理的な問題への介入，家庭内でのリハビリ方法，飲食などについても言及されています。栄養面では良質な蛋白質の摂取を1日150〜200gとし，温かく柔らかめの食事，栄養価が高くて消化しやすい食材，料理方法も煮たり蒸したりするなどの工夫が必要とされています。穀物類やイモなどの根菜類は1日250〜400g，新鮮な野菜や果物は1日500〜700g。また水分をしっかりと補充し，1日1,500〜2,000ml程度の水や薄めの茶類を少量で回数を分けて飲用します。食材としては補気養陰・清肺化痰の効能があるものが推奨され，山薬・百合・蓮子・ナツメ・銀耳（白キクラゲ）・ナシ・レンコン・オオクログワイ・鴨肉・ダイコン・アヒル・陳皮・アスパラガス・蒲公英・ドクダミ・ハトムギなどが使われます。

中国の伝統的な功法のリハビリへの活用

　上海中医薬大学リハビリ医学のグループが，2020年3月に発表した『新型コロナウイルス肺炎の患者の機能回復のための中西医結合訓練指導建議』[9]では，中国の伝統的な功法の活用が取りあげられています。このなかで，中国の中医薬大学でも講座が設置されている気功は，調心・調息・調形（心：意識，息：呼吸，形：姿勢動作）のいわゆる三調を重

視し，比較的負担の少ない全身運動が行え，時間・空間・場所の制限が少なく，なかでも太極拳・六字訣・五禽戯・八段錦・易筋経などはとくに有名で，意念・呼吸・姿勢・動作などの調節を通じて，反復することで呼吸器疾患の回復に効果が確認されています[10]（写

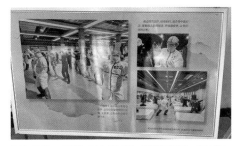

写真158　武漢江夏方艙医院（野戦病院）で実際に行われていた太極拳や八段錦。こうした運動は酸素消費量が少ないため，リハビリには好都合でした。

真158）。上海中医薬大学リハビリ学院の劉暁丹先生らのグループでは，六字訣・五禽戯・八段錦・易筋経の中から，肺や呼吸作用に効果のある動作を整理して養肺鍛錬の方法を開発しました。こうした運動は慢性呼吸器系疾患に対して改善効果があり，肺機能や運動能力を高め，QOLの向上や精神的な抑うつ状態改善にも役立つことが発表されています[11]。

武漢での取り組み

（1）康復驛站（リハビリステーション）

　退院患者のリハビリの重要性は，武漢入りしていた国家中医薬管理局の専門家チームのリーダーである仝小林院士より，早くも2020年2月上旬頃から指摘されていました。多くの患者が治癒後も食欲不振や倦怠感，息切れ，筋肉痛，動悸などの症状を訴えるため，いわゆる「余毒未清・正虚邪恋」の状態と考えられ，中医学による「未病を治す」対策の介入が検討されました。重症化した患者の場合，肺線維化による後遺症の問題もあります。そこで，武漢では2020年2月28日に『湖北省中医院COVID-19回復期中医リハビリ指導』が公表され，回復期の分類も従来の2種類から，正虚邪恋・肺脾気虚・気陰両虚・痰瘀阻絡の4種類に増やされました。当時の武漢市では，病院を退院できた患者も2週間の

隔離が求められ，隔離終了後の２回の PCR 検査が陰性でかつ症状がなくなってから帰宅できるという流れになっていました。したがって，この２週間隔離期間中に中医学を活用して，リハビリ分野で総合的に介入しようというわけです。

退院後２週間の隔離施設は「康復驛站（リハビリステーション）」と呼ばれ，武漢市内だけで 300 カ所設置され，ホテルや大学の寮なども活用されました。ここでは，患者一人ひとりの病状が登録され，血液検査・PCR 検査・肺部 CT を行って健康状態の評価が行われ，引き続き中医学を使った治療が継続されました。治療方法も多岐にわたっており，中医薬だけでなく鍼灸や太極拳，各種体操・経穴推拿・刮痧・抜罐・耳穴圧豆なども行われました。

肺線維化に関しては，ウイルス性間質性肺炎研究の専門家である吉林省の長春中医薬大学附属医院肺病科主任の王壇教授が，中医学を活用したリハビリ功法を考案し，肺機能の回復のために武漢の雷神山医院でも実践していました。

新型コロナでは，症状が改善し，PCR 検査が陰性になって退院基準をクリアできても完全治癒までの道のりが長いといわれています。とくに心理的な問題を抱えている人が多く，再発や後遺症への不安など心理的な問題の解決はとても重要で，今後も精神科医だけでなく，中医学を介入させた総合的な取り組みが求められていくと思います。武漢で最も大きな康復驛站は武漢市長江新城にあり，2020 年 3 月 3 日から同年 4 月 14 日まで累計 1,419 名の病院退院者が健康観察を受けていました [12]。

（2）湖北省中医院でのリハビリ外来の試み

2020 年 3 月 5 日，武漢の状況がひと段落してきた頃，湖北省中医院光谷院区で中国で初めてとなる新型コロナウイルス肺炎治癒後のリハビリ外来が開設されました。感染が一気に拡大した武漢では，康復驛站における隔離が終了した回復者の数も多くなり，こうした回復した市民の健康や精神面のケアが必要とされました。そのため，中国科学院の全

小林院士らの専門家が中心となって，専門的多職チーム（MDT：multi-disciplinary team）によるリハビリ外来の設置となりました。ここでは呼吸器・感染症・精神心理・鍼灸などを専門とする医師が配置され，肺機能の評価や心理カウンセリング室，鍼灸・推拿などの中医特色治療室なども設置されました。また中医学に関しては，中医薬の処方・中医治療術の指導・リハビリ鍛錬・飲食指導・心理問題など，一人ひとりに合わせた治療案が作成されました [13]。こういったリハビリでも，中医学が広範囲で活用されていました。

　このように，中国各地で新型コロナから回復した患者をフォローする仕組みが徐々に構築されてきました。また，こうした外来は感染症外来の基準で設計され，患者のスマートフォンアプリと連携しながらオンラインによるフォローも一部で実現しています。

　中国では現在，市中感染者も海外輸入確定例も，感染者のほとんどは亡くなることなく回復しています。重症化するケースも随分減りました。また，新規の市中感染者数が散発的になり，限りなくゼロに近づいてきても，海外からやって来て集中隔離された人たちの中から現れる輸入確定例は毎日続くため，今後はこうした感染者の回復後のサポートも引き続き重要になります。重症化が少ないということは，患者の回復にも非常に有利に働きます。

　大部分の感染者が回復する一方で，毎日の新規感染者がほぼゼロに近づいても，一般市民の生活ではまだまだ警戒が続きます。上海でも巷でも「防疫三セット（マスク・ソーシャルディスタンス・個人の衛生強化）」と「まだ続く防護のための５つのポイント（マスク・ソーシャルディスタンス・咳やクシャミは口を塞ぐ・手をしっかりと洗う・窓はできるだけ開ける」のポスターを至るところで見かけます（**写真159**）。こうした対策はまだまだ継続されることでしょう。

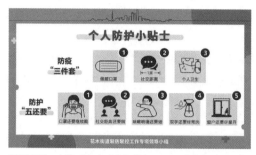

写真159　上海でも広くPRされている「防疫三セット」と「防護のための5つのポイント」のポスター。新規感染者が出なくなっても，8割以上の市民がワクチン接種を終えても，対策は同じです。

〔引用文献〕

1 ）Lixue Huang er al：1-year outcomes in hospital survivors with COVID-19: a longitudinal cohort study．Lancet 398：2021（https://doi.org/10.1016/S0140-6736(21)01755-4）

2 ）Jingrong Weng et al：Gastrointestinal sequelae 90 days after discharge for COVID-19. Lancet Gastroenterol Hepatol 6(5)：344-346，2021（https://doi.org/10.1016/S2468-1253(21)00076-5）

3 ）“出院后，这是我第一次踏进医院”上海将为新冠肺炎康复人员建长期健康档案. 新民晚报官方帐号（2020.2.21）（https://baijiahao.baidu.com/s?id=1659114166205034478&wfr=spider&for=pc）

4 ）全国首个新冠科成立，以上海公卫中心应急医护梯队人员为班底．中国生物技术网（2020.12.27）（https://xw.qq.com/cmsid/20201227A08UAE00）

5 ）国家卫生健康委员会办公厅　国家中医药管理局办公室：关于印发新型冠状病毒肺炎恢复期中医康复指导建议（试行）的通知．（2020.2.2）（http://www.gov.cn/zhengce/zhengceku/2020-02/24/content_5482544.htm）

6 ）湖北出台中西医康复诊疗方案．健康报（2020.3.17）（http://www.satcm.gov.cn/xinxifabu/meitibaodao/2020-03-17/14013.html）

7 ）中国康复医学会：关于印发《新型冠状病毒肺炎远程康复工作指导意见》的通知.（2020.3.21）（https://m.thepaper.cn/baijiahao_6631175）

8 ）中华中医药学会 中国康复医学会：新型冠状病毒肺炎恢复期中西医结合 康复指南（第一版）．天津中医：484-488，2020

9 ）刘晓丹ほか：新型冠状病毒肺炎患者功能恢复的 中西医结合康复训练指导建议. 上海中医药杂志：9-12，2020

10）吴卫兵など：运动养肺处方对老年慢性阻塞性肺疾病 康复的影响．中国老年学杂

志：1-12，2014

11）Shi-Jie Liu et al：Mind-body（Baduanjin) exercise prescription for chronic obstructive pulmonary disease: a systematic review with meta-analysis．Int J Environ Res Public Health 15(9)：1830，2018

12）好消息！武汉规模最大康复驿站关闭．央视新闻（2020.4.14）（https://m.gmw.cn/2020 -04/14/content_1301143226.htm）

13）张清ほか：新型冠状病毒肺炎康复门诊建设策略探索．中国医院管理：40-42，2020

第4章

デルタ株と戦う中医学

　中国では 2021 年 7 月 20 日に南京でデルタ株によるクラスターが発生し，その後，中国各地で 16 省まで拡大し，合計 1,200 人以上の感染者が発生しました。ウイルスのゲノム解析からモスクワ発江蘇南京着の便が感染源とみられ，これまで比較的抑え込まれていた中国でも，今回は 2020 年春の武漢に次ぐ規模の感染拡大となりました。その後，必死の対策が進められた結果，8 月 27 日以降中国全土で新規市中感染者はほぼゼロになり，江蘇省では南京 235 例，淮安 12 例，揚州 570 例，宿遷 3 例と合計 820 例の感染者[1] が出ましたが，9 月 13 日には全員退院し，死者も出ませんでした。また 2021 年 9 月 10 日には福建省でシンガポール輸入例からのデルタ株クラスターが発生し，再び厦門や莆田などでロックダウンの体制に入りましたが，累計確定例 468 例，死亡例 0 例で 10 月 7 日に福建省全域で低リスクエリアが実現しました[2][3]。福建省のケースでも中医学もしくは中西医結合による治療が積極的に活用されており，重篤患者も無事回復し 1 カ月弱で収束したことになります[4]。

　ここでは，世界中で猛威を振るい，中国でも各地で感染が広がったデルタ株に関して中医学の取り組みを紹介します。

　基本的に，今後どのような変異株が出現しても，新型コロナ対策の原則は常に同じです。頻繁に定期 PCR 検査を行って感染者を見つけ出し，疫学調査から濃厚接触者と濃厚接触者の濃厚接触者（2 次濃厚接触者）を探し出して隔離し，その分布を分析することで高・中リスクエリアを定め，さらにリスクエリア内全員を頻回に PCR 検査し，連続 2 週間感染者ゼロが達成できたら低リスクとなり日常生活に戻ります。一方で，

治療に関しては「早期発見・早期報告・早期隔離・早期治療」が基本で，無症状・軽症も含め，PCR陽性になれば100%隔離治療し，症状が改善し，画像診断も明らかに改善し，24時間あけた2回のPCR検査が陰性になるまで陰圧式の隔離病棟から退院できません。また，退院後も医学観察とPCR検査が続きます。中国では完全に治癒するまで非常に長い時間がかけられています。少しでも早く退院できるように，中医学の積極的な活用が試みられていました（写真160）。

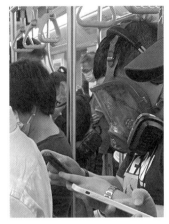

写真160　2021年9月頃の上海地下鉄。マスクを着けなければ地下鉄に乗れませんが，防毒マスクをしている乗客もたまに見かけます。デルタ株対策ですね。ちなみに上海では新規市中感染者はほぼゼロです。

デルタ株の特徴

デルタ株は，2020年9月にインドで発見され，2021年5月にWHOが懸念すべき変異株と指定し，徐々に従来株と違う様々な特性が明らかになってきました。中国の研究でも，ウイルスへの暴露から陽性になるまでの期間が，従来株の6日間に対して，デルタ株では4日間と短くなり，最初に検出されたときのウイルス量が従来株の1,200倍あり，かつ増殖速度が速く，感染初期から感染性が高いといわれています[5]。実際に，今回はトイレの出入り口ですれ違っただけで感染したケースや，エスカレーターの手すりから接触感染したケース，駅のコンコース待合室などで感染したケースなどが中国各地のCDC（疾病予防コントロールセンター）の追跡調査で明らかになっています。また，江蘇省揚州では高齢者がよく集る雀荘やトランプゲームを楽しむ娯楽施設などもクラスターの発生源になっており，これまで中国で散発的に発生していた症例とは明らかに状況が異なっていました。

　広東省にある中山大学附属第一医院重症医学科の管向東主任によると，広東省広州で発生したデルタ株のクラスターに関して，①潜伏期間が短く感染後1週間以内で発症，②患者が発症後，重症型や危重型に悪化する比率が，従来型より高くその割合は 10 〜 12% 相当，③ PCR 検査時の Ct 値（増幅に必要なサイクル数。Ct 値が低いほどウイルス量が多い）が低く体内のウイルス量が多い，④ウイルス量が多いため PCR 検査で陰性になるまでに時間がかかる，などの特徴を挙げています[6]。

中国で行われたデルタ株対策のポイント

　こうした特性を有するデルタ株ですが，中国では従来通りの「早期発見・早期報告・早期隔離・早期治療」の方針と，ワクチン接種のさらなる普及，そして中医薬を活用した中西医結合方式治療の徹底で対策を行っていました。とくに，全市民への PCR 検査を強化し，1 〜 2 日に1 回の PCR 検査，感染源の発見と感染ルートの解明，これまでの中・高リスクエリアの設定以外にも，より範囲を広げた封鎖管理コントロール重点区域を設定し，市民の行動範囲を制限して蔓延防止に力を入れていました。またクラスターの発生源となった南京禄口国際空港の消毒も徹底的に行われました。

　江蘇省では 7 月 27 日に『集中隔離地点における中医薬による防治強化についての通知』が出され，PCR 検査で陽性ではなく，濃厚接触者として集中隔離されている人員に対して清肺排毒湯（詳細は第 5 章）の処方が出されました。この場合の処方は規定量の半分で計算され，また入院患者に対しても清肺排毒湯が中心となり，重症者に対しては中医薬の専門家によって一人一処方の個別処方が出されました。濃厚接触者でほぼ 95%，入院患者でほぼ 100% が中医薬を使用したと報告されています。一方で，同じく海外輸入例からデルタ株の感染拡大が進んだ河南省鄭州でも，集中隔離されている人たちへの中医薬使用が推奨され，こちらでは清肺排毒湯のほかに神朮散加減も使われ，清肺排毒湯に関しては

規定量の半分を集中隔離されている人たちに配りました[7]。河南省にしろ，江蘇省にしろ，この南京禄口国際空港から始まったクラスターでは，デルタ株によって重症化した患者も全員回復し，死者が出ていないことは特筆すべきことだと思います。

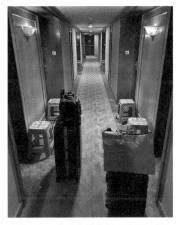

写真161　集中隔離施設の廊下。外に置いてあるプラスチック椅子に食事が運ばれて置かれます。定期的に廊下の消毒も行われます。

その他，デルタ株対策としては，濃厚接触者の定義も見直されました[8]。従来は，発病２日前から一緒にいた家族や職場仲間，１メートル以内での食事・会議などが対象でしたが，デルタ株対策として，発病４日前から，同じ空間・同じ職場・同じ建物にいた場合を濃厚接触者として隔離しました。さらに，濃厚接触者の濃厚接触者（２次濃厚接触者）の集中隔離も強化されました。こうした濃厚接触者にも，PCR検査で陽性になる前から予防的に中医薬の服用が行われていました（写真161）。

中医学でのデルタ株対策

デルタ株に対する中医学の治療は，2021年5月21日に広州でクラスターが発生したときから，中国では中医学の活用が再度注目され，メディアでも多数取りあげられました。たとえば，広州中医薬大学の張忠徳副学長はSARSが流行した頃から中医学の呼吸器科専門家として重症疾患の中西医結合治療にあたってこられ，ご本人も一度SARSに感染されていますが，その張副学長は，広州で発生した重症例に関しては早い段階から扶正を行うことの重要性を強調しました。重症例の場合，早い段階で気虚の症状が見られ，極度の怠さ・食欲不振・呼吸に力が入らな

い・舌苔黄厚膩などが見られたためで，西洋参や人参が活用されました。人工呼吸器やECMOを使用すると同時に，中医薬も活用して，その結果，1例のECMO使用の重篤患者がECMOを外すことに成功し，3例の人工呼吸器使用例も抜管に成功し，57例の重症化傾向にあった患者を回復させることができ，非常に貴重な経験を積んだと語っています。実際，広州では重症化率15％ともいわれたデルタ株でも死者が出ていません。江蘇省の症例でも人工呼吸器を使った症例で，腹脹・便秘など胃腸症状が顕著であったため，大承気湯を使って通腑させ症状の改善に成功しました。中医学のこうした作用は，西洋医師にも広く認知されるようになりました[9]。

　広州のような高温多湿エリアにおける病機は，暑湿化熱・疫毒侵肺・元気大虚とされ，湿毒による影響が大きいと考えられました。また，8割以上で高熱が見られ，重症化する速さも従来株の7～9日より短い3.3日程度で，場合によっては24時間以内に人工呼吸器などを使用する重症例になってしまうこともあったようです[10]。とくに，48時間高熱が下がらない患者に対しては重症化リスクが高まるため，清熱解暑以外に安宮牛黄丸も使われました。体温が38.5℃以上の場合は1日2包の湯液を1日4回6時間おきに服用し，さらに安宮牛黄丸を1回半錠1日4回湯液と同時に服用します。また体温が38.5℃以下の場合は，安宮牛黄丸を1回半錠1日2回服用します[11]。

　また，広州市の新型コロナ患者入院指定病院となっている広州医科大学附属第八人民医院の蔡彦平首席専門家によると，デルタ株の軽症～普通型（日本の中等症II程度）に対しては，抗ウイルス剤の使用を止め，中医薬を中心とした治療で対応したといいます[12]。広東省では9割以上の症例で中医薬と西洋医学の併用治療が行われました。

　また，広東省では2020年春頃から広州医科大学附属第八人民医院中医科の譚行華主任らのグループがSARSにおける経験を活かし，広東省薬品監督局が緊急承認した透解祛瘟顆粒（肺炎一号方）を使用しています。本方のおもな成分は，連翹・山慈姑・金銀花・黄芩・大青葉・柴胡・

青蒿・蟬退・前胡・川貝母・浙貝母・茯苓・烏梅・玄参・太子参などで，おもな効能は清熱解毒・透表疏風・益気養陰などとなっています[13]。この処方は，広東省薬品監督管理局の通知によると，50 例の軽症の確定例に対して 1 週間の臨床観察を行ったところ，全員の体温が正常になり，50% で咳が消失，52.4% で咽頭痛が消失，69.6% で疲労感が改善したとのことで，軽症と疑似例に対する使用が認められました[14]。中医薬を使うことで，症状を改善させ，免疫の働きを高め，肺の炎症程度を軽減させることが目的です。

　譚行華主任らのグループは，今回，広州市のケースで最初に見つかった G さん（75 歳・女性）の治療を担当しました。この G さんもずっと中医薬を服用していました。ただ，デルタ株の特徴としてウイルス量がなかなか下がらず，精神的にも肉体的にも調子が良かったのに Ct 値が20 前後で推移し，Ct 値が 40 以上になるまで相当時間を要しました。従来株なら 9 ～ 10 日で PCR 検査が陰性になりますが，デルタ株では一般にそれ以上の時間を要したようです。回復期に入った G さんは，病院スタッフと一緒に八段錦などを練習して体力の回復と免疫力の増強をはかり，第八人民医院では G さんのような年長者に対しては，太子参・茯苓・麦門冬・五味子などを使って滋陰健脾させる肉スープを作って滋養強壮に努めました[15]。

　こうした防疫対策と中西医結合治療の結果，広州市では 2021 年 6 月 26日に 2 週間連続で新規感染者ゼロを達成し，ついに全域が低リスクエリアになりました。およそ 1 カ月余りで収束できたことになります。また広州のデルタ株のクラスターでも死者はゼロでした。

　張忠徳副学長は，今度は江蘇省南京へも派遣され，南京・揚州で発生したデルタ株患者の治療にあたりました。2021 年 8 月初めに，国家中医薬管理局が中心となって，20 名余りの専門家が広東省広州市・雲南省瑞麗市・江蘇省南京などのデルタ株への対応を討論し，デルタ株でも核心となる病機は変わらず，『新型コロナウイルス肺炎診療方案（試行第 8 版　修訂版)』で対応できると結論づけられています[16]。基本的に，

江蘇省におけるデルタ株への治療でも，「三薬三方」が中心になりますが，高熱が続く場合は，「三方」の量を増やしたり，安宮牛黄丸・羚羊角粉・紫雪散を使ったり，高齢者の感染者が多かったという特徴から，扶正も重視され，気虚型では独参湯，気虚＋陽虚型では参附湯，陽虚では四逆湯も併用されました。便秘の場合は，大承気湯の内服か灌腸も行われました。咳嗽・気喘・胸悶の患者に対しては宣肺透邪も重視されたようです。基本的に「一人一方（一人ひとりの症状に合わせ処方）」できめ細かい中医薬処方が出されました。

　2021年10月中旬頃から始まった内モンゴル・甘粛省・陝西省などを発端に中国各地へ拡大したクラスターでは，中国西北内陸エリアで紅葉を楽しむ高齢者を中心とした行楽客グループの感染が発端でした。ゲノム解析から，ウイルスは海外輸入由来のデルタ株で，モンゴルと接する内モンゴル自治区が感染源と考えられています[17]。

　そこで，甘粛省蘭州には国務院から専門家として広東省中医院の張忠徳副院長が再び派遣されました。張忠徳副院長は，2021年に入ってからも1月の河北省邢台，3月の雲南省瑞麗，5月の遼寧省営口，5月末にいったん広東省に戻ると今度は6月に広東省広州での対応，7月は再び雲南省瑞麗と江蘇省南京，9月は福建省厦門，10月は甘粛省蘭州と，2020年1月24日の武漢行きからカウントすれば合計9回目の派遣となっており，中国各地で西洋医学の治療だけでなく，中医薬治療での介入を積極的に行ってきました。甘粛省蘭州のこの晩秋時期の気候はすでに乾燥が著しく，最低気温は氷点下10℃前後，最高気温も一桁の厳しい寒さになっており，同じデルタ株感染でも広東省など南方とは症状の傾向が明らかに違うとのことでした[18]。報道によると，発熱患者が少ない一方で，咽の渇き・空咳など燥熱の症状を訴える人が多く，頭痛・関節痛・鼻水など風寒型の症状もみられたとのことでした。燥寒対策が治療のポイントとなり，同時に滋陰・補気・扶正・袪寒が重要視され，玉竹・麦門冬・沙参・芦根などが適宜使われたようです。また高齢者が多く，重症者の9割は基礎疾患持ちとのことでした。発熱患者には中医

薬を活用することで大部分の症例で 36 〜 48 時間以内の解熱に成功しているようです。

上海市の対策

　上海市では，2021 年 8 月に上海浦東国際空港や海外輸入例関連のデルタ株感染者が発生しました。2021 年 9 月現在，市中感染者はまだ数名が入院治療中ですが，大きなクラスターは発生していません。上海の生活は公共交通機関などでマスクを徹底し，ワクチン接種をすすめ（上海市の全人口でのワクチン接種率は 2021 年 8 月 17 日現在 77.18%， 18 歳以上のワクチン接種完了率は 85%， 9 月は引き続き 12 歳〜 17 歳への接種継続中[19]，10 月末からは 6 〜 11 歳への接種も開始），警戒しながら通常の日常生活を送る段階になっています。一般的な会食や大型のイベントも行われています（**写真162**）。

　上海市では市中感染者はほとんど発見されていませんが，海外からの輸入確定例は日々出ており，中医薬をできるだけ活用し，軽症者全体に中医薬を使い，「重症者には一人一処方の個別処方」を原則に，海外からの輸入確定例の場合でも中華系には 100% 中医薬を，それ以外の外国籍でも 30% で中医薬を服用しているようです。一方で，八段錦など中医学の特色ある鍛錬方式も取り入れ，患者の肺機能や心身の回復に活用し，上海の中医学の流派でもある「海派中医」の特徴を採り入れていました[20]。

　2021 年 8 月 1 日に上海市中医薬学会・上海中医薬大

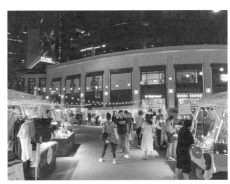

写真162　上海市内では夜店なども復活。2021 年 6 月頃。

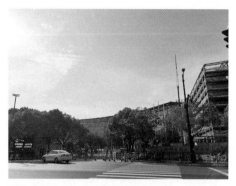

写真163　上海中医薬大学附属曙光医院

学附属曙光医院は『中医薬で外感疫病（呼吸器疾患）の予防指南（夏版）』を公表し，市民に対し中医学を活用した予防対策を呼びかけています。とくに中医学の内服薬に関しては，一般者・虚弱者・重点人員・児童の４類に分けて対策が考えられています。さらに上海市では 1988 年に貝が原因で A 型肝炎が大流行して上海市内で 34 万人が感染し，A 型肝炎流行の感染者数では世界記録になったという経験があります[21]。このときも中医薬が処方されましたが，大量に処方する必要があり，大鍋で煎じるやり方が採られました。今回も大鍋で煎じる予防処方が紹介されています。これらは新型コロナ対策に特化したものというより，呼吸器感染症全般に応用される処方と考えられています。中国において中医学を活用した新型コロナ対策は，これからもまだまだ続きます（**写真163**）。

『中医薬で外感疫病（呼吸器疾患）の予防指南（夏版）』[22]

１．中薬内服予防方案

（１）一般者向け

組成：生黄耆 15，芦根 15（新鮮），荷葉 6，藿香 6（後下），蘇葉 6，薄荷 3

用法：毎日１包，煎じ。１回 100cc で１日２回。３〜５日連続服用し，２〜３日休薬。その後状況をみて服用。

対象：一般向けの予防。

（２）虚弱者向け

組成：生黄耆 15，芦根 15（新鮮），蒼朮 9，知母 9，荷葉 6，藿香 6

（後下），蘇葉9，薄荷3，陳皮6，生甘草9

用法：毎日1包，煎じ。1回100ccで1日2回。3〜5日連続服用し，2〜3日休薬。その後状況をみて服用。

対象：高齢者，慢性基礎疾患があるなど虚弱体質な人向けの予防。

（3）重点人員向け

組成：生黄耆15，芦根15（新鮮），蒼朮9，知母15，連翹6，荷葉6，藿香6（後下），蘇葉6，薄荷6，桔梗6，陳皮6，生甘草9

用法：毎日1包，煎じ。1回100ccで1日2回。3〜5日連続服用し，2〜3日休薬。その後状況をみて服用。

対象：濃厚接触者など重点人員向け。

（4）児童向け

組成：太子参9，蒼朮6，芦根9（新鮮），金銀花6，荷葉6，藿香6（後下）

用法：毎日1包，煎じ。1回100ccで1日2回。3〜5日連続服用し，2〜3日休薬。その後状況をみて服用。

対象：虚弱体質な児童向け。

【大鍋処方】

清暑益気　扶正解毒

組成：生黄耆1,000，防風600，蒼朮600，芦根1,500，板藍根900，連翹600，知母600，荷葉600，藿香300（後下），薄荷600，烏梅100，生甘草600

用法：水20Lを大鍋で煎じる。1回100人分，1回100ccを必要に応じて増減。

対象：標本兼顧した処方のため，一般者向けとして服用可能。

【代茶飲処方】（写真164）

桑葉菊花茶

組成：桑葉3，菊花3，薄荷3，橘皮3，芦根10

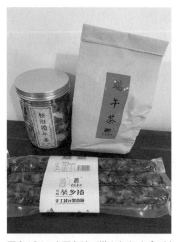

写真164　中国各地で様々なタイプの刻み生薬をブレンドしたお茶が飲まれています。写真は浙江省麗水の端午茶。こうしたお茶のことを「代茶飲」といいます。

用法：毎日1剤，熱湯に浸してお茶として飲用。

【大鍋感冒予防処方】
清暑益気　扶正解毒
組成：生黄耆1,000，防風600，蒼朮600，芦根1,500，板藍根900，連翹600，知母600，荷葉600，藿香300（後下），薄荷600，烏梅100，生甘草600
用法：水20Lを大鍋で煎じる。1回100人分，1回100ccを必要に応じて増減。
対象：標本兼顧した処方のため，一般者向けとして服用可能。

2．中医外治予防方案

（1）穴位貼敷法

取穴：天突・大椎・膏肓（左右）・肺兪（左右）など。
用法：温陽散寒作用のある薬餅を作り，穴位の上にテープなどで固定する。1回4～6時間程度，毎週2回。12回を1クールとする。寒がりで感染しやすい人に。
　（筆者注：薬餅は三伏貼や三九貼のときに生薬を粉にして作られます。筆者は麻黄・白芥子・桂枝・細辛などを使って生姜汁を混ぜ込みます）

（2）耳穴貼圧法

取穴：肺・脾・腎上腺・内分泌など，左右。
用法：75%のアルコールで耳廓を消毒し，王不留行の種を0.5×0.5cmのテープに貼り，耳穴に貼る。手で押すことで，耳穴に痛みが感じる程度に押す。毎日3～4回，1回3～5分。3日後に交換し，両耳を交替さ

せて押す。毎週2回，8回を1クール。

（3）穴位按摩法

取穴：足三里（左右）・三陰交（左右）・
合谷（左右）・中脘・関元など。

用法：両手親指，もしくは両手人差
し指で，穴位を押す。ゆっくりと力を
入れていき，脹痛（得気）を感じた
らそのまま30秒持続。同時に軽く柔
らかく円状に按揉36回。毎日1回。

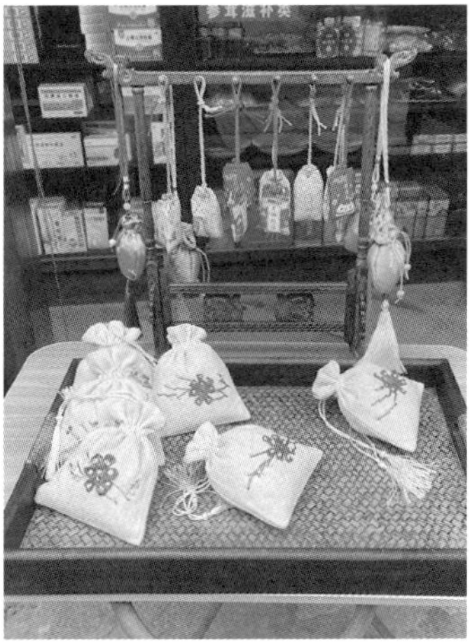

（4）燻蒸法

写真165　中国各地の伝統的な中医薬
局では香嚢にも様々な処方があります。

組成：藿香30，艾葉30，白芷15，
石菖蒲15，薄荷15

用法：上記薬物を煮て1,000mlの薬液にし，超音波噴霧器を使い，窓を
閉めて30分部屋を燻蒸する。1日1〜2回。一般に面積20〜30m^{2}で
1台の超音波噴霧器を設置し，燻蒸終了後窓を開ける。

（5）香嚢（香り袋）法（写真165）

組成：藿香・艾葉・石菖蒲・蒼朮・白芷・八角

用法：上記を等分に粉末にして混ぜ，各布袋に10〜30g入れて室内や
人が密集する場所に置いたり，体に身につける。芳香辟穢の効能。

3．自宅での中医学的予防法

（1）節度ある飲食

　消化しやすくあっさりとしたもので，栄養のバランスを考え，十分に
火を通す。また中医学的体質から薬食同源の食材を選ぶ。たとえば西瓜
翠衣（スイカの緑の皮）・大根・山薬・糸瓜・冬瓜・薏苡仁・藿香・菊花・
荷葉など。

①薬膳

　銀耳雪梨百合の濃厚スープ

　組成：銀耳・雪梨・百合根・橘皮・氷砂糖

　用法：銀耳（白キクラゲ）を温水に 20 分間浸け，銀耳の根を除去し，小さくちぎる。雪梨の皮や芯を取り除き，細かく切る。百合根はバラバラにする。橘皮は少々。下ごしらえした材料を鍋に入れ，適量の水を入れて，沸騰させる。その後，弱火にして 20 分煮る。スープが煮詰まってきてややドロっとしてきたら，再び強火にして氷砂糖を適量入れ，溶けたら完成。温めても，冷ましても食べることができる。毎週 3 回程度。

②茶飲

　桑葉菊花茶

　組成：桑葉 3 ，菊花 3 ，薄荷 3 ，橘皮 3 ，芦根 10

　用法：毎日 1 剤，熱湯に浸してお茶として飲用。

（2）規則正しい生活

　規則正しい生活を送り，睡眠時間を十分にとり，早起きを心がける。気候の変化に合わせて，衣類や室内の温度に気をつける。防寒保温にも気を配り，二十四節気の保健養生に注意（拙著『中医養生のすすめ』東洋学術出版社にも詳しく紹介）。人混みを避ける。

（3）疲れすぎないこと

　運動と休憩を適度にとり，八段錦・太極拳・五禽戯・六字訣・瞑想など，自分にあった鍛練方法を行う。

（4）情志を穏やかに

　イライラしたり怒ったりせず，情緒を安定させる。自然の規則に則り，外向的に，外で起こっていることに関心を持ち，気の動きを宣暢し，うまく発散させる。

【注意事項】

（1）2021年夏向けの処方。

（2）中医学による「未病を治す」防疫対策以外にも，マスクの着用・ソーシャルディスタンス・手洗い・換気などの対策も励行すること。

（3）高齢者・児童・慢性疾患を有する患者・脾胃虚弱の場合は，医師の指導のもと量を調節すること。

（4）予防処方は長期服用せず，まずは3〜5日程度から開始すること。

（5）服用中に体調不良になった場合は服用を止めて医師・薬剤師に相談すること。

（6）上記薬物のアレルギーがある人は禁止。アレルギー体質の人は服用に注意。

（7）妊婦の服用は慎重に行うこと。

（8）自分で勝手に状況判断せず，医師・薬剤師と相談してから処方してもらうこと。

甘粛省の対策

2021年10月21日に『甘粛省中医薬予防新冠肺炎方（2021年版）』[23]が甘粛省衛生健康委員会から発表されました。これは，甘粛省で秋以降に発生した感染者と，甘粛省の乾燥かつ厳寒エリアであるという地域性から，甘粛省と国から派遣された国家医療救治指導チームの中医学の専門家によって考案されたものです。

1．岐黄避瘟方：一般的な予防用として医療関係者・外来・入院患者向け

組成：黄耆15，防風9，麩炒白朮15，連翹10，貫衆6，芦根9，沙参15，生姜6

効能：益気固表・潤燥解毒

適用：虚弱で感染しやすい人。

禁忌：妊婦は慎重に，児童は半量。

2．宣肺化濁湯：デルタ株の濃厚接触者・2次濃厚接触者・軽症者

組成：蜜麻黄6，連翹15，前胡9，法半夏12，麩炒蒼朮12，広藿香6，
　　　羌活9，酒大黄6，陳皮6，黄芩6

効能：宣肺透邪・清熱化濁

適用：濃厚接触者など。

禁忌：妊婦は慎重に，児童は半量。

　このように中国においては新型コロナの治療に対して，中医薬が積極的に活用されたのは紛れもない事実です。変異株へも十分に対応できているようです。一方で，日本にもせっかく日本漢方（和漢）があるのに，少なくとも2021年10月現在ではメディアにすら漢方薬の活用がほとんど登場しないこととはきわめて対照的に感じました。

　中国では早期発見・早期報告・早期隔離・早期治療と中西医結合が重要視され，国の定める中医薬による診療方案も改訂を重ねるうちに完成度が高まっています。患者の症状改善だけでなく，重症化を抑え，市民が抱く疾患に対する恐怖感や焦燥感を和らげるのにも役立っていることを私もこの目で見てきました。そして，何よりも張伯礼院士が武漢の江夏方艙医院（野戦病院）で行った軽症者を対象とした中医学による総合治療や，全小林院士が行った「武昌モデル」と呼ばれた中医薬を大規模に発熱者・疑似例・確定例などに配布した経験，そしていま現在でも実際に使われ，治療において非常に大きな成果をあげている「三薬三方」の開発などといった重要な試みが，実際に実行に移されたことは非常に意義あることでした [24) 25)]。

　今後，中国における実績を検証することで，新型コロナに対する中西医結合の成果がより明確となり，中医学の活用が世界に向けて発信されていくことが期待されます。

〔引用文献〕

1）江蘇本土確診病例清零：7月20日以来累計820例均已出院. 健康江蘇（2021.9. 14）（https://m.thepaper.cn/newsDetail_forward_14492631）

2）福建本輪疫情中高風険区"清零". 中国新聞網（2021.10.8）（https://baijiahao.baidu. com/s?id=1713051079636787264&wfr=spider&for=pc）

3）可喜可賀！福建全域中高風険地区清零, 疫情防控取得階段性勝利. 魯南資訊（2021. 10.7）（https://baijiahao.baidu.com/s?id=1712961369140550004&wfr=spider&for=pc）

4）中華中医薬学会：福建厦門聯防聯控機制救治組専家：確診病例採取中医或中西医 結合治療.（2021.9.26）（https://m.thepaper.cn/baijiahao_14676842）

5）Baisheng Li et al：Viral infection and transmission in a large well-traced outbreak caused by the Delta SARS-CoV-2 variant. medRxiv, 2021（https://doi.org/10.1101/2021 .07.07.21260122）

6）广州戦"疫"中医薬再発力. 中国中医薬報（2021.6.16）（http://www.cntcm.com.cn/ news.html?aid=172664）

7）借鑑河北抗疫経験！江蘇、河南全過程全人群推广使用中医薬. 中国中医薬報（2021. 8.16）（https://new.qq.com/rain/a/20210816A0783O00）

8）鐘南山：対応"徳尔塔"毒株, 以前的"密切接触者"概念要改変了. 澎湃新聞（2021. 7.28）（https://www.thepaper.cn/newsDetail_forward_13793966）

9）广州：中西医協同力戦"徳尔塔". 中国中医薬報（2021.6.28）（http://www.cntcm.com. cn/news.html?aid=173653）

10）徳尔塔病毒感染后高熱増多！張忠德：已找到核心病機. 人民資訊（2021.6.27）（https: //baijiahao.baidu.com/s?id=1703735221829185947&wfr=spider&for=pc）

11）广州新冠疫情感染者発熱比例超過80％！中医薬治療再出"奇招". 毎日健康事 （2021.5.21）（https://xw.qq.com/cmsid/20210629A0883E00）

12）已収治普通型患者以中医治療為主. 光明網（2021.6.4）（https://m.gmw.cn/baijia/ 2021-06/04/1302339700.html）

13）饒鴻宇：基于網絡薬理学和分子対接法掲示透解祛瘟顆粒防治新冠肺炎的活性成 分及作用機制. 薬学研究：705-713, 2020

14）"肺炎1号"已獲批院内制剤, 但不可用于予防. 广州日報（2020.2.5）（https:// baijiahao.baidu.com/s?id=1657685548113202596&wfr=spider&for=pc）

15）張華：市八医院中医科主任譚行華："肺炎一号方"治療軽型和普通型患者 目前観 察療効与之前一致. 羊城晩報（2021.6.4）

16）【専訪"徳叔"】交鋒"徳尔塔", 中医薬応対有策！ 中国中医薬報官方号（2021.8.19） （https://www.sohu.com/a/484286957_121124570）

17）319人！"旅行団疫情"病例関係図更新. 北京日報（2021.10.30）（https://c.m.163. com/news/a/GNHP7PPA0001899O.html?spss=newsapp）

18）「疫情防控 甘粛在行動」積極探索中医方案 開展中西医聯合治療——訪国務院応対 新型冠状病毒肺炎疫情聯防聯控機制医療救治組専家張忠徳教授. 毎日甘粛（2021.

10.27）（https://baijiahao.baidu.com/s?id=1714730468521797393&wfr=spider&for=pc）

19）疫苗接种突破 21 亿剂次，已连续 9 天日均接种超 1000 万剂次．健康时报（2021.
9.5）（https://new.qq.com/rain/a/20210905A0686400）

20）上海制定推广新冠中医药预防方案，四类人群分类内服预防方，还明晰了居家防护.
上海中医药报（2021.9.3）

21）我抗疫：那年，病例 34 万的上海甲肝大流行，又是如何扛过来的．（2020.1.29）
（https://baijiahao.baidu.com/s?id=1657053148049559214&wfr=spider&for=pc）

22）上海市中医药学会：中医药预防外感疫病（呼吸道传染病）指南（夏季版）．（2021.
8.1）（https://mp.weixin.qq.com/s/3DtAfGre_Wqs98ACmWrWgA）

23）疫情防控：最新！甘肃省中医药预防新冠肺炎方（2021 版）来了．平凉发布（2021.
10.21）（https://m.thepaper.cn/baijiahao_15108827）

24）Kaixian Chen et al：Traditional Chinese medicine for combating COVID-19．Frontiers
of Medicine：529-532，2020

25）Liqiang Ni et al：Combating COVID-19 with integrated traditional Chinese and Western
medicine in China．Acta Pharm Sin B 10(7)：1149-1162，2020

『新型コロナウイルス肺炎診療方案（第八版修訂）』と 『上海方案（第二版）』の中医部分

中国には日本の厚生労働省に相当する国家衛生健康委員会（国家衛健委）があり，その管理下に少数民族の伝統医学を含め，中国の伝統医学全般を管理する国家中医薬管理局があります。中医学・中西医結合医学・民族医学の医療機関やその保健機関の管理や法整備のための草案作り，教育・資格制度，国際交流などを管轄します。その中でも重要な役割の一つとして，感染症が発生したときや重大疾患に対する「中医薬診療方案」の策定があります。さらにその下には各省や直轄地の中医薬管理局があり，ここで様々な政策が実行されます。

この章では，国家衛健委・国家中医薬管理局によって発表された診療方案と，上海市衛健委・市中医薬管理局によって発表された診療方案の概要を紹介します。

『新型コロナウイルス肺炎診療方案（試行第八版修訂版）』

新型コロナウイルス肺炎の中医治療方案は，2020 年 1 月 22 日に第一版が発表されて以降，これまで 3 回改訂され，その内容も充実してきました。2021 年 4 月 15 日に『試行第八版の修訂版』[1] が国家衛健委・国家中医薬管理局によって公表されました。中医学の内容には『試行第八版』と大きな変化はありませんでしたが，2021 年 9 月現在も運用されている最新版のガイドラインになります（**表**）。

表　『新型コロナウイルス肺炎診療方案』の変遷

発表時間	西洋医診療方案	中医診療方案	発表機関
2020／1／22	試行第3版	第1版	国家衛生健康委員会 国家中医薬管理局
2020／1／28	試行第4版	第2版	
2020／2／8	試行第5版		
2020／2／18	試行第6版	第3版	
2020／3／4	試行第7版		
2020／8／18	試行第8版		
2021／4／15	試行第8版修訂		

1．医学観察期

臨床表現：胃腸の不快感を伴う怠さ

推薦中成薬：藿香正気散（丸薬・カプセル・液体あり）（**写真166・167**）

臨床表現：発熱を伴う怠さ

推薦中成薬：金花清感顆粒，連花清瘟カプセル（顆粒），疏風解毒カプセル（顆粒）。

・藿香正気散：『和剤局方』の処方で，夏などに外感風寒・内傷湿滞による霍乱吐瀉の治療によく使われる代表処方です。おもな成分は，白

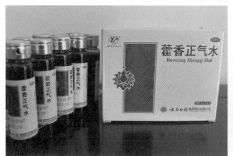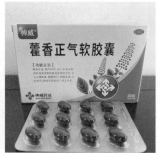

写真166・167　藿香正気散の液体タイプ（左）とソフトカプセルタイプ（右）。

朮・茯苓・陳皮・白芷・藿香・大棗・甘草・半夏・厚朴・桔梗・蘇葉・大腹皮・生姜などで組成され，化湿和中に重点が置かれています。

・小青竜湯：『傷寒論』の処方で，風寒が外迫して伏飲と結びつき，心下が阻滞したときに使われ，日本でもアレルギー性鼻炎の治療などでお馴染みの処方です。おもな成分は麻黄・芍薬・乾姜・炙甘草・桂枝・細辛・五味子・半夏です。

・金花清感顆粒：2009 年に A 型 H1N1 インフルエンザが全世界で流行したときに，北京市政府が緊急研究プロジェクトを立ち上げ，中医学による治療薬開発に成功した処方です[2]。麻杏甘石湯と銀翹散を組み合わせて加減した処方です。金銀花・石膏・炙麻黄・青蒿・黄芩・知母・連翹・浙貝母・牛蒡子・苦杏仁・薄荷・甘草の組み合わせで，解熱時間を短縮し，インフルエンザの症状を改善し[3]，患者の血清の各サイトカインレベルを下げ，体の免疫機能を高める働きが確認されています[4]。

・連花清瘟カプセル：2003 年に SARS が流行したとき，中医学の絡病理論に基づいて緊急開発された処方で，SARS・MERS・インフルエンザなどのウイルスに対して明らかな抑制作用があることが確認され，現在でも臨床で広く活用されています[5]。『温病条弁』の銀翹散，『傷寒論』の麻杏甘石湯の加減で構成され，麻黄・連翹・薄荷・貫衆・板藍根・魚腥草・藿香・大黄・紅景天・生石膏で清瘟解毒・宣肺泄熱の効能があるとされます[6]。

・疏風解毒カプセル：湖南省の民間の老中医・楚賢が，先祖代々伝わってきた処方「祛毒散」を寄贈して改良，中成薬として製品化したものです。敗醤草・連翹・虎杖・板藍根・芦根・馬鞭草・柴胡・甘草の8種類の薬草から構成されています。清熱解毒・祛風散結・疎肝解鬱の効能があるとされます[7]。

2．臨床治療期（確定例）

2.1　清肺排毒湯

適用範囲：軽症型・普通型・重症型に使え，危重型に関しては状況をみて使用。

基礎方剤：麻黄9，炙甘草6，杏仁9，生石膏15〜30，桂枝9，沢瀉9，猪苓9，白朮9，茯苓15，柴胡16，黄芩6，姜半夏9，生姜9，紫菀9，款冬花9，射干9，細辛6，山薬12，枳実6，陳皮6，藿香9

服用方法：煎じ薬の場合，毎日1剤，1日2回，朝晩。食後40分後。3日分で1クール，温めて服用。もし可能なら服用後にお粥を半碗。舌が乾燥し津液不足気味ならやや多めに1碗。

注意：発熱していない場合は，石膏の量は少なめ。発熱もしくは壮熱の場合は石膏の量を増やす。もし症状が改善しても，完全に治癒していなければ，2クール目。もし患者の特殊な状況やその他の基礎疾患がある場合，2クール目は加減し，症状が消失したら停薬。

　清肺排毒湯は，国家衛健委弁公庁，国家中医薬管理局弁公室によって決定され，臨床で積極的に使うように2020年2月に発表され，2021年9月現在でも使われている汎用性が非常に高い処方です。麻杏甘石湯・射干麻黄湯・小柴胡湯・五苓散・苓桂朮甘湯の組み合わせで構成され，おもな効能は宣肺止咳・清熱化湿・解毒祛邪と考えられています。量を加減することで，新型コロナだけでなく一般的なカゼ薬としても十分に使えます。

2.2　軽症型

（1）寒湿鬱肺証

臨床表現：発熱，怠さ，体の節々の痛み，咳，痰，息苦しさ，食欲不振，悪心嘔吐，大便が粘っこくすっきり排便しない。舌質淡淡胖歯痕あり，或いは淡紅，苔白厚腐膩或いは白膩，脈濡或いは滑。

推薦処方：寒湿疫方

基本方剤：生麻黄6，生石膏15，杏仁10，羌活15，葶藶子15，貫衆9，

地竜15，徐長卿15，藿香15，佩蘭9，蒼朮15，雲苓45，生白朮30，焦三仙各9，厚朴15，焦檳榔9，煨草果9，生姜15

服用方法：毎日1剤，水600mlで煮だす。1日3回，朝・昼・夜に分けて，食前。

　処方内容は，麻杏甘石湯・藿朴夏苓湯・葶藶大棗瀉肺湯・神朮散・達原飲などで構成されています。雲苓とは茯苓のことです。

（2）湿熱蘊肺証

臨床表現：低熱或いは発熱なし，微悪寒，怠さ，頭身が重い，筋肉痛，乾咳・痰少ない，咽頭痛，口が乾くも多くは飲みたがらない，或いは胸悶脘痞，無汗或いは汗出不暢，或いは嘔悪し食欲不振，便溏或いは大便粘滞しすっきりと出ない。舌淡紅，苔白厚膩或いは薄黄，脈滑数或いは濡。

推薦処方：檳榔10，草果10，厚朴10，知母10，黄芩10，柴胡10，赤芍10，連翹15，青蒿10（後下），蒼朮10，大青葉10，生甘草5

服用方法：毎日1剤，水400mlで煮出す。1日2回に分け，朝晩1回。

　処方内容は，『温疫論』の達原飲（檳榔子・厚朴・知母・芍薬・黄芩・草菓・甘草）になっています。達原飲は湿熱が膜原に伏す場合に使われ，悪寒して発熱するという半表半裏の発作がポイントになりますが，これに清熱解毒も増強されています。清退虚熱薬の青蒿を加えているのも，蒸すような熱を除去するのに役立つものと思われます。

2.3　普通型

（1）湿毒鬱肺証

臨床表現：発熱，咳，痰少ない，或いは黄痰。息苦しくて呼吸が荒い，腹脹，便秘不暢・舌質暗紅，舌体胖，苔黄膩或いは黄燥，脈滑数或いは弦滑。

推薦処方：宣肺敗毒方

基礎方剤：生麻黄6，苦杏仁15，生石膏30，生薏苡仁30，茅蒼朮10，広藿香15，青蒿草12，虎杖20，馬鞭草30，乾芦根30，葶藶子15，化

269

橘紅 15，生甘草 10

服用補法：毎日 1 剤，水 400ml で煮出す。 1 日 2 回に分け，朝晩 1 回。

　本処方は，麻杏甘石湯・麻杏薏甘湯・千金葦茎湯・葶藶大棗瀉肺湯で構成されています。

（2）寒湿阻肺証

臨床表現：低熱，身熱不暢。或いは熱は出ない。乾咳・少痰・倦怠感・胸悶・胸腹間に痞えた感じがする，或いは嘔悪・便溏。舌質淡或いは淡紅，苔白或いは白膩，脈濡。

推薦処方：蒼朮 15，陳皮 10，厚朴 10，藿香 10，草果 6，生麻黄 6，羌活 10，生姜 10，檳榔 10

服用方法：毎日 1 剤，水 400ml で煮出す。 1 日 2 回に分け，朝晩 1 回。

　本処方も温病学で登場する達原飲の加減になっています。いかにこの達原飲が新型コロナの治療で重宝されているかがわかります。

2.4　重症型（日本では中等症 II に相当）

（1）疫毒閉肺証

臨床表現：発熱し顔が赤い，咳嗽，痰黄で粘く少ない，或いは痰中に血が混じる，短く激しく呼吸し息が荒い，疲労倦怠感，口が乾き苦く粘い，悪心し食べられない，大便不暢，小便量が少なく色も赤っぽい。舌紅，苔黄膩，脈滑数。

推薦処方：化湿敗毒方

基本方剤：生麻黄 6，杏仁 9，生石膏 15，甘草 3，藿香 10（後下），厚朴 10，蒼朮 15，草果 10，法半夏 9，茯苓 15，生大黄 5（後下），生黄耆 10，葶藶子 10，赤芍 10

服用方法：毎日 1 ～ 2 剤，煎じる。毎回 100 ～ 200ml， 1 日 2 ～ 4 回，口服或いは鼻から。

　本処方は麻杏甘石湯・宣白承気湯・達原飲・藿香正気散・桃仁承気湯・玉屏風散・葶藶大棗瀉肺湯・黄耆赤風湯などで構成されています。

（2）気営両燔証

臨床表現：大熱で口が乾く，短く激しく呼吸し息が荒い，うわごとを言って意識が朦朧とする，視力がぼやけている，或いは斑疹，或いは吐血，鼻血，或いは四肢痙攣。舌絳少苔或いは苔なし，脈沈細数，或いは浮大数。

推薦処方：生石膏 30 〜 60 ｇ（先煎），知母 30，生地黄 30 〜 60，水牛角 30（先煎），赤芍 30，玄参 30，連翹 15，丹皮 15，黄連 6，竹葉 12，葶藶子 15，生甘草 6

服用方法：毎日 1 剤，煎じ。石膏・水牛角を先煎したあと，他の薬を入れる。毎回 100 〜 200ml，毎日 2 〜 4 回，口服或いは鼻から。

　本処方は『疫疹一得』の清瘟敗毒飲が基本処方になっていますが，白虎湯・犀角地黄湯・黄連解毒湯などの方意もみられます。石膏を大量に使うのがポイントです。

推薦中成薬：喜炎平注射液，血必浄注射液，熱毒寧注射液，痰熱清注射液，醒脳静注射液。

　患者の状況に合わせてこの中から 1 種類を選ぶか，症状に合わせて 2 種類を組み合わせてもよい。中薬注射剤は中薬湯液と併用可。

①喜炎平注射液：清熱解毒・止咳・止瀉の効能で，呼吸器や消化器系の感染症疾患によく使われます。穿心蓮の有効成分を抽出した注射剤です[8]。

②血必浄注射液（写真168）：血府逐瘀湯をヒントに，紅花・川芎・丹参・当帰の有効成分を抽出した注射剤で，中国で初めて第Ⅱ期，第Ⅲ期臨床試験を経て CFDA の承認を受けた膿毒証および多臓器機能不全症候群（MODS）に使われる国家Ⅱ類新薬[9]。

③熱毒寧注射液：製薬会社が開発した青蒿・金銀花・梔子の有効成分を抽出した注射剤で，疏風解表・清熱解毒作用があり，細菌やウイルス感染に使われる国家Ⅱ類新薬[10]。

④痰熱清注射液（写真169）：黄芩・熊胆粉・山羊角・金銀花・連翹の有効成分を抽出した注射剤で，清熱・解毒・化痰の効能で，急性気管

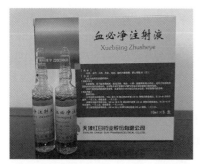

写真168　血必浄注射液。

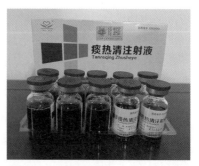

写真169　痰熱清注射液。

支炎・急性肺炎の風温肺熱病・痰熱阻肺証で使われます[11]。国家Ⅱ類新薬。

⑤醒脳静注射液：『温病条弁』の安宮牛黄丸をヒントに，麝香・氷片・梔子・鬱金の有効成分を抽出した注射剤で，醒神止痙・清熱涼血・行気活血・解毒止痛作用があり，日本脳炎・肝性昏睡・神経系感染による昏睡や痙攣，中毒性脳病などに使われます[12]。

2.5　危重型（日本では重症に相当）

内閉外脱証

臨床表現：呼吸困難，体を動かすと気喘，或いは機械通気（人工呼吸器など）が必要，意識を失い，煩躁し，汗が出て四肢が冷える，舌質紫暗，苔厚膩或いは燥，脈浮大で根なし。

推薦処方：人参15，黒順片10（先煎），山茱萸15，蘇合香丸或いは安宮牛黄丸と併用。

　本処方の中心は参附湯です。

　機械通気で腹脹便秘或いは大便不暢の場合は，生大黄5〜10。人工呼吸器非同調が発生した場合，鎮静剤や筋弛緩剤などを使用している場合は，生大黄5〜10と芒硝5〜10を併用する。

推薦中成薬：上記①〜⑤の注射剤以外にも，以下の⑥〜⑧も使用。患者

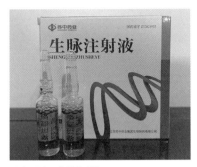

写真170　生脈注射液。

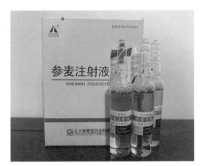

写真171　参麦注射液。

の状況に合わせて1種類を選ぶか，症状に合わせて2種類を合わせても
よい。中薬注射剤は中薬湯液と併用可。

⑥参附注射液：紅参と附子（黒附子）の有効成分を抽出した注射剤。回
　陽救逆・益気固脱の効能があり，心血管・脳血管疾患の治療に使われ
　る以外にも，重症肺炎・膿毒証・多臓器不全・腫瘍などにも使われま
　す[13]。

⑦生脈注射液（**写真170**）：張元素『医学啓源』に掲載されている生脈
　散がモデルになっており，紅参と麦門冬と五味子の有効成分を抽出し
　た注射剤。益気養陰・復脈固脱の効能があり，動悸・息切れ・四肢厥冷・
　汗出などの症状がある心筋梗塞・心原性ショック・感染性ショックな
　どにも使われます[14]。

⑧参麦注射液（**写真171**）：紅参と麦門冬の有効成分を抽出した注射剤
　で，益気固脱・養陰生津・生脈の効能があり，気陰両虚型のショック・
　ウイルス性心筋炎・慢性肺性心疾患・冠状動脈性心臓病・顆粒球減少
　症などに使われるほか，一部の化学療法による副作用を低減する働き
　もあります[15]。

重症型・危重型の中薬注射剤の推薦用法：まずは使用説明書にあるよう
に少量から開始し，弁証に合わせて調節していく原則を守って，以下の
ように用いる。

・ウイルス感染と軽度の細菌感染の合併

　　0.9%Nacl 250ml ＋喜炎平注射液 100mg bid

　　0.9%Nacl 250ml ＋熱毒寧注射液 20ml bid

　　0.9%NaCl 250ml ＋痰熱清注射液 40ml bid

・高熱による意識障害

　　0.9%NaCl 250ml ＋醒脳静注射液 20ml bid

・全身炎症反応或いは多臓器不全も合併している場合

　　0.9%NaCl 250ml ＋血必浄注射液 100ml bid

・免疫抑制

　　ブドウ糖注射液 250ml ＋参麦注射液 100ml 或いは生脈注射液 20 ～
　　60ml bid

2.6　回復期

（1）肺脾気虚証

臨床表現：息が続かない，倦怠感，食欲不振，嘔悪，痞満，大便無力，
便溏，舌淡胖，苔白膩。

推薦処方：法半夏 9，陳皮 10，党参 15，炙黄耆 30，炒白朮 10，茯苓
15，藿香 10，砂仁 6（後下），甘草 6

服用方法：毎日 1 剤，400ml で煎じ，朝晩 1 回，1 日 2 回服用。

　本処方は香砂六君子湯加減です。

（2）気陰両虚証

臨床表現：疲労感，息が続かない，口の乾き，動悸，多汗，食欲不振，
微熱或いは熱なし，乾いた咳，痰が少ない。舌干少津，脈細或いは無力。

推薦処方：南北沙参各 10，麦門冬 10，西洋参 6，五味子 6，生石膏 15，
淡竹葉 10，桑葉 10，芦根 15，丹参 15，生甘草 6

服用方法：毎日 1 剤，400ml で煎じ，朝晩 1 回，1 日 2 回服用。

　本処方は竹葉石膏湯と生脈飲の加減。

できるだけ早くリハビリを開始し，呼吸機能や運動能力，心理障害に対して，積極的に身体能力や体質，免疫能力の改善を目指す。

『上海市新型コロナウイルス感染の肺炎中医診療方案（試行第二版）』

　国家衛健委・国家中医薬管理局が公表した診療方案のほかに，中国各地でも地方それぞれの実情に合わせた診療方案が作成されました。上海市でも『上海市新型コロナウイルス感染の肺炎中医診療方案』（以下，『上海方案』）の「試行第一版」[16] が 2020 年 1 月 29 日に公表されました。この段階での分類は比較的シンプルで，①医学観察期，②臨床治療期（湿毒鬱肺・熱毒閉肺・内閉外脱），③回復期（肺脾気虚・気陰両虚）に分けられていました。

　『上海方案』の「試行第二版」[17] は「試行第一版」の発展系として 2020年 2 月 24 日に公表されました。当時の国家衛健委・国家中医薬管理局が公表した『診療方案の試行第六版』（以下，『国第六版』）[18] を基礎に，上海市の新型コロナ患者を治療する指定専門病院である上海市公共衛生臨床センターの経験も採り入れ，上海の実情に合わせた中医学治療方案になっており，2021 年 11 月現在でも運用されています。ちなみにこの『国第六版』の段階で，新型コロナに対する中医治療の骨子がほぼ出来上がっており，2021 年 8 月に公表された国家衛健委・国家中医薬管理局による『新型コロナウイルス肺炎診療方案　試行第八版　修訂版』（以下，『国第八版修訂版』）までその流れが受け継がれていることから，ほぼ完成形ともいえるかもしれません。

　さて，この『上海方案第二版』の特徴は，②臨床治療期がより細分化され，清肺排毒湯が登場し，軽症型が 3 つ，普通型が 2 つ，重症型が 2 つ，危重型が 1 つの証に分けられたことです。また各証で用いる中成薬も充実し，小児向けの処方も紹介されました。ここでは，『上海方案第二版』と『国第八版修訂版』との違いを検討してみます。

1．軽症型

　『国第八版修訂版』と比較して，『上海方案第二版』では風熱犯肺証が新たに登場しているのが大きな特徴で，軽症型でかつ熱証が比較的強い場合に適用されます。この結果，『上海方案第二版』では軽症型では風熱犯肺証・寒湿鬱肺証・湿熱蘊肺証の3つの証型で構成されました。一方で，『国第八版修訂版』では，寒湿鬱肺証・湿熱蘊肺証の2つの証型になっています。

●風熱犯肺証

臨床表現：発熱或いは発熱がなく，或いは悪寒，咽の痛み，咳嗽，痰が少ない。舌質紅，苔薄或いは薄黄，脈浮数。

推薦処方：金銀花15，連翹15，防風9，黄芩15，牛蒡子9，桔梗9，芦根18，柴胡9，陳皮9，生甘草6

服用方法：毎日1剤，水400mlで煎じ，朝，晩2回に分けて服用。

推薦中成薬：荊銀顆粒・六神丸

・荊銀顆粒：上海市では知名度の高い処方で，もともとは上海中医薬大学附属曙光医院の院内処方として使われていました。上海名中医の王左教授が開発した処方で，荊芥・金銀花・四季青・魚腥草・蒲公英・牛蒡子・防風・甘草で構成されています。2003年のSARS流行の際にも上海市の発熱外来で使われ，2005年11月～2006年10月の鳥インフルエンザや2009年11月のA型H1N1インフルエンザが流行した際も上海市で使用する医薬品リストの中に入っています。さらに武漢で建設されたプレハブの雷神山医院でも上海からの救援医療隊が使っていました[19)]。おもな効能は疏風清熱解毒です。

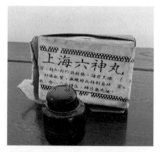

写真172　わが家の薬棚を調べてみたら昔のバージョンの古い六神丸が出てきました。上海製です。

・六神丸：こちらも上海市の家庭の常備

薬としても使われるもので，老舗中医薬局の一つである雷允上に伝わる有名な処方です。長らく秘伝の処方とされていました。牛黄・麝香・珍珠・氷片・蟾酥・雄黄が成分で，清熱解毒・消腫止痛作用があり，咽の痛みや癰疽・瘡癤の治療などにも使われます[20]（**写真172**）。

●寒湿鬱肺証

臨床表現・推薦処方・服用方法は『国第八版修訂版』と同じ。

推薦中成薬：藿香正気散（丸薬・カプセル・液体あり），小青竜湯口服液（液体）

●湿熱蘊肺証

臨床表現：『国第八版修訂版』と同じ。

推薦処方：『国第八版修訂版』と同じ。嘔悪するものは黄連3，蘇葉6を加える。

服用方法：『国第八版修訂版』と同じ。

推薦中成薬：痰熱清カプセル・清開霊カプセル

　推薦処方に黄連3，蘇葉6を加えるのは，蘇葉黄連湯の方意があります。この組み合わせは清代の王孟英『温熱経緯』に登場し，肺胃不和に使われ，湿熱証で嘔悪が止まらない場合，悪阻[21]などでも使われる処方です。

・痰熱清カプセル：もともとは注射剤として開発されましたが，2013年に内服薬として登場しました。黄芩・熊胆粉・山羊角・金銀花・連翹で組成されています[22]。おもな効能は清熱解毒・化痰解痙で，発熱・悪風・咳嗽などの症状の風熱襲肺証で使われることが多いです。中国では市中肺炎や急性上気道感染に用いる中成薬として広く臨床で使われています。

・清開霊カプセル：清代の呉鞠通『温病条弁』の安宮牛黄丸の処方を改良して製品化されたのが清開霊カプセルです。金銀花・板藍根・山梔子・珍珠母・水牛角・バイカリン（黄芩の有効成分の一つ）・ヒオデ

オキシコール酸（豚胆の特有成分）・コール酸[23]で組成されています。
実は，2003年にSARSが流行したときに注目を集め，この注射剤が，
SARS治療の際の中成薬として重要な役割を果たしていました[24]。

2．普通型
●湿毒鬱肺証
臨床表現：『国第八版修訂版』と同じ。
推薦処方：『国第八版修訂版』と同じ。嘔悪するものは黄連3，蘇葉6
を加える。
服用方法：『国第八版修訂版』と同じ。

●寒湿阻肺証は，各項目で『国第八版修訂版』と同じ。

以下，3．重症型，4．危重型は各項目で『国第八版修訂版』と同じ。

5．合併症の治療
（1）肝機能異常者は，茵陳・連翹など，小柴胡湯の加減で治療し，肝臓
　　を保護しALT, AST, γ-GTPの値を下げる。治療に対する耐性を高める。
（2）腹脹，大便乾燥して排便困難の場合は，大承気湯で灌腸する。
　　灌腸推薦処方：生大黄15（後下），芒硝30，枳実15，厚朴15
　　灌腸用法：毎日1剤，水200mlで煎じて，朝晩各1回，2回に分けて灌腸。

6．児童の治療
　児童患者は「虚になりやすく，実になりやすく，邪を感じやすい」が，
「臓気は清霊で，生気がみなぎっている」という特徴があります。
　　軽症型：時疫犯衛　銀翹散或いは香蘇散
　　普通型：湿熱閉肺　麻杏甘石湯＋三仁湯加減
　　　　　　　腹脹で舌苔膩かつ嘔悪する中焦湿熱：不換金正気散加減
　　重症型：熱毒閉肺　宣白承気湯＋甘露消毒丹加減（全国的にほぼない）

　　　　毒熱熾盛　腑気不通　食べられない　短期的に生大黄煎湯の
　　　　灌腸で救急
　もしはっきりした証候がみられず，鼻咽或いは大便 PCR 陽性が長引
く場合，肺脾不足・余邪未清を考慮して，六君子湯＋玉屏風散。

7．回復期

　気陰両虚証，肺脾気虚証の各項目で『国第八版修訂版』と同じ。
　回復期で肺線維化の病変があれば，理気化痰・補気填精・化瘀通絡な
どの方法を採用する。弁証論治の基礎のうえに，さらに生地黄・女貞子・
黄耆・黄精・桃仁・赤芍・三棱・丹参・橘絡などを加え，線維化した病
巣を減少させ，肺機能の損傷を軽くさせる。
　中医伝統功法鍛錬で，患者の体全体の状況の改善をめざす。

　上海市では昨今ほとんど市中感染者が発生しておらず，重症例や死亡
例も出ていません。一方で，日々海外からの輸入感染者が出ていて，そ
の多くが軽症となっており，感染者の傾向も大きく変わってきているよ
うです。そのため，以下の軽症型向けの処方が使われるようになったと
いうことです[25]。

軽症型基礎方：黄耆 15，党参 15，白朮 9，金銀花 15，連翹 15，黄芩 15，
　　　　　　防風 9（或いは荊芥 9），桔梗 9（或いは杏仁 9），藿香 9，
　　　　　　陳皮 9

　以上のように，2020 年前半では治療方案は頻繁に変化していました
が，それ以降は修訂 1 回のみで，デルタ株などの変異株が出てきても，
西洋医学・中医学の治療法は大きく変更されていません。とくに，中医
学に関しては『国試行第 6 版』がほぼ完成形になっており，現在でも引
き継がれており，さらに各地で特色ある治療方法が付け加えられ，より
効果が高いものに発展しています。

〔引用文献〕

1）国家卫生健康委办公厅・国家中医药管理局办公室：关于印发新型冠状病毒肺炎诊疗方案（试行第八版 修订版）的通知．（2021.4.14）（http://www.gov.cn/zhengce/zhengceku/2021-04/15/content_5599795.htm）

2）北京市中医管理局：北京中医药科学防治甲型 H1N1 流感 "金 花清感方" 新药研发纪实．北京中医药：981，2009

3）李国勤ほか：金花清感颗粒治疗流行性感冒风热犯肺证双盲随机对照研究．风热犯肺证双盲随机对照研究：1631-1635，2013

4）祁建平など：不同剂量金花清感颗粒对流行性 感冒的疗效及对患者血清细胞因子的影响．现代医学：1664-1669，2016

5）刘更新ほか：连花清瘟胶囊治疗甲型 H1N1 流感随机对照临床研究．疑难病杂志：14-16，2010

6）凌晓颖ほか：基于网络药理学的连花清瘟方抗冠状病毒的物质基础及机制探讨．Chinese Traditional and Herbal Drugs：1723-1730，2020

7）许国强ほか：疏风解毒胶囊的系统评价再评价．（2021.7.13）（10.19540/j.cnki.cjcmm.20210712.501）

8）喜炎平注射液在儿科领域的应用现状．中国中西医结合儿科学：12-15，2020

9）Heng Shi et al：Xuebijing in the treatment of patients with Sepsis．Am J Emerg Med 35(2)：285-291，2017

10）余俭：抗菌抗病毒新药 —热毒宁注射液．中 南 药 学：548-550，2010

11）高益民ほか：对痰热清注射液临床药学初步评价．首 都 医 药：44-46，2004

12）张路晗ほか：醒脑静注射液的药效学研究．华西药学杂志：429-431，2001

13）刘素彦ほか：《新型冠状病毒肺炎诊疗方案》推荐的中药注射剂治疗呼吸系统感染性疾病的研究进展．中国实验方剂学杂志，2020

14）陈雯ほか：中药注射剂在新型冠状病毒肺炎治疗中的应用研究．中国医院用药评价与分析：377-384，2021）

15）Wen-Yue Liu et al：Shenmai injection enhances the cytotoxicity of chemotherapeutic drugs against colorectal cancers via improving their subcellular distribution．Acta Pharmacol Sin 38(2)：264-276，2017

16）张炜ほか：《上海市新型冠状病毒感染的肺炎 中医诊疗方案（试行）》解读．上海中医杂志：1-4，2020

17）上海市卫生健康委员会：关于印发《上海市新型冠状病毒肺炎中医诊疗方案（试行第二版）》的通知．（2020.2.24）（http://wsjkw.sh.gov.cn/zyygz/20200224/a1f1aab9745e4490867cb4aaf40eaad0.html）

18）国家卫生健康委办公厅　国家中医药管理局办公室：关于印发新型冠状病毒肺炎诊疗方案（试行第六版）的通知．（2020.2.18）（http://www.gov.cn/zhengce/zhengceku/2020-02/19/content_5480948.htm）

19）上海医药商业行业协会：上海 "网红" 中药入驻雷神山！首批 6 箱荆银颗粒已运抵前线，

将用于 300 人临床观察．（2020.3.3）（https://www.sohu.com/a/377316836_753101）

20）苗万ほか：六神丸の药理研究．中国药物与临床：935-936，2011

21）姫李岩ほか：浅析苏叶黄连汤在妊娠恶阻中的应用．江西中医药，2017

22）范小会ほか：痰热清胶囊治疗急性气管 - 支气管炎（风热袭肺证）随机双盲单模拟多中心临床研 究 :Ⅲ 期．中药药理与临床：238-241，2020

23）赵利华ほか：清开灵软胶囊制剂前体体外抗 H1N1、H5N1 和 H7N9 流感病毒作用．中医杂志：250-253，2016

24）唐卡毅：清开灵软胶囊临床应用与研究新进展．现代中西医结合杂志：1444-1445，2009

25）会議録，石克華：从湿热疫论治新冠肺炎．经方治疗慢性气道疾病学术新进展培训班（2021 年 11 月 8 日）

コラム　中医薬の注射剤

　今回の中国の治療方案にもよく登場するのが中医薬の注射剤です（写真173）。一般に中薬材の有効成分を抽出し，純化して製造されたものを人体に注入する無菌の製剤で，溶液・乳液・溶液に溶かす粉末などがあり，筋肉注射・静脈注射・静脈点滴などで使われます。世界でもおそらく中国独自のもので，中医製剤研究のなかでも一時期は中医薬の新しい活用方法として注目されました[*1]。

　中国で最初に開発された中医薬による注射剤は 1940 年代の戦乱期に登場した柴胡注射液[*2]だといわれています。その後，徐々に柴胡注射液に関する研究が進み，1950 年代には柴胡注射液が一般の感冒やインフルエンザに対して解熱効果が良好であることがわかり，さらにマラリアの解熱効果に対しても良好であった

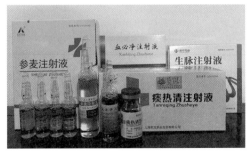

写真173　新型コロナ治療で使われる中薬注射剤の数々。

ため広く生産されるようになりました[*3]。とくに当時は，重症疾患への中医薬の活用が期待されました。

　その頃は単味薬剤から抽出される中医薬の注射剤が多かったのですが，その後は複合処方の注射剤も開発されるようになりました。そして，今回の新型コロナ肺炎治療方案でも，重症型・危重型を中心に採用されています。

　ただし，中医薬の注射剤の運用においては含有成分が非常に複雑であるため，西洋医学の注射剤と同様にアレルギー反応など副作用のリスクにも十分に注意し，使用時は厳格に量や適応症を確認する必要があります。

〔引用文献〕

＊1：卞兆祥ほか：中药注射剂不良反应／不良事件的反思．中国循证医学杂志：116-121，2010
＊2：我国中药注射制剂发展现状及前景述评．中国现代中药：35-38，2009
＊3：陈顺杰：中国第一种中药针剂．39-40，2013

新型コロナウイルス感染症
(2019年12月8日〜2021年10月31日)

2019年 12月8日	武漢市で原因不明の肺炎患者が報告される（登録1例目・武漢市武昌区在住，華南海鮮市場との関係を否定）。
12月30日	武漢市で27例（うち7例重篤）の「原因不明の肺炎」を公表，武漢市衛健委が「原因不明の肺炎に対して緊急通知」を発表。大部分が華南海鮮市場の関係者だった。この頃，武漢市中心医院の李文亮医師がネット上に華南海鮮市場の症例情報をネットにあげ，1月3日に公安部門から訓戒処分を受けていた。中国で大きく報道される。
2020年 1月1日	武漢市の華南海鮮市場を閉鎖。
1月7日	原因が新種のコロナウイルスによるものと特定。
1月9日	初の死亡例（61歳男性・呼吸不全・重症肺炎・肝硬変など基礎疾患あり）。
1月15日	国家衛健委「治療ガイドライン第1版」を公表。
1月18日	国家衛健委が鐘南山院士をリーダーとする高級専門家グループを武漢に派遣。国家衛健委「治療ガイドライン第2版」を公表。
1月20日	専門家チームトップ鐘南山院士が「ヒト―ヒト感染」を発表。
1月21日	20〜21日，WHOの専門家が武漢を視察。北京中医医院劉清泉院長，中国中医科学院広安門医院救急科任斉文主任が国家衛健委・国家中医薬管理局により武漢へ派遣される。中医学の専門家としては初めての武漢入り。『治療ガイドライン第3版』の中医部分の雛形が作られる。
1月23日	国家衛健委『治療ガイドライン第3版』を公表。中医学治療がより細分化され，本格的に中西医結合治療の方針へ。この日の10時より武漢封鎖。1つめの専用病院となる武漢火神山医院の建設開始。
1月24日	国家中医薬管理局高級専門家グループの中国中医科学院広安門医院院士の全小林・広東省中医院副院長の張忠徳・中医科学院西苑医院呼吸科主任の苗青・北京市中医院呼吸科主任の王玉光らが武漢入り。湖北省の重大突発公共衛生事件（緊急事態宣言）が最高ランクⅠ級に。上海市の重大突発公共衛生事件（緊急事態宣言）が最高ランクⅠ級に。図書館・美術館・博物館・上海ディズニーリゾート・遊戯娯楽施設など閉鎖。住宅地などの出入り口の検温強化，外出規制なども。中国

	各地で緊急事態宣言が出され事実上のロックダウンが始まる。幼稚園・小学校・中学校・高校・大学は春節休み期間中でそのまま延長。
1月25日	春節。国家中医薬管理局による初めての国家中医医療隊が北京から武漢入り。2つめの専用病院となる武漢雷神山医院の建設開始。
1月26日	武漢市の路線バス・地下鉄・フェリーの運行停止。海外旅行停止。この頃，武漢市内の病院の発熱専門外来は患者が急増。物資の不足深刻化。春節時期の休暇とも重なり，上海でもスーパーマーケットで野菜などが一時的に不足。中国全国的にマスクも供給不足。
1月27日	国家中医薬管理局「新型コロナウイルス感染症に対して中西医結合による治療をさらに推し進めること」を通知。天津中医薬大学の張伯礼院士が武漢入り。中国各地の武漢医療支援隊の第一陣が武漢に到着。
1月28日	国家衛健委「治療ガイドライン第4版」を公表。紫外線消毒は有効。西洋医学では一般治療と重症型に分け，中医学では医学観察期用の処方と初期・中期・重症期・回復期に分けた処方。
1月31日	国家衛健委「新型コロナウイルス感染症の重症患者の集中治療案」を公表。広東省の肺炎1号方が広東省で承認。
2月2日	武漢市で確定患者・疑似例・感染を否定できない発熱患者・濃厚接触者などすべてを集中的に隔離開始。
2月4日	武漢火神山医院が専用病院として確定例患者の収容を開始（約1,000床）。中西医結合で軽症～重篤の治療を開始。人民解放軍の医療部隊が管轄。中国全国の患者数が2万人を突破。
2月5日	国家衛健委「治療ガイドライン第5版」を公表。武漢市展覧中心や体育館などを利用し3カ所4,000床の方艙医院（臨時病院）を設置。その後，合計16カ所まで拡大し，ベッド数は合計13,000床まで増える。湖北省エリア限定で，時間のかかるPCR検査ができなくても，CTだけで確定診断できる「臨床診断」を制定。早期発見・早期隔離・早期治療・早期診断を目指す。
2月7日	国家中医薬管理局，清肺排毒湯の使用を推薦。
2月8日	武漢雷神山医院が患者の収容を開始（約1,600床）。
2月10日	上海ではロックダウンが終了し徐々に企業活動が動き出す。
2月11日	WHOが新型コロナウイルス感染症を「COVID-19」と命名。浙江省杭州市にて中国全国で初めて，市民や杭州市に入ってくる人に対して緑・黄・赤で識別する健康QRコード制度始まる。その後，ロックダウン終了後の人の移動に合わせて中国全国へ普及。
2月12日	湖北省で中医薬の使用率が低いという緊急通知がインターネットで出回る。
2月14日	中医学ベースで軽症患者の治療を行う江夏方艙医院が開設（約800床）。

2月18日	国家衛健委『治療ガイドライン第6版』を公表。湖北省限定のCTで診断できる「臨床診断」制度を廃止。エアロゾル感染について言及。西洋医学の分類を，初期・中期・重症期から，軽型・普通型・重型・危重型に変更し，中医学の分類に合った回復期の内容を増補させた。また，普通型は湿毒鬱肺・寒湿阻肺に，重型に気営両燔，回復期に気陰両虚が追加された。重症・重篤症で使われる熱毒寧注射剤・痰熱清注射剤・醒脳静注射剤・参麦注射剤などの使用方法も説明され，西洋医師でも使いやすいように配慮。
2月22日	国家中医薬管理局『新型コロナウイルス感染症の回復期における中医リハビリ指導の提言（試行）』を公表。
2月24日	中国とWHOの専門家が9日間の視察を終え，北京で記者会見。湖北省の累計確定例64,287例。
2月25日	湖北省・浙江省・山東省の監獄で集団感染が発覚，合計555例確定，19例疑似例。
3月1日	中国鍼灸学会『新型コロナウイルス感染症に鍼灸で介入する指導意見（第2版）』を発表。
3月3日	国家衛健委「治療ガイドライン第7版」を公表。中西医結合治療を強調。確定例検査にIgM・IgG型特異抗体検査法，小児向けの重症型診断基準を追加。
3月10日	軽症者用の臨時病院「方艙医院」16カ所すべて休止状態に。
3月17日	中国本土で初めて疑似例の報告なし。湖北省でも武漢以外で13日連続新規確定例なし。
3月18日	化湿敗毒顆粒が国家薬監局より新型コロナウイルス感染症の中成薬として認可。
3月23日	湖北省と武漢で5日連続新たな確定例と疑似例報告なし。中国全国の9割以上のエリアが低リスクエリアに。
3月24日	上海市の重大突発公共衛生事件（緊急事態宣言）が最高ランクⅠ級からⅡ級に緩和（正常状態はⅣ級）。この日の国務院の記者会見では，中国全国では確定患者全体の9割を占める7万4千人に対して中医学により治療が行われ，湖北省には全国から来た医療支援隊の13%を占める4,900人の中医学医療隊が活動中と発表。
3月25日	武漢以外の湖北省の封鎖を解除，武漢市の路線バスの一部を再開（マスク＋健康QRコードが必要）。
3月28日	海外からの輸入例増加。ビザや居留許可を持っている外国人の中国入国を停止。武漢市の地下鉄一部再開（マスク＋健康QRコード＋検温が必要）。
4月2日	『新型コロナウイルス感染症の重症・重篤型の治療ガイドライン（第

	２版)』を発表。安宮牛黄丸・参附注射液・血必浄・喜炎平など中医学の内容も追加される。
4月3日	中国全国の累計死亡例は 3,331 例。
4月4日	国務院，無症状感染者対策の重要通知を発表。中国全国で 10 時から３分間の黙祷。
4月7日	『新型コロナウイルス感染症の回復期における中西医結合リハビリ指南（第１版)』を公表。
4月8日	武漢の封鎖を解除。
4月14日	連花清瘟顆粒が国家薬監局より新型コロナウイルス感染症の中成薬として認可。
4月15日	武漢雷神山医院休止（計 2,011 例入院治療），武漢火神山医院休止（計 3,059 例入院治療），最後の医療支援隊（北京協和医院）186 人が武漢から撤収（中国各地の医療隊の合計約 4.2 万人。このうち中医系は約 4,900 人，看護師は約 2.86 万人)。
4月26日	武漢市で新型コロナウイルス感染症による入院患者がゼロに。
4月27日	上海で高校３年生，中学３年生から学校再開。
5月2日	湖北省の重大突発公共衛生事件（緊急事態宣言）が最高ランクⅠ級からⅡ級に緩和。
5月6日	湖北省で高校３年生から学校再開。春節時期から防疫対策の物流確保のために無料だった全国の高速道路が有料に。
5月7日	中国全土で高・中リスクエリアが消滅し，全土で一時的に低リスクエリアに。
5月9日	３月３日から，海外輸入例はあるものの，市内で新規感染者が出ていない上海市では，重大突発公共衛生事件Ⅱ級がⅢ級にまで降格（Ⅳ級が正常状態)。
5月10日	吉林省舒蘭市が高リスクエリアに指定。１例から 20 例以上に感染。都市封鎖が行われる。その後吉林市などで確定例も。
5月11日	制限付きながらも１月 25 日から閉鎖されていた上海ディズニーリゾート再開。
5月14日	武漢市民全員の核酸検査実施を 10 日間以内で行うと発表。
5月15日	上海のランドマークの一つ，上海環球金融センターの展望台が再開。
5月18日	上海市で小学４年〜６年，中学１年〜２年の対面授業開始。
5月25日	広州で 73 歳の ECMO を使用した女性が無事退院。広州で ECMO を使用して離脱に成功した初めての高齢者。２月７日〜５月 25 日まで 108 日間広州医科大学第一医院の ICU に入院，そのうち 21 日間 ECMO を使用。帰宅後，肺機能回復のリハビリに励む。

5月27日	上海日本人学校中等部プレ開校，6月8日から正規開校。
5月31日	武漢市6万人に対してPCR検査。新たに確認された無症状感染者が初めてゼロ。5月14日〜23日の10日間，657.4万人の検査で189例の無症状感染者。10万人中2.87人の割合。
6月2日	上海市で幼稚園と小学1年生〜3年生が再開され，幼稚園〜高校まで全学年再開。塾・託児所・幼児教室などの習い事も，当局の許可が出たものから再開。黒竜江省牡丹江市でも全市民を対象に無料PCR検査の実施を決定。武漢に続いて2カ所目。牡丹江市ではここ数日相次いで無症状感染者が見つかっていた。武漢市の約10日間全市民無料PCR検査の結果が発表。検査数9,899,828人。確定例なし。無症状感染者300例，検出率は1万人あたり0.303人。無症状感染者の濃厚接触者は1,174人でPCR検査は陰性で隔離。検査にかかった費用は9億人民元（＝135億円）。6月2日より浙江省の一部の宗教施設（寺院など）も，徐々に一般の参詣が4カ月ぶりに可能に。
6月3日	吉林省舒蘭市が高リスクから低リスクエリアに。中国で高リスクエリアは吉林市豊満区のみ。中リスクエリアは吉林市船営区・昌邑区。あとはすべて低リスクエリア。
6月7日	鐘南山院士が，2021年秋〜冬にかけて新型コロナ用のワクチンが緊急使用できるかもしれないと表明。
6月8日	武漢市に続いて2カ所目となる全市民のPCR検査として黒竜江省牡丹江市65万人が対象。19人の無症状感染者を発見。1万人中0.288人。
6月13日	北京市新発地市場が6月13日3時より一時休業。全面的な消毒と環境整備を実施。市場の従業員と施設内の環境からPCR検査で陽性反応が出る。
6月14日	北京市豊台区。現在，市場関係者と周辺住民のPCR検査を続行中。関係者と環境のサンプル8,186件のうち，5,803件の咽頭拭サンプルは陰性。さらに周辺住民4.6万人のPCR検査も行われる予定で，すでに10,881人の検査を実施。
6月16日	北京市では新発地卸市場周辺の11カ所，玉泉東市場周辺の10カ所の住宅地の住民9万人に対してPCR検査を実施。住宅地の封鎖式管理も。高・中リスクエリアを設定して，全市ロックダウンせずに対応。
6月17日	上海市ではPCR検査機関は84カ所にまで増え，1日最大7万人まで可能に。6月末までにさらに21カ所増やし，1日最大9万人まで検査可能に。
6月19日	中国工程院の李蘭絹院士が，低温物流システムにおける検疫強化の必要性を訴える。コロナウイルスは低温に強く−4℃で数カ月，−20℃で20年生存。冷凍食品を通じてウイルスが運ばれる可能性も現段階で否定できず，税関の検疫検査が重要視される。

6月23日	中国の不活性化ワクチンが世界で初めての第Ⅲ相治験へ。中国国内では患者数が少なすぎるため，アラブ首長国連邦（UAE）で行うことになり，政府間の協定が結ばれた。
6月25日	国務院，低リスク指定エリアの人は健康 QR コード（緑）＋体温正常なら低リスクエリア内で自由に移動可能。中・高リスク指定エリアの人は 7 日以内の PCR 検査陰性証明が必要。なければ目的地で PCR 検査か 2 週間の隔離。隠したら法的責任も求められることに。
6月28日	上海市では秋からの新学期に向けて「空中課堂」と呼ばれる小・中・高校のオンライン授業を制作中。
7月1日	湖北省で 1 日の確定例，疑似例，死亡例，輸入例，無症状感染者，入院中の確定例，入院中の疑似例，医学観察中の無症状感染者など 8 項目のゼロを達成。
7月3日	北京市では 7 月 4 日より，市内の低リスク指定エリアから北京市外へ出る場合，PCR 検査証明は不要に。
7月13日	中国大陸からマカオへ行く場合の 14 日間の隔離を免除。
7月14日	文旅部（文化と旅游部）が，国内で省を越えた団体旅行を解禁。観光地の予約・入場制限・ピーク回避は続けられるものの，入場制限は最大入場者数の 30% から 50% に緩和。
7月15日	北京市から高リスクエリアがなくなる。あとは中リスクエリア 7 カ所のみ。
7月16日	第 23 回上海国際映画祭の開催決定。着席率 30% 未満，1 m 以上の距離をあける，実名予約登録，チケットは無接触方式，上映本数は普段の半分，2 時間以上の上映は禁止，休憩時間は長めに，十分な清掃と消毒などの対策。映画館の稼働がさらに進む。上海市の小・中・高校は 9 月 1 日より通常通りの新学期を決定。
7月17日	中国に輸入された南米エクアドル産の 3 社の冷凍エビの包装などで PCR 検査陽性。この頃，新疆ウイグル自治区ウルムチ市でクラスター発生。北京市の重大突発公共衛生事件がⅡ級からⅢ級に。連続 13 日間新規感染者ゼロ。今回の北京のクラスター発生では徹底的な早期発見を目指し，約 1,100 万人に PCR 検査を実施。死者ゼロ。
7月20日	ついに北京市から中リスクエリアも消滅し，すべて低リスクエリアに。
7月21日	北京市新発地市場のクラスター発生について収束宣言。
7月22日	上海市で現在の最大 PCR 検査能力は 1 日 9 万件。
7月23日	7 月 22 日に大連市で 1 例の確定例。輸入水産加工業職員。検査が必要と思われるエリア 19 万人対象の PCR 検査実施を発表。
7月26日	大連市では高リスクエリアに甘井子区大連湾街道が指定。市内は 1 カ所の高リスクエリアと 4 カ所の中リスクエリア。高リスクエリアでは，各戸訪問して発熱・下痢症状者のチェック，公共施設の閉鎖，

	集会などの禁止，エリア内からの人の出入り制限も。
7月27日	遼寧省大連市。飲食店での結婚式，誕生日会などの集団の会食を禁止。店に入るときには体温測定と各種健康 QR コードの提示を徹底。従業員の健康管理，店内の換気，テーブル間隔などを規定通りに徹底するように通知。上海市で住環境が条件に当てはまる場合，7＋7隔離制度が適用に。集中隔離5日目に PCR 検査を行い，陰性であれば8日目に上海市各区が車を出して居住場所まで送り，自宅で隔離。終了時本人と同居隔離者も PCR 検査。
8月2日	大連市の無料 PCR 検査状況。7月26日〜31日に 24,790 人の医療スタッフを動員し市内 5,299 カ所で指定エリア 448.8 万人のスクリーニング PCR 検査を完了，107 人の陽性者を発見。
8月7日	北京市では6月に新発地でクラスターが発生し，一時厳戒態勢がとられたが，6月11日〜8月6日にかけて新発地関連の入院患者は全員退院し，ついにゼロ例に。
8月13日	中国で研究されている不活性ワクチンの第Ⅰ・Ⅱ相臨床試験の結果が『JAMA』に掲載。武漢ウイルス研究所や武漢生物製品研究所などの共同研究。中和抗体を誘導し安全性も良好。
8月14日	中国で映画館や劇場の定員がこれまでの 30% 制限から 50% 制限に緩和。これを受けて上海大劇院，東方芸術中心や上海交響楽団音楽ホールなど各会場のシステムもすぐに更新。上海市でも音楽会や演劇などのイベントも増加。
8月15日	深圳のスーパー盒馬で店員の感染者が1例。市内 21 カ所の店舗を閉鎖し，全店員と生鮮品の PCR 検査を実施。
8月20日	『治療ガイドライン第8版』発表。
9月9日	上海市では体育クーポン券を発行。上海市体育局が主催。総額 2,000万元（3億円相当）とも。電子クーポン券で5元〜80元，上海市内500 カ所の運動施設で使用可能。国が主導する「全民健身」プロジェクトの一環。新型コロナで影響を受けたスポーツ業界を支援。
9月10日	上海図書館，この日より一部閲覧室の開放時間を夜8時30分まで延長。ただし三密を防ぐための人数制限は継続。WeChat のミニプログラムで時間帯を予約して健康 QR コード（緑）が必須。高齢者向けには電話予約制度も。
9月12日	浙江省・江蘇省・安徽省が目的地で，上海市から中国に入った人たちは上海市で3日間集中隔離したあと，11日間は目的地で引き続き隔離。上海市で隔離期間中に PCR 検査や抗体検査が陽性，症状があり，濃厚接触者であった場合は引き続き上海市で2週間隔離。
9月12日	ミャンマーとの国境に位置する雲南省瑞麗市の住宅地（奥星世紀1期）で，1例の疑似例を確認。中国の『伝染病防治法』に基づき，住

	民の安全確保のため一時的に9月12日8時00分より当該住宅地を封鎖。終了期間未定。
9月15日	雲南省瑞麗市でミャンマーからの密入国者の感染者が発覚。3日間限定で国境の瑞麗市全市民の無料スクリーニングPCR検査を実施中。
9月16日	武漢―ソウル便が復活。新型コロナ禍以降では武漢市で初めての国際定期便。
9月19日	中国CDCの高福主任が国家新型コロナウイルスセンター設立を発表。センターではおもに新型コロナウイルスの研究が行われ、遺伝解析や防疫のためのトレーニング、国際協力、国家基準の制定などを行う。科学技術部の王志剛部長は、中国政府が開発中の11種のワクチンのうち、4種類が最終段階の第Ⅲ相臨床試験に入ったと述べる。
9月23日	中国大陸とマカオの旅行ビザを再開。この段階で、中国大陸から国際線を利用して2週間隔離なしで戻れる唯一のエリア。出発前に7日間有効のPCR検査陰性証明が必要で、この陰性証明期間内に戻る必要がある。戻れない場合はマカオで再度PCR検査を受ける方式。
9月24日	山東省青島市で2例の無症状感染者。青島市が青島港大港公司に行ったPCR定期検査で発覚。2例は輸入冷凍食品を扱っており、1,440サンプルのうち51で陽性。濃厚接触者147人、2次濃厚接触者228人隔離、PCR検査陰性。一般接触者4,341人も陰性。
9月26日	9月25日夜までに青島港の関係者2万人のうち、現段階で12,492人のPCR検査陰性。9月26日までに残りの関係者の検査を完了予定。問題となっている輸入冷凍食品は市場に流通しておらず、すべて封鎖したとのこと。
10月4日	武漢市で軽症者を重点的に収容していた臨時病院の一つ武漢体育センターが回復し、チャリティーバスケット大会が行われ7,500人が観戦。
10月9日	国慶節の連休期間中、上海虹橋空港と浦東空港の9月30日～10月7日の国内航空便は、便数も利用客も過去最高を記録。便数は13,797便で前年比22.03％増、利用客は204.59万人で前年比17.28％増。空港内の商業エリアの売り上げも虹橋空港で7％増、浦東空港で前年とほぼ同じ水準にまで回復。
10月11日	山東省青島市で3例の無症状感染者。2例は入院時のスクリーニングPCR検査で、1例は濃厚接触者のPCR検査で発覚。いずれも胸科医院関連。この病院は海外輸入例も治療している専門病院。病院・関連居住地などを封鎖、一般接触者・濃厚接触者にPCR検査。上海市では第三回輸入博に備え、海外からの参加者は出発2週間前からの自己健康チェックを行い、中国入国後の2週間集中隔離が必要。入国後、空港でのPCR検査のほか、集中隔離中も5日目、12日目のPCR検査を行うなどの対策を発表。

10月14日	山東省青島市の全市民900万人へ5日間のPCR検査計画。この日午前の発表で，すでに750万人分の採取が完了し406万人が陰性。陽性者12例の数は変わらず。なお10月16日の発表で9月に青島港で発生した新型コロナウイルスの遺伝子配列と今回のケースが非常に似ていることも判明。
10月16日	10月15日に広州市花都区の海外輸入例用の隔離ホテルの従業員への定期PCR検査で，40歳男性が陽性。発熱・咳なし。10月5日の定期PCR検査では陰性。広州市第八人民医院で隔離観察。濃厚接触者68人，うち66人は陰性，2人は結果待ち。
10月17日	浙江省嘉興市にて緊急目的でワクチンの予防接種を開始。2回接種で，1回目と2回目は14〜28日間（28日間推奨）の間隔をあけることが必要。1回200元（約3,000円）。正式登録前の緊急目的用で，医療関係者など高リスク者が対象だが，希望者には一般へも接種可能。この段階ではまだ有料。
10月25日	10月24日に新疆ウイグル自治区カシュガル市で無症状感染者1例。17歳女性。定期PCR検査で発覚。咳・発熱なし。濃厚接触者をすべて隔離観察。これを受けて一時空港などが閉鎖。新疆ウイグル自治区政府が記者会見。カシュガルへ600人のPCR検査要員を派遣，カシュガル域内でも2,500人の検査要員を動員。10月25日までに疏附県全員24.5万人のPCR検査を完了し結果待ち。カシュガル地区474万人のうち，283万人のサンプル採取を完了。10月27日に検査完了予定。
10月27日	新疆ウイグル自治区カシュガル市の474.65万人のPCR検査を終了。陽性者は疏附県183人のみ。また，その他の県で陽性は見つからなかった。今回のクラスターに関してウイルスの遺伝子を解析したところ，7月のウルムチ市のクラスターとの関連を排除。
10月30日	新疆ウイグル自治区疏附県，カシュガル市やその他濃厚接触者ともかかわりのあるエリアで，10月29日から2巡目の全市民PCR検査が行われ10月31日に完了。新たに61例の無症状感染者。
11月4日	カシュガル市ではさらに4回目の全市民PCR検査が行われる。1回目は10月24日〜27日，2回目は10月29日〜31日，3回目は11月1日〜3日。この11日間に409例の陽性例が発覚。無症状の潜伏期間が長いためPCR検査を複数回行うことを重要視。
11月8日	天津市濱海新区の中新天津生態城海聯冷凍庫のサンプル（冷凍庫入り口の取っ手）からPCR検査で陽性が見つかり，作業員1人の陽性も発覚。濃厚接触者と2次濃厚接触者の隔離とPCR検査を実施。
11月9日	上海で市中感染例1例。上海浦東国際空港で荷物運搬作業員，51歳男性。濃厚接触者26人。これに伴い上海市浦東新区祝橋鎮営前村が中リスクエリアに指定。また，天津市濱海区漢沽街，中心漁港コールドチェーン物流区A区，B区が中リスクエリアに。

11月10日	上海市発表。濃厚接触者 186 人の PCR 検査陰性，関係者 8,717 人の PCR 検査陰性。環境 PCR 検査の 524 サンプル陰性。
11月11日	天津市発表。天津市では中リスクエリアである濱海区漢沽街 6.5 万人全員の PCR 検査陰性。また中心漁港コールドチェーン物流区 A 区と B 区の従業員 370 人の PCR 検査陰性。冷凍庫内外環境と 1 万トン近い貨物サンプルの PCR 検査も実施して陰性。また上海市閔行区では上海電子信息職業技術学院で，中リスクエリアから来た学生 1 人が見つかったため学生と教員保護のため PCR 検査を実施，2 回の PCR 検査陰性。別件で閔行区では感染者と接触したと疑われる人が外食していたため CDC が該当レストランを調査。
11月13日	中国の国薬集団（シノファーム）が臨床試験中のワクチンが第Ⅲ相の最終段階。世界 125 カ国で 5 万人に接種。
11月14日	新疆ウイグル自治区発表。カシュガル地区で中リスクエリアに指定されていた疏附県の 2 カ所の鎮と 2 カ所の村が 11 月 15 日 0 時より低リスクエリアに。
11月16日	7 月から中国渡航時に出発地で PCR 検査を開始して，11 月までに約 40 万件検査が行われたが，このうち 3 万件で陽性。さらに中国入国時に検査も行われているが，3,600 例が入国後に確定例。
11月17日	天津市で隔離観察中のコールドチェーン従業員 2 人で PCR 陽性。この 2 人は天津で発見された第 3 番目の無症状感染者 A の濃厚接触者。11 月 10 日に集中隔離観察の開始時は PCR 検査も抗体検査も陰性。37 歳と 40 歳男性で，A と同じ部屋で暮らしていた同僚。いずれも冷凍食品を扱う仕事。
11月18日	天津市で無症状感染者 1 例。集中隔離観察中に発見。
11月19日	新疆のカシュガル市で最後の 4 例が退院し，確定例がすべて退院。
11月20日	午前 2 時より天津市東疆港区瞰海軒小区（住宅地）を高リスクエリアに指定。午後，上海浦東で 2 例の確定例。夫婦で発熱し発熱外来へ。夫は上海浦東国際空港 UPS 上海国際転運中心西区の貨物安全検査員，妻は上海浦東医院の看護師。ただちに隔離調査。21 時に CDC が PCR 検査を行い陽性。確定例に。
11月21日	上海市浦東新区周浦鎮明天華城住宅地を中リスクエリアに指定。濃厚接触者 84 人を隔離し 1 回目 PCR 検査陰性，関係者 8,120 人を PCR 検査。結果待ちでうち 4,468 人は陰性。環境 PCR 検査 336 件のうち自宅などで 4 件陽性。この段階で上海市の PCR 検査能力は全市 125 カ所の検査機関があり，4 カ所の国管轄の公共実験室のほか，移動式実験室も含めると 1 日のべ 62.1 万人。天津市濱海新区では大規模な全区民の PCR 検査を開始。200 万人規模となり 7,409 人の医療関係者も投入，2〜3 日で完了する予定。同日午後 6 時までに 103.2 万

人の採取を完了。内モンゴル自治区満州里市では2名の確定例が出たことを受けて関連する住宅地を封鎖，大規模PCR検査実施へ。会食や宴会の禁止，公共活動場所の営業停止，学校・幼稚園など教育施設の一時停止，警察による交通規制。

11月22日　上海市で1例の確定例。11月20日に発見された2例の確定例を受けたPCR検査で発覚。91人の濃厚接触者のうち90人は上海，江蘇省揚州市に1人。PCR検査陰性。2次濃厚接触者213人陰性。関係者15,416人のPCR検査1人陽性，残り陰性。男性・29歳で上海浦東国際空港の貨物ステーション勤務。浦東新区祝橋鎮新生小区（住宅地）が中リスクエリアに。この夜，上海浦東国際空港の貨物区・貨物ステーションにかかわるすべての職員にPCR検査開始。上海浦東国際空港のP4駐車場で実施。

11月23日　11月9日に感染者1例が出て，中リスクエリアとなっていた上海市浦東新区祝橋鎮営前村は11月24日0時より中リスクエリアから低リスクエリアに。一方，上海浦東国際空港では夜を徹して貨物を扱う人を対象としたPCR検査を実施し，11月23日午前9時半までに1万7千人の検体を採取し1例の陽性を発見。他は陰性。また，国際貨物を扱う従業員にはワクチンの緊急接種も希望者に行う予定。これを受けて上海浦東新区祝橋鎮航城七路450弄住宅地を中リスクエリアに。

11月24日　上海市閔行区七莘路にて浦東新区で確定例と濃厚接触となった七莘路万科城市花園在住の住民に対してCDCによる調査が行われ，PCR検査は陰性。その他の濃厚接触者も集中隔離完了。11月7日に天津で発生した海聯冷凍庫のコールドチェーンが原因とみられる第138例，第139例が感染ルート。北米からの冷凍豚頭が原因と天津市CDCが突き止める。天津市CDCでは，瞰海軒小区で11月中旬に相次いで8人の感染者が発生したケース。1例目がエレベーターでマスクなしでクシャミ・咳，エレベーター内が汚染されてクラスターが発生したと断定。エレベーター内が再度問題に。天津市で発生した市中感染例は，輸入冷凍コールドチェーン食品が原因で共通しているが，海聯と瞰海軒の冷凍庫の欧州型ウイルスでは違いがあり，両者の関連性はなし。また海聯では物→人，瞰海軒では物→人→人と感染拡大したとみられる。

11月25日　11月29日開催予定の上海マラソンについてアナウンス，フルマラソンのみ。それでも9,000人が参加予定。3,000人ずつ3回に分けてスタート。ただし，開催7日前以内の政府認定機関でのPCR検査陰性証明（紙）や承諾書へのサイン，健康QRコード，検温などが必要。応援エリアもなし。2月27日，武漢でコロナ禍の最中，モンゴルから中国へプレゼントが決定され，検疫されてきた3万頭のヤギ。9カ月かかったが武漢の医療関係者の食卓にも届く。中リスクエ

	リアの上海浦東明天華城住宅地, 6,000 人の住民に対して 2 回目の PCR 検査を実施。12 月 2 日にも 3 回目の PCR 検査を実施予定。3 回の検査が全員陰性なら封鎖解除。住宅地内に 3 カ所の検体採取スペースを設置, 1 棟 50 世帯, 約 150 人ずつ採取する仕組み。
11月26日	中国 CDC の呉尊友首席流行病学専門家によると 10 月のカシュガルのケースは解析が進み, 1 例目はコンテナ作業員で無症状感染者。そこから妻など家族に感染し, 工場でクラスターが発生。流行期ではないとき, 無症状感染者がクラスターのきっかけになるとして注意喚起。内モンゴル自治区満州里市で 11 月 22 日から始まった全市民 20 万人の PCR 検査は 11 月 25 日夜に完了。12 人の陽性(11 例確定, 1 例無症状)。11 例のうち, 重症 1 例, 重篤 1 例, 普通 5 例, 軽症 4 例。さらに疑似例 1 例も発見。今回の満州里ケースでは家庭内感染があった。夫妻・母子・祖孫関係で感染。さらに 4 例は中学校内でクラスター(教師＋生徒), 住宅地でもクラスター発生。満州里では全面的に中リスクエリア管理に。とくに感染者が出た 6 カ所の住宅地を 24 時間封鎖, その他市内 191 カ所の住宅の管理体制を強化。
11月27日	上海市。中リスクエリアに指定されている明天華城住宅地で 3 人の隔離中の妊婦が無事に出産。患者を受け入れた周浦医院では特別病棟を設置して, 中リスクエリアからの妊婦を受け入れ。PCR 検査は陰性。
12月1日	山東省膠州市。輸入コールドチェーンを扱う従業員を対象に定期的に行われている PCR 検査で, 11 月 30 日に水産会社の職員 1 人が陽性。無症状感染者。30 歳男性, 運搬や消毒作業を担当。11 月 23 日の検査は陰性。なお以前に男性が運搬した冷凍海鮮の包装で PCR 陽性が検出。内モンゴル自治区満州里では 2 回目の全市民 PCR 検査が終了し結果が出揃う。20 万人の検査で陽性 8 人。このうち集中隔離観察から 3 人, 市中の 10 人プール方式で 1 人, 扎賚諾尔区から 4 人。PCR 陽性 8 人のうち 7 人は確定例, 1 例は無症状感染者。
12月2日	内モンゴル自治区満州里市。3 回目の 20 万人全市民 PCR 検査の実施を決定。12 月 3 日午前 8 時より。11 月 20 日に封鎖された上海明天華城の住民約 6,000 人は 3 回目の PCR 検査。この 12 日目の検査で全員の陰性が確認されれば封鎖解除へ。
12月4日	2 時より天津市東疆港区瞰海軒住宅地が高リスクエリアから低リスクエリアに変更。
12月5日	上海浦東医院の封鎖を解除。11 月 20 日午前にこの病院の看護師で陽性が出て, 同日 17 時に病院を封鎖。病院内の 4,700 人を対象にこれまで 5 回の PCR 検査を実施, 全員陰性。
12月6日	天津市で 1 例の市中感染確定例。11 月 19 日に確定例となった祖父母の孫で 6 歳女児。濃厚接触者として隔離観察, 喉・便・痰などの検体から過去 7 回 PCR 検査を実施し陰性。11 月 27 日に鼻水・鼻づまり,

12月2日に3回目の抗体検査 IgM 陽性，IgG 陰性 12月4日に4回目の抗体検査 IgM 陽性，IgG 陽性。CT で軽度肺炎所見があり確定例に。この日，上海浦東新区で封鎖隔離中の祝橋鎮新生住宅地と張江鎮順和路 126 弄住宅地の全住民 3 回目の PCR 検査が終了し，12月7日0時より低リスクになり封鎖解除を決定。

12月7日	四川省成都市郫都区で1例の確定例。69歳，女性，無職。12月6日に咳・痰の症状で郫都区人民医院へ。体温 36.2℃，CT は広範囲のすりガラス状影，PCR 検査陽性。成都市公共衛生臨床センターへ搬送。濃厚接触者と2次濃厚接触者の集中隔離が完了。21,615 人の検体採取を完了し，陽性は現段階で1人発見，68歳女性の夫。同時に郫都区太平村を中リスクに指定。成都市の PCR 検査は 141 カ所，1日最大 29 万人の検査が可能。また，新型コロナ対策用として 35 カ所の病院，6,000 床がただちに稼働可能とし，最大 17,000 床まで拡大できるよう準備。
12月8日	上海市で中リスクエリアが解消。一方で上海市 CDC は，11月20日〜23日に上海浦東国際空港で発生した6例の市中感染者に対する追跡調査を完了。14日以内に海外からの貨物便のクルーと接触歴あり。また四川省成都では 12月7日確定例の孫で，12月8日に確定例となった 20 歳・フリーターの行動範囲が広く，21 時現在，成都市では合計 25.52 万人の PCR 検査を実施。
12月9日	12月8日22時00分，成都市郫都区唐昌鎮永安村8組を中リスクエリアに指定し封鎖。2,458 人を動員して，成都市内4区の重点地区に PCR 検査を実施し 43.38 万人の検体を採取済み，前日と合わせると 79.3 万人。UAE で中国のワクチンを承認。不活化ワクチンで，シノファームが開発したもの。
12月10日	ロシアとの国境の黒竜江省東寧市で1例の市中確定例。40歳男性で会社員。12月9日に東寧税関の PCR 検査で陽性，その後確定例（軽症）。さらに 39 歳男性が 11月30日〜12月4日に陽性，黒竜江省綏芬河公路互貿区で海外輸入貨物取り扱い作業員。12月5日離職，12月9日他の従業員が定期 PCR を受けているのをうけて自分で病院に行き PCR 検査陽性となる。綏芬河市青雲住宅地が中リスクエリアに。成都市郫都区では2回目の隔離済み濃厚接触者の PCR 検査で4例の陽性者（2例確定例，2例無症状感染者）。これを受けて成都市郫都区郫筒街道菠蘿社区中鉄奥維尔二期，三期の各住宅地を中リスクエリアに設定。計 102 万人を検査。
12月12日	新疆ウイグル自治区トルファン市。市内高昌区の重点検査対象者への PCR 検査で陽性1人。無症状感染者。32歳男性。トルファン市経済開発区の貿易会社職員。その後の濃厚接触者調査で，妻（28歳），母（63歳）も陽性確認で無症状。黒竜江省東寧市では 12月10日に1例の市中感染例が出て，学校・幼稚園は休校，各村・住宅地は封鎖

式の管理，中リスク地区での買い物は1世帯1人だけで2日に1回，1回2時間以内のみに制限，市から出ることを厳しくすることを宣言。中国のワクチン開発では世界10カ国6万人で第Ⅲ相試験中。臨床上の有効率86%。現在，北京と武漢で年間3億本を製造，第2工場の完成で21年末までに10億本の生産体制。中国で4種類（3種類不活化ワクチン）のワクチンが第Ⅲ相試験中。ADE発生なし。

12月13日	黒竜江省綏芬河市。全市民にPCR検査，市内51カ所で検体採取。12月10日～13日12時まで合計91,528人の検体を採取し，66,170人で陰性。今晩中に完了の見込み。現在，確定例4例，無症状感染者2人。
12月15日	四川航空の国際貨物乗務員が12月14日夜に確定例。26歳男性。11月19日ロサンゼルス→成都貨物便，成都到着後に集中隔離，PCR陰性。12月9日成都→済南→成都便に搭乗，12月12日まで引き続き隔離。マイカーで綿陽で行われた300人参加の結婚式に出席。12月14日華西医院でCT異常，PCR陽性，確定例。現在，この乗務員が在住している成都市金牛区金域西嶺の住宅地を封鎖，結婚式が行われた綿陽市江油のホテルを封鎖。濃厚接触者の調査開始。
12月16日	中国CDCの首席専門家・呉尊友氏によると，新型コロナウイルスは－1℃～－10℃の環境で数週間～数カ月生存可能とし，物品の汚染問題が顕著に。低温下では消毒効果も低下するため大きな課題となっており，新たな技術開発で対策に挑むとコメント。
12月17日	上海復星医薬集団が江蘇省でmRNAワクチンBNT162b2の第Ⅱ期治験。独BioNTech社と共同で2021年までに中国で少なくとも1億本のmRNAワクチンの供給を計画か。12月5日～16日までに江蘇で400人が接種済み。今後960人まで増やされ，中国人に対する安全性を確認。
12月19日	中国では6月にワクチンの緊急接種が批准され，7月から現在まで，高リスクの人たちを中心に希望者に約100万本のワクチンを接種。12月19日より北京朝陽区漢庭酒店（ホテル）大山子店と併設する商店が中リスクエリアに指定。12月18日に北京市で海外輸入例と関連する2例の確定例が出たため。上海市の輸入例で1,000例が退院。いずれも軽症～普通型で，感染症対策のほか中医薬も併用。上海市では「四素一肽」と呼ばれる，ステロイド・ビタミンC・ヘパリン・インターフェロン・チモシンを併用して重篤化を防ぐ対策とする。
12月20日	内モンゴル自治区満州里の北区街道・扎賚諾尓区第三街道では，14日間連続して市中感染者が出なかったため，中リスクエリアから低リスクエリアへ。広州市南沙区東涌鎮の輸入例隔離用のホテルで，31歳女性職員が無症状感染者。11月28日，12月4日，12月11日のPCR検査は陰性だったが，12月20日に陽性発覚。
12月22日	遼寧省大連市金普新区の5カ所の街道で封鎖措置を取り大規模PCR検査等を実施。エリア内学校も休校。住民も自宅で隔離。娯楽施設

	なども封鎖。12月21日の発表では大連市で12月20日に1例の確定例（12月17日に無症状感染者が確定例に），隔離封鎖エリアのスクリーニングPCR検査を実施し1名の無症状感染者。
12月23日	遼寧省瀋陽市で韓国から戻ってきた67歳女性，中国籍。11月29日韓国→瀋陽。空港PCR陰性。14日間の集中隔離。PCR陰性，抗体陰性。12月13日隔離終了。12月22日発熱。中国医大附属第一医院発熱外来にて疑似例と診断。12月23日PCR陽性。濃厚接触者71人，2次濃厚接触者69人を隔離。
12月24日	遼寧省瀋陽市で1例の無症状感染者。12月23日に報告された韓国帰りの確定例（重症型）の夫。濃厚接触者として隔離された136人の中の1人。他は陰性。2次濃厚接触者293人陰性，3次濃厚接触者704人陰性。外交部は英国―中国間の航空便を一時停止。
12月25日	中央政府が大連への対策へ動き出し，12月22日から各分野の専門家10人を派遣。12月15日～24日，大連では計19例の確定例と計20例の無症状感染者，クラスターも出ているため。ビッグデータ解析，ウイルス遺伝子解析，疫学調査など強化へ。同日，瀋陽で1例の確定例。16歳学生女性。瀋陽市で韓国帰り，隔離後に確定例（重症型）女性の孫で濃厚接触者として隔離され，12月22日PCR陰性，12月24日PCR陽性となり第六人民医院にて確定例（普通型），濃厚接触者278人を集中隔離。北京市では海外からの中国入国者に対し厳格に14日間の集中医学観察と，同便で人や物品から陽性が検出された場合，さらに7日間の家庭や施設での隔離。陽性者が出なかった場合でも7日間の健康観察を継続し，外出を避けるように指導。
12月26日	北京市で2例の市中感染確定例。順義区で貨物運搬。冷凍食品を扱うため12月24日スクリーニング検査を実施し，12月25日PCR陽性，確定例，軽症。もう1例は順義区在住，会社勤務。発熱・咳で発熱外来へ。12月24日PCR陽性，12月25日確定例，普通型。北京の朝陽区の3つの街道，順義区の12の街道郷鎮，天竺総保区関係者のPCR検査を行って5例の陽性。いずれも確定例の濃厚接触者。これをうけて順義区で80万人規模のPCR検査を実施へ。
12月27日	大連市で新型コロナ確定例の妊婦が帝王切開で出産，遼寧省では確定例の妊婦からの出産は初のケース。妊婦は妊娠33週目で12月21日に無症状感染者として病院に搬送され，12月23日に確定例。12月26日発熱38.7℃，CTでも肺炎症像，急遽，帝王切開を決定。大連市第六人民医院の隔離病区の陰圧手術室で専門家を集結させ，防護服・全面マスクを着用して帝王切開手術を開始。30分後に無事手術成功。2,160gの男児。新生児の1回目のPCR検査は陰性。母子ともに安定。上海市で新型コロナ患者を集中的に治療している上海市公共衛生臨床センターにて正式に新型コロナ科が開設。これま

で各科からの専門家を集めていたのを呼吸器科・重症科・感染科・中医科などから専属の専門家を配置して人員を固定。経験の蓄積をはかる仕組み。12月14日に四川省で米国戻りの貨物機のクルーが感染し、300人が参加した結婚式に参加して濃厚接触者と2次濃厚接触者が隔離されたケース。12月27日に2週間の集中隔離観察が無事終了。大連市金普新区で新たに10カ所の住宅地が中リスクエリアに。北京市は順義区の2カ所の村を中リスクエリアに。

12月28日 浙江省も14＋7＋7方式。海外から戻ったら14日間隔離（健康QRコード〈赤〉）、さらに自宅に戻って7日間隔離（健康QRコード〈黄〉）、PCR検査陰性、ここで（健康QRコード〈緑〉）。さらに7日間自宅にて健康観察を行い外出を控えた生活、PCR検査陰性で終了。全4週間。

12月29日 黒竜江省黒河市（ロシアとの国境の街）。12月28日に黒河市第二人民医院外来でスクリーニングPCR検査を受けた73歳女性が陽性、確定例（重症型）。これを受けて18歳の高校3年生の孫が無症状感染者。12月29日から黒河空港閉鎖。愛輝区喇嘛台社区府佳苑の住宅地を中リスクエリアに指定。市中感染者が出ている北京市では、小・中・高校の冬休みの開始日程を変更。まず1月16日から小学生、1月23日から中学1年〜2年、1月30日から中学3年、高校1年〜3年冬休みに（本来は全学年一斉に1月30日から）。冬休みはオンライン授業なし。

12月30日 大連市では12月29日までに累計の市中感染者が38例、市中の無症状感染者27例が出ているため、金普新区内で2カ所、沙河口区星海湾街道星海公園社区と高新区凌水街道大恬園社区など合計4カ所を中リスクエリアに。大連市で中リスクエリアは16カ所に。中国CDCが新型コロナに関する大規模な血清特異抗体検査の結果を発表。湖北省武漢と武漢以外のエリア、湖北省以外の6エリアの3.4万人が対象。中国が第1波を感染コントロールして1カ月後に調査。結果は武漢の抗体陽性率が4.43%、武漢以外の湖北省の陽性率は0.44%。中国では武漢で感染が広がったものの、中国各地への拡散をかなり抑制できていたと判断。北京市順義区のケースでも感染源はほぼ特定。11月26日にインドネシア籍でインドネシア→福建で隔離され、同便で出た感染者の濃厚接触者（無症状感染者）Aからの感染か。Aは福建で14日間隔離され12月10日に北京へ。順義区在住。12月26日PCR検査で陰性、IgM陽性。12月27日Aの居住環境からPCR陽性反応。12月28日AもPCR陽性、無症状感染者に。その後の調査でAが北京到着後、同居していたB（女・29歳）に感染させ、買い物中に順義のスーパー店員C（女・31歳）に感染させるという経路を解明。

12月31日	12月7日に成都市で発生した確定例に関して感染源が特定。11月9日に郫都区でネパールから入国した人の濃厚接触者の隔離場所が太平村に。11月16日，11月28日に5名のPCR陽性輸入例。隔離施設のゴミ処理を係員が規定通りに行わず，とくに成都市1例目はゴミを拾った形跡。また遺伝子も11月にネパールからの輸入例とほぼ一致。瀋陽市で5つの区で全員対象のスクリーニングPCR検査を実施へ。鉄西区・皇姑区・于洪区では即日3日以内に，和平区・沈河区・大東区・渾南区・瀋北新区・蘇家屯区は即日5日以内に完了させる予定。ワクチン接種無料化を発表。
2021年 1月3日	遼寧省大連市の感染源を突き止める。調査の結果，今回の感染源は港で荷物運搬する5人の作業員で，この5人が大連港でロシア船籍の貨物船からウイルスに汚染されたバラの貨物を運搬するときに感染したとほぼ断定。さらにこの5人が金座商厦へ出かけ，買い物客や店員に感染させ，そこから家庭内へ感染が広がった模様。河北省石家庄市藁城区で1例の軽症の確定例。1月2日北京市では1例の市中確定例，8カ月の乳児が普通型確定例。北京市順義区在住。12月31日に母親と祖母が確定例に。濃厚接触者として集中隔離，PCR陰性（咽）。1月1日PCR陽性（咽・肛門）。1月2日確定例。濃厚接触者8人を集中隔離。この乳児は当初父親と一緒に濃厚接触者として集中隔離，ただ母親が居ないため情緒不安定になり粉ミルクを拒絶。そこで順義区婦聯や5人のママたちが協力して母乳を提供，冷凍して届けることで何とか食欲を回復。
1月4日	この段階の中国各地のリスクエリアは北京市順義区6カ所，朝陽区1カ所。河北省石家庄市2カ所，邢台市2カ所。遼寧省瀋陽市16カ所，大連市16カ所。黒竜江黒河市6カ所。
1月5日	1月6日より河北省石家庄市内のすべての幼稚園〜高校は教室での授業を停止。また寄宿制の学校は封鎖管理体制に。1月2日〜4日で52,784人のPCR検査を実施し14例の確定例と40例の無症状感染者を発見したため，河北省石家庄市と邢台市で全市民1,300万人対象のスクリーニングPCR検査を開始。
1月8日	河北省邢台市管轄下の南宮市でも全市民対象のスクリーニングPCR検査中だが，住民・企業などに対して未検査の人を見つけたら500元の奨励金を出す方針。また，スクリーニング検査期間後に未検査の人は強制検査＋2週間の集中隔離対象になるとのこと。隔離費用も自費。
1月9日	河北省石家庄市。1回目の全市民PCR検査終了。対象者は10,251,875人，陽性者354人。大部分は藁城区で298人。それ以外の区でも46人を発見。1月8日午前8時までに120カ所に11,708人を隔離。続いて2回目の全市民PCRスクリーニング検査を開始。

	河北省石家庄市。石家庄市内のスーパーマーケットやコンビニエンスストアなどの店舗は閉鎖され，インターネット販売のみに。上海市ではワクチン接種本格化。人口2,400万人の上海市で1月7日までに424,477人がワクチン接種を済ませ，うち381,904人が1回目，42,573人が2回目接種。この段階では18〜59歳の重点業種が対象。
1月10日	河北省石家庄市。河北省石家庄市と邢台市の1回目PCR検査が完了。計1,300万人の検査で，1月9日24時までに364例の陽性を発見。藁城区が最も多く全体の87%でほぼ増村鎮関連，邢台市ではすべて南宮市で検出。現在のところ他地域への拡散なし。2回目の全市民PCRスクリーニングを実施へ。今度は1回目より短く，2日間で完了させる予定。
1月11日	黒竜江省綏化市望奎県でも無症状感染者20例を発見。
1月12日	高リスクエリア：河北省内1カ所。中リスクエリア：北京市8カ所，河北省29カ所，遼寧省27カ所，黒竜江省8カ所。広州中医薬大学の張忠徳副校長と広東省中医院重症医学科の鄒旭主任が河北省邢台へ救援に。武漢でも積極的に用いられた西洋医学と中医学を活用して重症例を治療。
1月14日	中国で242日ぶりに市中感染の死亡例報告。高リスクエリア在住で1月9日にPCR陽性。発熱・咳などの症状。河北胸科医院に転院後，急速に悪化しショック状態に。心・肝・腎機能不全となりECMOを使用。1月13日死亡。重篤型新型コロナと多臓器不全。最近大連で発生したクラスターのウイルスのゲノムが黒竜江省綏化市と100%一致。
1月15日	高リスクエリアに指定されているロックダウン状態の河北省石家庄市藁城区では全区民対象の4回目のPCR検査を実施。石家庄市内では434カ所の隔離施設が設置され，27,831部屋に27,014人が隔離。また1月15日18時現在，藁城区では14,573人が移転して集中隔離中。また1月14日，石家庄市の2回目の全市民PCR検査を終了し，10,253,103人から247人のPCR陽性を発見。
1月16日	河北省邢台市雨宮では最も厳しい対策を実施。①すべての世帯は自宅隔離とし，家の中のみで外出禁止。②職場に居る人は帰宅不可。職場で食事，宿泊。③違反者は行政拘留，場合によっては刑事責任を問われる。④市民生活を守るためのボランティア活動開始。河北省石家庄新楽市長寿街道が高リスクエリアに。さらに9カ所が中リスクエリアに。
1月17日	北京市では順義区でPCR陰性で宿泊施設などに集中隔離されていた人について14日間の集中隔離終了後も，さらに7日間の自宅隔離とし，再度PCR検査が陰性で隔離を完全解除にする措置に。潜伏期間が延びていることに対応。

1月19日	海外から北京に戻る場合3週間の隔離に。その後，1週間の健康観察。なお他都市で2週間隔離された場合も3週間後に北京に入ることが許可され，さらに1週間の健康観察。上海市公共衛生センターの鐘鳴主任も1月19日に2回目のワクチン接種後，吉林省へ救援に。鐘鳴主任は著名な重症医学科の専門家で，武漢でも上海から真っ先に派遣。前回の武漢は未知数だったが今回は医療に専念できるとコメント。河北省石家庄，1月20日より再度全市民対象のPCR検査を実施へ。今回も3日以内で完了予定。
1月20日	北京市大興区が全員のPCR検査を実施。感染者が出た天宮院など5カ所は封鎖管理。学校・幼稚園も閉鎖。老人ホームなども封鎖，結婚式などイベントも禁止など。国務院発表。春節に帰省する人は7日以内のPCR検査陰性証明が必要。また帰省後も現地政府による管理を強化。農村エリアでもPCR検査の体制を強化し，12時間以内に結果を出せるように。
1月21日	上海市で3例の市中感染の確定例。上海市で中リスクエリア1カ所。仁済医院西院・腫瘤医院徐匯院も封鎖管理。A：男56歳，1月20日午後3時，復旦大学附属腫瘤医院で外注業者への定期PCR10例プール検査で発見。21日未明この患者の検体をCDCで確認して確定例。B：男53歳，Aと同じ住宅地で近所。上海交通大学医学院附属仁済医院における病院関係への定例PCR10例プール検査で発覚。1月21日未明に再確認し確定例。C：女48歳，Aの友人。1月21日未明，濃厚接触者として検査，PCR陽性。3例とも上海市公共衛生臨床センターで隔離治療。濃厚接触者71例のうち31例陰性，2次濃厚接触者78例のうち25例陰性。他は結果待ち。24時間後に再検査。関係者14,411人のPCR検査。1月22日の登校日を中止し，小学校～高校は1月22日～2月21日までの1カ月間の春節休業にすることを上海市教育委員会が決定。また春節休み期間中は市外へ旅行にいかないように通知。
1月22日	上海市で濃厚接触者からさらに3例の市中確定例が出て6例に。河北省石家庄，3回目の全市民PCRスクリーニング検査を完了。検査を受けた10,256,424人中，PCR陽性は30人。このうち25例はすでに隔離していた人の中から。
1月23日	上海市で3カ所目の中リスクエリア。宝山区友誼路街道臨江新村（1村，2村）。ここでは1月21日確定例の父母が在住，濃厚接触者として隔離され1月22日にPCR陽性。現在，上海市では9例の確定例（8例普通型，1例軽症型）。
1月24日	遼寧省大連市全域が低リスクエリアに。上海黄浦区で3例。この3例は仕事の同僚・親子関係で濃厚接触者・21日確定例と同じ住宅地に住んでおり接触の疑い。

1月25日	上海市で累計 13 例の確定例。吉林省で市中感染の死亡例 1 例。
1月27日	1 月 26 日に上海市で新たに確定例が発生し，今回の上海市のクラスターでの市中感染確定例は 16 例（普通型 14 例，軽症 2 例）に。1 月 21 日〜 26 日に行ったスクリーニング PCR 検査は 4 万 1 千件。
1月30日	1 月 29 日上海市。2 例の市中感染者。集中隔離観察されている 1 月 21 日確定例の濃厚接触者（配偶者・親戚関係）で，1 月 21 日に集中隔離済み。累計 18 例に。中国全国では 10 カ所の高リスク，61 カ所の中リスクエリア。このうち上海は 4 カ所の中リスク。
2月1日	河北省で久しぶりに新規市中感染者 0，無症状感染者も 0。中国の PCR 検査能力はプール方式ではない単管で 1 日 1,600 万件と発表。
2月4日	1 月 21 日に確定例がそれぞれ出て封鎖されていた上海の仁済医院西院が 2 月 8 日から，腫瘤医院徐匯院は 2 月 9 日から診察再開へ。1 月 21 日から中リスクエリアに指定された昭通路（福州路以南）に関して 2 月 4 日 18 時から低リスクエリアに。この日もこのエリアから確定例が出たが，住民は全員宿泊施設に隔離されており疫学調査から判断。PCR 陰性で順次帰宅へ。
2月5日	2 月 4 日夜に発表された 1 例の上海浦東新区での可疑例が確定例に。疫学調査により以前の確定例の濃厚接触者で隔離済み。上海浦東新区で中リスクエリア 1 カ所。国家薬品監督管理局がシノバックの不活化ワクチン「克尔来福」を条件付きで認可。
2月6日	黒竜江省でもコロナが落ち着いてきたため経済再開への取り組みを発表。
2月8日	河北省石家庄市，新規市中感染者がほぼゼロになったのを受け徐々に再開に向けて動き出す。中国で新しいワクチンを発表，アデノウイルスベクターワクチン。パキスタンで第Ⅲ相試験開始。
2月9日	武漢市で中国と WHO の専門家合同記者会見。河北省の石家庄駅が 34 日ぶりに再開。
2月10日	2 月 9 日 24 時現在，中国全国で接種されたワクチンは 4,052 万本分。国務院は 3 日連続して新規市中確定例および疑似例が出ていないことを受け，昨年 12 月下旬から中国北部エリアを中心に発生したクラスター感染拡大はいったん抑え込みに成功と発表。
2月15日	高リスクエリアは黒竜江省 3 カ所，吉林省 1 カ所。中リスクエリアは河北省 1 カ所，黒竜江省 5 カ所，吉林省 1 カ所，上海市 1 カ所。
2月17日	1 月に吉林省で発生した黒竜江省から吉林省への輸入例スーパースプレッダーでクラスター発生の件。2 月 10 日中国 CDC が調査報告を発表。移動中の列車の中で感染したとみられ，講師の 1 人から 141 人に感染。ウイルスは欧州型，大連→黒竜江→吉林の感染ルートか。

2月18日	上海市全域が低リスクエリアに。上海市 CDC の発表で，1月21日から上海市で発生した累計22例の市中感染者に関して，疫学調査によりウイルスの遺伝子は海外輸入型で，いずれも同一感染源による一連の感染のつながりが追跡された。
2月22日	黒竜江省綏化望奎県で14日間連続，新規市中確定例・新規市中無症状感染者が発生していないため，低リスクエリアに。ついに中国全土で高リスク・中リスクエリアがゼロに。
2月24日	上海市では2月24日までに計1,600人の医療関係が2カ所の空港に駐在し，3万人の医療関係者が市中の防疫に参加し，93.4万人が隔離健康観察を受け，3,000人の CDC メンバーが疫学調査を行い，122カ所の発熱外来と225カ所の市中発熱観察点を設置。発熱外来では，のべ128万人が診察を受け，10.5万人の濃厚接触者など関係者を追跡調査し，1,789例の感染者を西洋医学・中医学の併用で治療。また武漢へは9回にわたって1,649人の医療関係者を派遣し，武漢で2,549人の確定例の治療にあたったとのこと。
2月25日	中国では新たに2種類のワクチンが条件付きで認可され4種類に。1回接種のウイルスベクターワクチンも中国産で初認可。3種類の不活化ワクチンと合わせて計4種類。
3月1日	上海市の老人介護施設で家族の見舞いを再開。直系親族で過去1カ月以内に上海を離れていないことが条件。施設から離れていた入居者は7日以内の PCR 陰性証明で戻れることに。施設で新たに入居する人，新就職者も7日以内の PCR 検査証明が必要。黒竜江省で治療中の確定例・無症状感染者がゼロに。
3月2日	北京市でワクチン接種500万人を突破。このうち264万人が2回目接種を完了。北京市でも重要インフラにかかわる人，密になりやすい職業の人など感染リスクが高い人を重点的に接種。
3月2日	国家薬品監督管理局は新型コロナで処方された代表処方「三方」のうち，清肺排毒顆粒・化湿敗毒方・宣肺排毒方を古代経典名方を応用した中薬複合製剤顆粒剤新薬としての販売を特別認可。
3月4日	上海市閔行区では閔行区体育館に100のブースを設置して1日最高2万人のワクチン接種ができる臨時会場を設置。また大企業や監獄などへは出張接種に行く接種隊も結成。
3月7日	河北省石家庄藁城区で全区民への PCR 検査が完了し全員陰性。3月8日から区外への移動が可能に。1月2日に藁城区の1例から無症状感染者が次々と発見され大規模なクラスターも一時期発生したが，2カ月強でほぼ収束，日常生活や経済活動も再開。
3月9日	浙江省の防疫記者会見。今年に入って浙江省では海外輸入例の14日間集中隔離対象者のうち，16例の確定例と29例の無症状感染者を

	発見。一方で 14 日間の隔離終了後の PCR 陽性者も 20 例発見されている。現在は 14 日間の集中隔離後の健康観察を強化。
3月16日	中国国内の低リスクエリアから北京市に入る際に 7 日以内の PCR 検査陰性証明は必要なし。健康 QR コードが緑で，体温が正常であれば自由に往き来できるように。
3月17日	中国で国内向けに CHO 細胞由来遺伝子組み換えタイプを緊急認可。中国科学院微生物研究所などが開発。2020 年 10 月に第 I 相，II 相試験を終了し，2020 年 11 月から国内外で 29,000 例を対象に第 III 相試験を実施。製造しやすいのが特徴のワクチン。
3月22日	西安市第八医院で感染者がいる隔離区の検査技師 1 例の確定例（ワクチン 2 回接種済み）が出た件で，3 月 20 日 20 時までに 7,663 人の PCR 検査を行い全員の陰性を確認。また同じ時期に同隔離区で働いていた 33 人についても 3 回の PCR 検査を実施し陰性。
3月25日	上海市では 60 歳以上のワクチン接種予約もスタート。まずは健康な 60 ～ 75 歳が対象。76 歳以上に関しても状況をみて接種開始。
3月24日	上海市で 1 日最大 1,000 人接種できる移動式ワクチン接種バスが稼働。
3月26日	河北省石家庄空港の旅客便も再開。ミャンマーとの国境，雲南省瑞麗市では姐告玉城の重点人員への PCR 検査を実施，1 例のミャンマー人が陽性。3 月 30 日 24 時までに住宅地全体の PCR 検体 26,000 例のうち 9 例の陽性を発見。
3月28日	中国のワクチン接種本数が 1 億本を突破し 1 億 241 万本に。
3月29日	上海在住の一般外国人にもワクチン接種の予約を開始。中国の公的健康保険に加入している外国人は実質無料，自費では 1 回 100 元。
3月30日	22 時より雲南省瑞麗市の交通規制と，街を出る人は 72 時間以内の PCR 陰性証明が必要。3 月 31 日 0 時より市中心部の学校もすべて休校。寄宿制の学校は外出禁止で封鎖管理。
3月31日	上海市の医療関係者のワクチン接種率は 82% に（33.1 万人中 27.2 万人）。
4月2日	2021 年夏季ユニバーシアードが延期に。2021 年 8 月に四川省成都市で開催予定を 2022 年に。
4月4日	清明節。上海市の墓地でも墓参りはインターネットでの事前予約制。
4月5日	雲南省瑞麗市で 3 カ所の高リスクエリア，中リスクエリアは 6 カ所。
4月7日	4 月 6 日から瑞麗市で始まった 2 回目の重点エリア・重点人員 PCR 検査は 4 月 6 日夜で約 24 万人，4 月 7 日までに全員の検体採取を完了予定。さらに 4 月 5 日から抗体検査。瑞麗市には 7 万人のミャンマー人が在住，疫学調査のために 1,546 人のボランティア通訳も投入。
4月9日	上海市文化旅遊局は A 級観光地に対して 75% の最大入場者数制限を取り消し，100% まで認める方針を発表。ただし 100% 越えは認めず。

4月14日	中国版『治療ガイドライン第八版』の改訂版を発表。RT-PCR 検査が診断で最も重要な基準で変わらず。抗体検査に関しては偽陽性の可能性が高いため使用範囲を限定。清肺排毒湯は変わらず。
4月16日	チリ衛生当局がシノバックワクチンの臨床研究の最終結果も発表。14 日後の有効率は 67%，入院を防ぐ率は 85%，ICU 入りを防ぐ率は 89%，死亡を防ぐ率は 80%。
4月18日	雲南省瑞麗市はロックダウン中だが，現在滞在中の観光客が瑞麗市を離れる場合，ホテルに 2 週間以上滞在し 14 日以内に高・中リスクエリアに行かず，期間中 3 回以上 PCR 検査を受けて陰性，最後の PCR 検査が 72 時間以内陰性の条件を満たす必要あり。
4月21日	中国のワクチン接種本数は 2 億本を突破。
4月25日	上海の健康 QR コードにもワクチン情報を登録。
4月29日	19 時より雲南省瑞麗市の 3 カ所の高リスクエリアが中リスクエリアに，2 カ所の中リスクエリアが低リスクエリアに。これで中国大陸全土から高リスクエリアが消滅。
4月28日	中国で「国家疾病予防控制局」が成立。18.8 万人の職員を抱える CDC と平行して存在する機関で，結核・エイズ・伝染病のコントロールのほか，大規模なワクチン接種などの政策にも関与，CDC の不足を補う役割を期待。
5月4日	雲南省瑞麗市で最後まで中リスクエリアだった地域が低リスクエリアになり，1 カ月ほどで市内全域が低リスクエリアに。
5月7日	WHO はシノファームが開発した不活化ワクチンを緊急使用ワクチンのリストに追加。人口 2,400 万人の上海市で接種されたワクチンは 1,800 万本で，このうち 2 回接種を終えた人は 600 万人。1 日最大 74 万本の接種体制。
5月8日	中国のワクチン接種は 3 億本を突破して 3 億 822 万 6 千本に。
5月13日	確定例 1 例。安徽省六安市裕安区在住，撮影スタジオ勤務の女性。安徽省から出ていないが，最近他省から来た疑似陽性者と撮影スタジオで濃厚接触しており疫学調査中。中国で開発中の mRNA タイプの ARCoV ワクチンが 5 月 30 日からメキシコで第Ⅲ相試験開始へ。6,000 人が対象。このワクチンは原料から中国国内で生産可能で，中国独自の方法で開発されているとみられ 2〜8℃で保存可能なのが特徴。
5月14日	安徽省合肥市で新たに 1 例の市中感染者。安徽省合肥市肥西県上派鎮衛星社区金雲国際商住楼が中リスクエリアに。PCR 検査の検体採取 6.2 万人が完了，濃厚接触者・2 次濃厚接触者など 458 人も PCR 検査。安徽六安でも中リスクエリアを 2 カ所設定。
5月15日	5 月 14 日 0〜19 時，遼寧省営口市で 2 例の市中確定例，3 例の無症状感染者。いずれも安徽省の市中感染例の濃厚接触者。北京市西城

区に安徽省六安市の市中感染確定例の濃厚接触者一家3人（父親と小学生と幼稚園の娘2人）が発見されたため隔離。六安市では市街地の3区に対して60万人全員のPCR検査を開始。

5月16日　5月14日上海市発表。新しく発表された『新型コロナ肺炎防控方案（第八版）』の規定により5月16日より海外から上海に入る場合，14日間の集中隔離後，7日間の住宅健康観察に。またPCR検査は隔離期間中＋健康観察期間中はPCR検査を6回実施。重点観察対象者はさらに検査回数を増加。安徽省六安市における今回の市中感染者発見で，一部クリニックが許可なく発熱患者を診療していた件で当局の指導が入り，営業停止処分となり，区の責任者は停職に。安徽省六安市で市内中心部対象の1回目104万人分全員のPCR検査の検体採取を完了。防疫対策のため5月16日から遼寧省の高速道路のうち，営口地区から出る場合，インターチェンジで2時間以内のPCR検査陰性報告が必要。大連地区でも一部のICで同様の対策。

5月17日　遼寧省営口市がⅢ級応急響応を発表し，上から2ランクのⅡ級方式で対策をとることを発表。これにより，2日以内に一人残らず営口市全市民のPCR検査を完了させ，中リスクエリアの市民は原則市外に出られず。

5月18日　上海市でワクチン接種本数は1,800万本，接種人数は1,200万人，2回目接種完了が600万人を突破。上海市内のPCR検査施設は146カ所，検査能力は1日77万件。

5月21日　広州市荔湾区。5月20日午後に体調不良で荔湾区中心医院を訪れた75歳女性で初回PCR検査陽性。疑似例として報告。疫学調査を開始。現在のところ濃厚接触者7人は隔離されPCR陰性。後にインド変異株とわかり，広州を中心に大きなクラスターが発生する。

5月22日　深圳市塩田区で無症状感染者。44歳男性。1週間に1回の定期PCR検査で見つかる。5月12日の検査では陰性，国際港貨物船の作業員。遼寧省営口市鰵魚圏区では3回目の全区民PCR検査。約50万人対象で全員陰性を確認。

5月23日　遼寧省営口市では中リスクエリアが11カ所。うち鰵魚圏区では100カ所の住宅地を封鎖，熊岳鎮では99カ所の住宅地（計8km²）で51,271人が隔離中。紅梅街道では1カ所717人の住宅地を封鎖。

5月27日　新型コロナの不活化ワクチンで第Ⅲ相試験の結果が『JAMA』で5月26日に発表。中国のシノファームの研究で，2回接種後2週間の保護率は武漢製（WIV04）が72.8%，北京製（HB02）が78.1%。中和抗体陽性率は99%以上。広州市では市内に7万人いるゴミ清掃にかかわる作業員へのワクチン接種率90%以上を達成。また隔離宿泊施設・封鎖エリアなどのゴミを扱う作業員はワクチン以外にも優先的にPCR検査。

5月29日	中リスクエリアとなっている広州荔湾区の4カ所ではロックダウン体制。外出は1世帯1日1人の買い物で許可。娯楽体育施設を閉鎖。学校・幼稚園休校。飲食店は持ち帰りのみ。寄宿条件がある学校の中三・高三は学校で封鎖管理。それ以外の荔湾区などでも学校関係の休校などを実施。荔湾区以外の広州市では大型イベントの禁止，学童施設や託児所の閉鎖，塾・習い事などでの対面授業の禁止，宗教施設・養老施設など重要管理箇所の封鎖などの取り決めが5月29日から実行。
5月30日	2021年度のWHO笹川健康賞に，中国で新型コロナの地域対策に貢献した呉浩（Wu Hao）医師が受賞。中国人では3人目。ビッグデータの分析からの防疫対策，農村におけるPCR検査の拡充，自宅隔離管理システムなど地域におけるコロナ対策に貢献。ITを活用した発熱患者・濃厚接触者・感染者を管理するIFOCMシステム，さらにGPの育成でも大きな貢献。深圳市で発見された11例の感染者のウイルス遺伝子解析の結果，B117型イギリス変異株とほぼ断定。広州市教育委員会は5月31日〜6月11日まで高校1年生，2年生の授業はオンラインに。また5月31日から大学入試終了まで高校3年生で寄宿できる高校では封鎖して学校内で試験勉強。寄宿できない受験生はオンラインで，学校に登校せず。受験生の教員は5月31日と6月3日までに2回のPCR検査。試験監督など関係者も感染防止のために集中封鎖管理。今年の広州市の受験生は54,900人。今後，安全に受験生が大学受験に参加できるように。
5月31日	広州市では現在1,313.66万本のワクチンが接種され，325.22万人が2回の接種を完了。ここでいったん個人の接種を停止し，当面は集団接種だけに。医療資源を大規模PCR検査に集中させるため。またワクチン接種会場における感染防止のため。夜10時より，広州管轄内の空港・長距離バスなどの各駅から広州を離れる場合は健康QRコードが緑で，かつ72時間以内のPCR陰性が必要に。
6月1日	中国メーカーの不活化ワクチン「シノバック」も，WHOの緊急使用ワクチンリストに登録。中国メーカーのワクチンでは2種類目。
6月2日	広州市で2カ所の高リスクエリア（広州初）。
6月3日	中国工程院の陳薇院士らが開発した吸入式ワクチンが緊急使用リストに登録申請へ。
6月4日	15時。安徽省六安市で1例の確定例が退院し，3名の無症状感染者も医学観察を解除。これで5月13日からの安徽省におけるクラスターの市中感染者ゼロを達成。
6月5日	シノバックのワクチンが3〜17歳対象の第Ⅱ相試験を完了し，安全性および抗体レベルも問題なく，緊急使用では3歳以上に認可。ただ，いつから本格接種を開始するかは慎重に検討。

6月8日	広州市全市のすべての映画館・劇場・カラオケ店・ネットカフェなど人が密集しやすい施設が営業停止。6月8日，広東省呉川市覃巴鎮下榕村が中リスクエリアに。無症状感染者から確定例になった患者からデルタ変異株が発見され，5月21日に広州で発見されたウイルスと遺伝子が99.9%一致。6月8日午前10時より広東省珠海市からマカオへ往き来する場合，これまでの1週間以内のPCR検査陰性証明から48時間以内に変更。
6月9日	5月21日から始まっている広州市のデルタ変異株の拡大。6月8日現在，広州市で115例，佛山市で10例，茂名市で1例，湛江市で1例，合計127例に。
6月13日	広州市では3回に分けて3602.3万例のPCR検査を実施。1回目は5月26日〜6月8日で2798.55万例，2回目は6月9日〜11日で濃厚接触者・2次濃厚接触者，高・中リスクエリア，関連する低リスクエリアで546.19万例。3回目は6月12日〜13日で高・中リスクエリアと患者発生エリア。
6月18日	6月17日，深圳市塩田区21万人を対象の5回目の全区民PCR検査を実施へ。期間は6月18日〜19日。
6月19日	中国大陸のワクチン接種本数は10億1048.9万本に。接種完了率は36%。
6月24日	6月21日〜23日，深圳市全域のPCR検査はほぼ完了し全員陰性。10人プール式で1日400万人規模の検査体制。広州市荔湾区白鶴洞街の高リスクエリアが中リスクエリアに。これで中国全国から高リスクエリアが消滅。
6月25日	①5月21日，広州デルタ株，海外輸入例関連，28日以内にほぼ収束。②5月21日，深圳アルファ株，海外貨物船関連，14日以内にほぼ収束。③6月14日，深圳・東莞，こちらは広州とは異なるデルタ株で現在調査対応中。
6月27日	上海市ではワクチン接種が進んできたことを受け，7月1日から各地の臨時接種会場を順次閉鎖。広州新華学院東莞校区の2人の学生（6月20日・21日確定例）はマクドナルドで感染した模様。6月12日夜，6月18日に確定例となった李とその夫は家族とマクドナルド1階で注文，2階で食事・会話。そのテーブル近くを2人の学生が通過したことが防犯カメラで発覚。全員マスクせず。デルタ株。
6月29日	12時36分，上海市でワクチン接種を完了した人の数は1,683.6万人で，18歳以上の接種完了率は77.6%に。累計接種本数は3,527万本。
7月3日	広州市と佛山市から広東省を出る場合の48時間PCR陰性証明は不要に。また7月3日より深圳市と東莞市以外の広東省の市から省を出る場合，72時間PCR陰性証明が不要に。残るは深圳と東莞。南アフリカ衛生当局がシノバックのワクチンを条件付きで250万本を

	緊急認可，18〜59歳に2回接種することを決定。
7月6日	7月5日，雲南省で3例の新規市中感染者，2例の無症状感染者。雲南省では7月4日も3例の新規市中感染確定例。いずれも瑞麗市の全員PCR検査で発覚。再度クラスター発生。
7月7日	雲南省瑞麗市では市中心部を封鎖管理，市民は外出禁止のロックダウン。生活必需品は政府供給の体制。学校類はすべて停止。スーパーマーケット・市場・病院・薬局以外の店は原則休業。飲食店はデリバリーのみ。ミャンマーからの不正入国者の取り締まりを強化。
7月8日	『ランセット』で，シノバックの不活化ワクチンで第III相試験の論文が発表。トルコにおける18〜59歳の1万人への研究で，14日間あけての2回接種。有効率83.5%，入院を防ぐ有効率で100%。
7月15日	7月14日までに上海市でワクチンの接種本数は3,688.54万本で，接種完了者は1,809.15万人，18歳以上の接種完了率は81.9%。1回接種のみの人も合わせると1,995.57万人が接種済みで，18歳以上では接種率が90.3%に。
7月17日	中国政府はシノファームのワクチンを3〜17歳に対して緊急接種することを正式に認可。
7月21日	南京市江寧区当局によると南京禄口国際空港の関係者への定期PCR検査で，7月20日午後6時までに空港職員関係者9人にPCR検査陽性を発見。2020年春の武漢に次ぐ規模の南京を感染源とする大クラスターが始まる。デルタ株だった。
7月23日	中国政府は江蘇南京に国務院聯防聯控機制の工作チームを派遣。
7月24日	南京禄口国際空港を利用した人に対して各地域での登録と集中隔離・自宅での健康観察・3回のPCR検査を行うように呼びかけ。（1回目〜2回目は24時間あけ，3回目は6日後に）従わない場合は法的責任も追求へ。7月23日午後，四川省綿陽で1例の市中感染者。南京禄口国際空港戻り。
7月25日	7月24日，安徽省蕪湖市で1例の無症状感染者。南京禄口国際空港関連。
7月26日	7月25日，中国の市中確定者は40例（江蘇39，遼寧1），市中無症状感染者は4例（江蘇1，安徽1，広東1，四川1）。江蘇省の確定例が増える。
7月28日	江蘇省揚州市で南京関連の1例の陽性。揚州市中心部の娯楽場所・室内文化体育施設・浴場などが一律閉鎖。この段階で南京から中国各地へ126例の感染者が発生。7月22日，湖南省張家界市で18時〜19時の「魅力湘西劇場」を鑑賞した人全員を高リスク指定。ただちに各地の当局の指示に従い，集中隔離観察とPCR検査を行うよう通知。7月27日15時までに湖南省張家界市・湘西自治州でも濃厚接触者221人，2次濃厚接触者239人を隔離。

7月29日	市中感染者1例が発見された湖南省張家界市では，7月30日，張家界の観光地はすべて閉鎖されることに。745の団体ツアー客，計1.19万人が現地に停留。7月29日，外交部の発表では中国は途上国を中心に7億本分のワクチンを100カ国以上に提供。
7月30日	福建省厦門市で4例のPCR陽性。7月30日に1例の国際貨物便パイロットが入国時のPCR検査で陽性。7月30日に南京禄口国際空港の感染源が判明，7月10日にロシアから来たCA910便で，この1例の感染者のウイルスのゲノムが一致。湖南省張家界市で11カ所の中リスクエリアを設定。
7月31日	7月30日から湖南省鳳凰古城・永順県芙蓉鎮，十八洞村などの観光地のほか，7月31日から鳳凰県のカラオケ店・文化館・図書館・映画館・土産物売店・観光地なども閉鎖されることに。7月30日に湘西洲で1例の確定例。7月31日0時より，江蘇省の揚州泰州国際空港のすべての便の発着を停止。この夜，洪水で大被害を受けた河南省鄭州市でも11例の確定例，16例の無症状感染者を発見，第六人民医院のクラスターで南京とは別のデルタ株。上海市の医療機関でも対策を厳格化。医療関係者全員の2週間に1回の定期PCR検査は1週間に1回に。発熱外来担当関係者は3日に1回，また入院患者も3日以内のPCR陰性証明が必要に。この段階で南京では9例の重症例で入院治療患者の4%。いずれもデルタ株。入院時は発熱・咳で軽かったが，平均5日で重症化。全員喘息・気管支拡張など呼吸系基礎疾患や糖尿病の持病。
8月1日	山東省煙台市でも1例の確定例。男性60歳，7月15日に南京禄口国際空港経由で桂林，19日に南京禄口国際空港経由で煙台に戻る。7月21日〜28日に3回のPCR検査を行い陰性，7月31日体調不良で再検査して陽性。普通型。患者の住宅地の封鎖と病院の封鎖管理。ロシアから来たCA910便による南京禄口国際空港のクラスター発生で，7月31日現在，この11日間で中国各地10省22カ所に拡散。南京市だけで190例，南京市以外でもこの関連で50例近い感染者。上海市中医薬学会が『中医薬予防外感疫病（呼吸道伝染病）指南』を発表。
8月2日	7月27日の成都東発南京南行きのD3078列車。この列車に湖南省張家界市に団体旅行にいった淮安市の社員旅行一行67人（感染者12人）が乗っており，荊州から乗車。この関連で駅の待合室や車内で13人が感染，荊州・武漢・黄岡・海南省海口へ伝播，デルタ株。8月1日，江蘇省南京ではクリニックや診療所をすべて一時閉鎖に。また専門病院でも口腔科・眼科・耳鼻咽喉科・整形・美容科なども一時閉鎖。胃カメラなどの内視鏡検査は48時間以内のPCR陰性証明が必要。8月1日夜，武漢経開区で7例のPCR検査陽性。工事現場作業員。このうち1人が7月27日に荊州駅の待合室で感染者の出た淮安からの

旅行団と交わっていたため，8月2日に他の6人とともに濃厚接触者として PCR 検査。結果，7人とも陽性に。8月2日，湖南省では教育庁が緊急通知を出し，校内・校外の対面式の教育活動を一切停止することに。また各種教育機構の対面式活動も一切停止。感染者が増えている河南省鄭州市では，クラスターが発生した第六医院関係者に対して2回目の全員 PCR 検査を実施。また第六医院の隔離病区に入院していた確定例および無症状感染者は全員岐伯山医院に転院させて治療を継続。上海市では書籍の一大イベントである 2021 年上海書展（8月11日〜17日）をはじめとして，各種展覧会を延期または中止することを発表。上海では1例の市中感染者。上海浦東国際空港貨物区の外国籍貨物機担当職員。上海浦東新区の医療機関で PCR 陽性。CDC の調査で7月22日〜23日に空港の汚染された環境で防護服を脱ぐ行為が確認，デルタ株。

8月3日	上海市浦東新区では8月3日9時30分より感染者が1人出た1カ所のマンション（住民 5,000 人）が中リスクエリアで 14 日間の封鎖と3回の PCR 検査。8月3日の中国のリスクエリアは高リスクエリア5カ所（雲南1・江蘇2・河南1・湖南1），中リスクエリア 154 カ所（北京2・雲南2・江蘇 94・四川6・遼寧2・湖南 25・福建2・河南 13・湖北3・山東3・上海1・海南1）。
8月4日	感染拡大中の湖南省張家界市で，防疫対策の不備で責任者が多数処分。区の CDC トップ，クラスターが発生した「魅力湘西演劇場所」の管理者，病院救急の主任らも。湖北省武漢市で発見された8月2日の感染者7例のうち，2例に関してはゲノム解析が終わり，デルタ型，江蘇省と同じ型。7月 27 日に荊州駅で江蘇省淮安市からのツアー客との接触で感染→建設現場宿舎内でクラスター発生のルートはほぼ確定の模様。湖北省武漢市も8月4日の記者会見で濃厚接触者の集中隔離場所の確保に動き出し，8月4日7時現在で 31,300 部屋を確保，現在 26,100 部屋を使用。さらにこれから3日以内に 9,000 部屋を準備。隔離すべき人は 100% 隔離。ちなみに PCR 検査陽性者はこれとは別に医療機関で全員隔離治療。上海浦東国際空港職員で1例の確定が出て当日夜に空港関係者5万人を PCR 検査，24 時間以内に感染者の追跡調査を完了。
8月5日	深夜，海南省海口市で1例の PCR 検査陽性。美蘭国際空港の貨物会社で貨物運搬係。8月4日に発熱外来で発見。国内外のリスクエリアの訪問歴，感染者接触者なし。
8月6日	8月5日 19 時現在，武漢市における全員 PCR 検査では 903.9 万人の検体採取を完了。8月5日，中国の不活化ワクチン開発で，デルタ株の分離はすでに成功しシノバック社がデルタ株向けにワクチンの緊急使用を申請。7月 20 日のスリランカにおけるデータからシノ

	ファーム社の現行の不活化ワクチンでもデルタ株に対して保護率 68%と発表。上海市政府が 34 条の民政方面の対策を発表。老人ホームにおける面会は原則停止。出入り管理も 48 時間以内 PCR 検査陰性証明・行程カードチェックの強化。高齢者食堂の部外者の管理強化。中・高リスクエリアではデイサービスの中止。児童福祉施設への出入りの管理強化。ホームレス・物乞いへの PCR 検査・肺 CT・血液検査や，公園や高架道路下などの見回り対策，保護策を強化。その他，葬儀場・宝くじ売り場・結婚登録所などへの防疫対策が上海市民政局から発表。
8月7日	江蘇省揚州市。揚州市では 3 回目の市中心部全市民 PCR 検査(151.97万人)で 13 例の感染者を発見。8 月 7 日 9 時より 4 回目の市中心部全市民の PCR 検査を開始。中国は今年中に 20 億本のワクチンを全世界に供給し，途上国へのワクチン供給のために COVAX にも 1 億米ドルを拠出。今回の中国におけるデルタ株のクラスターの発端ともなった南京禄口国際空港の関係者，南京市副市長，江寧区副書記・区長，南京市衛生当局の書記などを処分。
8月9日	中国各地の疫地を実際に視察した国務院副総理孫春蘭の談話。①中国国内の感染状況はまだ不確定の要素がある。②全国範囲で院内感染対策の検査。患者発見後，24 時間以内に濃厚接触者と集中隔離人員の区域設定を完了させること。③院内感染対策が防疫対策の最低ライン。河南省内の大洪水，さらに暴雨に関連して発生したと思われる鄭州第六人民医院のクラスター発生でデルタ株感染者が増えている河南省。河南省書記は 8 月中に解決ができなければ大変なことになるとして，相当の覚悟での封じ込め指示。
8月10日	江蘇省揚州市では 5 回目の大規模 PCR 検査を開始。8 月 10 日 8 時までに市内 481 カ所のブースで救援も含め約 7,000 人を動員。159.44万人の検体を採取し，25 人の陽性を発見。第 6 回目の PCR 検査も。8 月 10 日，国務院は『全員 PCR 検査管理工作通知』を出し，人口 500 万人以内なら 2 日以内に，500 万人以上なら 3 日以内に全員スクリーニング PCR 検査を実施。
8月11日	国務院の孫春蘭副総理は 8 月 11 日に感染拡大が続く江蘇省揚州市に入り現地を指導。揚州市は現在，地域や家庭内にまで感染が広がっており，底が見えておらず，防疫対策がかなり複雑化して厳しい状態という認識。湖南省張家界市，感染症対策として，即日より市中心部のスーパーマーケット・コンビニエンスストア・米店・果物店・飲食店などを営業停止に。また商品配達の設備や未開封の配達商品に関しては消毒をすることにし，消毒前に各戸へ届けないようにするなどを発表。
8月13日	湖南省張家界市で，7 月 30 日に封鎖され 14 日間の集中隔離となって出られなくなった観光客の第一弾 440 人が開放され家路へ。隔離中

の PCR 検査は 5 回，陰性でかつ接触者になっていない人たちから。地元に戻っても地元で再度集中隔離。国務院によると中国で接種された各種新型コロナワクチンは 18 億 3 千本で，ワクチン接種完了者は 7 億 7 千万人。上海の日本人学校では本来，新学期は対面授業の予定であったが，上海で 8 月 2 日に感染者が 1 人出て中リスクエリア 1 カ所を抱えているため，新学期はオンラインでスタート。揚州市の常務副市長・副市長・区書記などの処分が発表。

| 8月14日 | 中国の航空各社では中国各地で感染者が出ているため，8 月上旬から国内線で機内食の簡素化（パックタイプに），枕・イヤホン・雑誌の提供停止，ブランケットも使い捨てタイプに，乗務員の乗客への一対一挨拶を停止。 |

| 8月15日 | 南京市の小・中・高校，幼稚園は 9 月 1 日から新学期を再開せず，南京市全域が低リスクエリアになって 21 日後から再開すると発表。河南省鄭州市でも一気に始めず，高三，中三，高一・高二，中一・中二，小二〜小六，小一，幼稚園，特殊教育の順に。前提は過去 2 週間に市中感染者ゼロで，それまではオンラインで対応。 |

| 8月16日 | 8 月 17 日 0 時より上海浦東新区川沙内の中リスクエリア 1 カ所が低リスクに。3 回目の全住民 5,000 人の PCR 検査の陰性が判明。8 月 15 日上海市で 1 例の輸入例重症例。南米帰りのデルタ株。発熱と免疫細胞低下。西洋薬＋中医薬の治療継続。南京市では 8 月 15 日に高リスクエリアがゼロに。8 月 16 日からは中リスクエリアも江寧禄口街道 1 カ所のみに。あとは低リスクエリア。8 月 16 日，江蘇省淮安市でも全域が低リスクエリアに。 |

| 8月17日 | 0 時から上海市全域で低リスクエリア。 |

| 8月18日 | 8 月 16 日にシノファームの武漢生物製品研究所が不活化ワクチンとして使うデルタ株の代表ウイルス株を探し出したとのこと。上海松江区中心医院で病院看護師に対する 3 日に一度の定期 PCR 検査で 1 例の確定例。永豊街道倉豊路 855 号が中リスクエリア。濃厚接触者 18 人の PCR 検査陰性の集中隔離・2 次濃厚接触者 100 人の PCR 検査陰性の集中隔離・関係者 9,188 人の PCR 検査陰性，物・環境 PCR 検査 610 サンプルのうち 1 サンプルで弱陽性（自宅トイレ蛇口）。 |

| 8月20日 | 上海浦東国際空港で 2 例の確定例。海外からの貨物を扱うエリアの職員。ワクチン接種済み。上海浦東新区で中リスクエリア 2 カ所。 |

| 8月21日 | 上海市で新たに 3 例の確定例。前日の 2 例の確定例の濃厚接触者から発見。上海浦東国際空港の海外貨物関係の作業員。上海浦東新区で中リスクエリア 2 カ所。 |

| 8月23日 | 上海市で 8 月 20 日，21 日の上海浦東国際空港の確定例 5 例の濃厚接触者 143 人，2 次濃厚接触者 942 人は集中隔離観察中で 2 回目の PCR |

	検査は陰性。また関係者 79,881 人の 2 回目 PCR 検査も陰性。8 月 20 日，21 日の上海浦東国際空港の 5 例の確定例に関してウイルスのゲノムが解析され，いずれもデルタ株だが，中国国内で最近見つかったデルタ株と異なり海外でウイルスに汚染された人・環境からの感染と断定。
8月24日	広州市 CDC が発表した『Emerging Microbes & Infections』に掲載された論文。中国の不活化ワクチンがデルタ株に一定の効果があるとのこと。広州で発生した感染者のデータから解析。2 回接種後の感染保護率 59%，中程度保護率 70.2%，重症化保護率 100%。
8月25日	8 月 24 日，上海市で 2 例の市中感染確定例。上海浦東国際空港の海外貨物担当職員。いずれも濃厚接触者として隔離済みだった。江蘇省揚州市では学校の再開を遅らせることを決定。9 月 1 日から小学 3 年生〜 6 年生と中・高校生はオンライン授業。当面幼稚園と小学 1 〜 2 年は家庭で生活指導。揚州市全域が低リスクエリア 3 週間を達成（感染者ゼロを 3 週間）し，順番に学校再開。再開 3 日前に通知。7 月 20 日から中国（南京市・張家界市・広州市・鄭州市・揚州市・上海市など）では 1,200 例以上の市中感染者が発生，死者 0。重症者は 8 例まで減少。
8月26日	上海市当局によると 15 〜 17 歳へのワクチン接種会場が上海市内 16 の区で 171 カ所設置されており，8 月 24 日までに 19 万本が接種。まもなく 12 〜 14 歳向けへの接種予約を開始。
8月27日	中国におけるワクチン接種は 20 億本を突破し 20 億 391 万 4 千本になり，ワクチン接種完了者は 8 億 8,943 万 9 千人。8 月 26 日，上海浦東で 1 例の確定例。中国籍で海外貨物機作業員。8 月 20 日に濃厚接触者として隔離済み，8 月 26 日に PCR 検査陽性。濃厚接触者 11 人隔離済み。
8月28日	12 時より河南省鄭州市でも全域が低リスクエリアに。
8月29日	8 月 30 日より上海市の PCR 検査料が値下げ，単管で 1 回 60 元。8 月 29 日，中国全土で高リスクエリアがなくなり，中リスクエリア 17 カ所。8 月 28 日，中国で開発され，湖南省・インド・マレーシア・パキスタン・エクアドル・ウズベキスタンなどで行われていた遺伝子組み換えサブユニットワクチンの第Ⅲ期試験の結果を発表。全体保護率 81.76%，重症死亡保護率 100%，アルファ株保護率 92.93%，デルタ株保護率 77.54%。
8月31日	上海の中リスクエリアの一つ，松江区のマンションで 4 回目の PCR 検査の検体採取が完了。9 月 1 日より低リスクエリアに。
9月1日	中国全土で高リスクエリアがなくなる。
9月3日	河南省商丘市でも封鎖エリアが全面解除。

9月4日	0時より上海市で全域が低リスクエリアに。広州市越秀区で海外戻りの隔離用ホテル従業員を対象としたスクリーニング PCR 検査で無症状感染者 1 例。42 歳女性。隔離用ホテル東海大厦従業員。9 月 4 日以前の検査では陰性，9 月 4 日に陽性で無症状感染者。東海大厦とその付近を封鎖して PCR 検査開始。
9月5日	広州市の件では感染源はほぼ確定。9 月 4 日に海外輸入確定例になった人の部屋のゴミを 9 月 1 日午後に回収しておりそこで何らかの暴露があり感染した模様。ゲノム検査でも一致してデルタ株。
9月7日	中国のワクチン接種本数は 21 億 1,308 万 3 千本で，ワクチン接種完了者数は 9 億 6,972 万人に。人口 14 億人で約 7 割の接種完了率。
9月8日	中国は隣国アフガニスタンに 300 万本のワクチンと 2 億人民元（34 億円）相当の食糧や医薬品，越冬に必要な人道物資を贈ることを表明。
9月9日	江蘇省揚州市では市全体で低リスクエリアを達成し，低リスク後の防疫対策も発表。
9月10日	広州市越秀区東海大厦で発生した無症状感染者の濃厚接触者として 9 月 4 日から隔離されていた人から 1 例の無症状感染者。9 月 1 日〜 9 日の 8 回の PCR 検査陰性。9 月 10 日陽性。濃厚接触者・2 次濃厚接触者なし。福建省仙游県で 6 例の PCR 陽性。シンガポール戻りの A が点→点方式移動で 8 月 19 日から仙游県で集中隔離，3 回の PCR 陰性，8 月 26 日から自宅で健康観察。9 月 10 日，A の同居人が PCR 陽性，さらに検査を広げて計 6 例の陽性を発見（3 例の子どもと 3 例の保護者）。中国と米国の共同企業，騰盛博薬が研究している新型コロナの中和抗体 BR Ⅱ -196 と BR Ⅱ -198 の連合療法が，8 月からフランスで第Ⅲ相試験を開始しており，837 例の高リスク患者に対して入院死亡率を 78% 下げたと報道。
9月11日	16 時までに 24 例の感染者。6 例確定，18 例無症状。国家衛生健康委員会が専門家を派遣。デルタ株。中リスクエリア 5 カ所，高リスクエリア 2 カ所。また仙游県では 9 月 11 日から路線バス運休。
9月12日	福建省仙游県楓亭鎮全域が高リスクエリアに指定。9 月 19 日までに福建省莆田市全体の生徒・教師に PCR 検査を決定。また重点人員や泉州市・莆田市から来た生徒・教師には 4 日後に再度 PCR 検査実施へ。福建省莆田市では 9 月 13 日から全市の小・中・高校のオンライン授業に切り替え。なお寄宿制の学校と完全封鎖可能な学校の高校 3 年生は対面授業可能。幼稚園，小学校 1 〜 2 年は自宅で生活指導。福建省厦門市でも 1 例の PCR 陽性。莆田市で報告された確定例の濃厚接触者。厦門で莆田市仙游県楓亭鎮など中・高リスクから戻った人のスクリーニング検査で発覚。9 月 6 日に仙游駅から D3333 列車で厦門北駅に到着，9 月 11 日まで工場で勤務。9 月 12 日の PCR 検査で発見。福建省厦門市で思明区の中華街の一部エリアで封鎖管理を実施。

9月13日	福建省厦門市同安区内で高リスクエリア。
9月14日	福建省厦門市を出る場合は健康QRコードが緑かつ48時間以内のPCR陰性証明が必要に。全市で住宅地・村で人の動きを制限する閉環管理。厦門市ではワクチン接種停止。防疫対策強化のため、0時より厦門市発着の福建省内外を結ぶ長距離バスをすべて運休に。
9月15日	20時より上海市で12〜17歳を対象に外国人向けワクチン接種の予約を開始。教育部によると中国国内の教育系の18歳以上の学生や教職員のワクチン接種完了率は95%，12〜17歳のワクチン2回接種完了率は91%。福建省莆田市ではこの日までに129例の市中確定例，このうち58人が14歳以下（このうち12歳以下は57人），学校でクラスター発生。厦門国際会展中心に臨時PCR実験室を設置し10万人分の結果を3時間で出せる体制に。
9月16日	福建省厦門市，18時より同安区を封鎖。国務院の記者会見でCDCの専門家は福建省で発生しているクラスターの感染源とされるシンガポールからの輸入例に関して抗体検査・ゲノム検査・疫学調査の結果から，隔離期間中に感染した可能性が非常に高いという見解。中国のワクチン接種本数は21億6,142万8千本になり，ワクチン接種完了者は10億1,158万4千人。
9月17日	福建省では9月10日〜17日8時までに感染者累計272例（確定例263例）。ゲノムは56例で分析済み，デルタ株。いずれも同じ感染源とみられる。また全省で新たに学生・教職員のPCR検査を開始。全体の82.2%，701万人検体採取済み。
9月18日	福建省漳州市でも一部エリアで封鎖コントロールエリア，管理コントロールエリアを設定，厦門大学附属中山医院本部で封鎖管理，外来および救急業務を停止。中国のワクチン接種本数は21億7404万3千本になり，接種完了者は11億人で，接種完了率は78%に。福建省厦門市では市内全域でレストラン・食堂・コンビニエンスストア・カフェなどのホール内飲食を禁止。デリバリーのみ。露天も指定の早餐工程の露天以外禁止。
9月19日	新型コロナウイルスの中間宿主がネズミ目の動物である可能性を発見。鐘南山院士のグループが論文（Yuyi Huang et al：SARS-CoV-2: Origin, Intermediate Host and Allergenicity Features and Hypotheses. Healthcare 9（9）：1132, 2021）を発表。この段階で福建省全省で296カ所，35,691部屋の隔離施設（ホテル）を準備し，29,355人が集中隔離中。
9月20日	厦門空港から出発する航空便はすべて欠航，厦門の鉄道駅でも乗車券の販売を停止。福建省厦門市では2回目の全市民PCR検査が完了。10人プール方式で27例の感染者を発見し，26例は同安区，1例は海滄区から。スピードアップし500万人ほどのPCR検査を1日で完了で

きるようになったとのこと。続いて9月20日から3回目開始。国務院の孫春蘭副総理が福建省現地入り。これまで9月10日から10日間の福建省の感染数366人。このうち厦門市では1例から31例感染も。確定例では軽症・普通329例，重症3例，危重1例，無症状33例。

| 9月21日 | 黒竜江省ハルビンCDCは巴彦県第二人民医院でPCR検査陽性1例を発見。その後さらに感染者が3人確認されたハルビン市では空港・鉄道・バスなどで市外に出るときに48時間以内のPCR陰性証明必要に。 |

9月22日　黒竜江省ハルビン市では9月22日24時までに南崗区・道里区・松北区・巴彦県の全員PCR検査，9月23日24時までにその他の区県（市）のPCR検査を実施。9月22日24時から黒竜江省ハルビン市南崗区で中リスクエリアが6カ所。厦門市で同安区の1カ所の村と1カ所の住宅地が中リスクエリアから高リスクエリアに。同安区で新たに6カ所の中リスクエリア，湖里区でも1カ所の中リスクエリア。

9月23日　PCR検査の拡大で福建省仙游県楓亭鎮はすでに10回目のPCR検査を完了。厦門市全域のPCR検査はすでに3回目。中国の三葉草生物（Clover Biopharmaceuticals）が開発したタンパク質サブユニット型SCB-2019ワクチンの第Ⅱ相，第Ⅲ相試験でデルタ株に79%，ガンマ株に92%，ミュー株に59%の保護率。全世界で3万人対象の臨床試験，フィリピン・ブラジル・コロンビア・南アフリカ・ベルギーの5カ国で実施。

9月24日　ハルビン市の確定例の足跡から3区1県の1回目PCR検査が完了。315.7万人で29人の陽性以外すべて陰性。確定例の濃厚接触者は1,300人，2次濃厚接触者は2,391人。広西寧明県でベトナムから中国に密入国したベトナム人2人のうち，1人でPCR検査陽性。愛店鎮から密入国し外地へ移動して捕まる。9月24日12時より愛店鎮で封鎖管理開始。

9月25日　福建省莆田市では久しぶりに感染者0（無症状・確定例）。

9月26日　黒竜江省の確定例4例のうち3例はハルビン市で松北区1例，巴彦県1例，木蘭県1例。残り1例は綏化市。濃厚接触者が複数の結婚式に参加しており拡散・複雑化。国務院は木蘭県・松北区・綏化市に専門家を派遣。中国大陸のワクチン接種本数は22億突破し22億20万2千本に。

9月27日　南米チリでシノバックワクチンの6～12歳への大規模接種を開始。

9月28日　9月10日～28日までに累計確定例467例，無症状3例。福建省高リスクエリア2カ所，中リスクエリア30カ所。336例のウイルスのゲノム解析が行われ263例で完全一致のデルタ株。1つの感染源からの感染であることを確認。

9月29日　北京冬季オリンピックの防疫体制が報道される。中国CDCはワクチ

	ンの追加接種は感染リスクの高い重点人員，疫国に行く人から接種完了後6カ月後に接種へ。不活化→不活化と，同じ技術路線のワクチンで接種すること。
9月30日	黒竜江省ハルビン市で4回目の全市民PCR検査を開始。これまで8日間かけて3回の全市民PCR検査，15例の陽性者を発見。
10月1日	福建省莆田市仙游県の住民用集中隔離施設が稼働。PCR検査陰性の場合の隔離施設で，第1期では1,000部屋準備され115人が入居中。WiFi・エアコン・テレビ・給湯器・トイレ・シャワーなど完備。食事なども提供。マレーシア衛生当局は12歳以上の青少年に対して中国のシノバックワクチン接種を承認。ファイザーに続いて2種類目。2021年末までに8割の青少年へのワクチン接種完了が目標。ブラジルBiomm社と中国カンシノが協定を結び，カンシノのワクチンをブラジル衛生当局へ緊急使用申請を出す計画を発表。
10月2日	福建省厦門市同安区で1例の確定例。すでに隔離済みの確定例濃厚接触者から。同安区で全区民PCR検査を開始。
10月3日	福建省厦門市思明区など5つの区で全区民PCR検査を開始。新疆ウイグル自治区伊犁州霍尔果斯市の3日に1回定期PCR検査で陽性2人。無症状でデルタ株。伊犁州にいる観光客も現地に留まるように指示。スクリーニングPCR検査開始へ。
10月4日	福建省厦門市で6回目の全員スクリーニングPCR検査を完了。感染者ゼロを確認。これにより市中感染をほぼコントロールできたと当局が発表。コロンス島などの観光地も徐々に再開。福建省泉州市で全域が低リスクエリアに。
10月5日	新疆ウイグル自治区伊犁州霍尔果斯市で全員PCR検査を実施。重点人員は単管で，一般市民は10人のプール式で38,376全員の陰性を確認。さらに2回目のPCR検査実施。
10月6日	福建省莆田市。市内でクラスターが発生して封鎖されていた仙游県秀嶼区の封鎖コントロール区，管理コントロール区が全面解除。新疆生産建設兵団第四師可克達拉市62団で無症状感染者2例。この師団は霍尔果斯市に隣接，10月3日に霍尔果斯市で2例の感染者が出て以来封鎖管理しており，10月5日までに全員に3回PCR検査。現在4回目の検査を開始。福建省厦門で10回目の全市民PCR検査が完了し，全員陰性を確認。
10月7日	21時より厦門市全域で低リスクエリア。厦門市では9月23日から2週連続新規市中感染者ゼロ。
10月10日	広東省で2.1億本のワクチンが接種され，広東省のワクチン接種完了率は81％に。
10月11日	WHOがSAGE（予防接種に関する戦略諮問委員会）に対して，中国

	の不活化ワクチンを接種した中程度以上の免疫機能不全者や 60 歳以上の高齢者に対して追加接種すべき（should）だと提言。その際，異なった技術路線のワクチンでもよいとのこと。
10月13日	内モンゴル自治区二連浩特市匯通物流園区内で 10 月 12 日に閉鎖管理エリア内定期 PCR 検査で陽性反応，10 月 13 日に閉鎖管理エリア内 32 人に再度 PCR 検査し 1 人陽性確定例。これを受けて二連浩特市行政エリア内で全体スクリーニング PCR 検査実施へ。
10月14日	黒竜江省で最後まで残っていた中リスクエリアが低リスクエリアになり，中国大陸全土で低リスクエリアに。新疆ウイグル自治区のウルムチ経済開発区（頭屯河区）で，貨物取り扱い作業員への定期 PCR 検査で 1 人の PCR 陽性者発見。
10月16日	陝西省西安市で上海からの 62 歳旅行者夫婦が PCR 陽性。内モンゴル自治区・甘粛省など中国西北エリアの行楽客。これより，内モンゴル発とみられるクラスターが中国各地へ拡大していく。
10月17日	寧夏回族自治区銀川市で陝西省西安市で発見された 2 例の感染者の濃厚接触者で 1 例 PCR 陽性。10 月 9 日に甘粛省張掖市で上記の 2 例と合流したあと 10 月 10 日〜15 日まで丹霞・嘉峪関・胡楊林などをレンタカーで旅行。10 月 15 日鉄道で嘉峪関から銀川市に帰宅。10 月 17 日午後より隔離されていた。この日，陝西省西安でさらに 6 例の確定例，1 例の無症状感染者。すでに上海からの高齢者観光客感染例関連で，いずれも同じグループで内モンゴル・甘粛省・陝西省などを旅行していた。甘粛省では，陝西省からの通知を受け，西安市で 2 例の感染者の行動範囲が 10 月 10 日〜15 日にかけて嘉峪関市・酒泉市・張掖市に及んでおり，全省から移動式 PCR 検査車 7 台と 220 人の医療関係者を動員，全員 PCR 検査を行い 45.56 万人分の検体採取を完了。
10月18日	マカオ当局によると，10 月 19 日 12 時よりマカオから珠海に入る人は 48 時間以内の PCR 陰性証明を取得することで隔離なしに。内モンゴル自治区錫林郭勒盟二連浩特市では 10 月 13 日に 2 例の感染者が出たことから，市民の外出を制限し，市への出入りを交通規制し，娯楽施設や宗教施設，民間クリニックなども閉鎖。一部住宅地や大学でも出入り禁止に。額済納旗行政区域では 48 時間の封鎖，観光地の閉鎖などが行われ，大規模 PCR 検査開始。
10月19日	湖南省長沙市でも 1 例の確定例。甘粛省嘉峪関市からの輸入例。40 歳男性で 10 月 17 日に嘉峪関市から長沙市へ出張。甘粛省蘭州市内の甘粛省第二人民医院の PCR スクリーニング検査で 6 例の感染者，このうち 5 例は内モンゴル旅行歴。甘粛省蘭州市城関区で 2 カ所の中リスクエリアを設定。蘭州・酒泉・嘉峪関・張掖の観光地閉鎖，各種イベントや展覧会，文化活動を停止。省外に出る観光ツアーも全

	面停止。甘粛省蘭州市・嘉峪関市から北京への便が1日1便，かつ搭乗率75%に制限。内モンゴル自治区でも中リスクエリア。内モンゴル自治区の額済納旗ではモンゴルとの国境規制，学校も休校。この段階で，感染者は陝西省・寧夏回族自治区・内モンゴル自治区・甘粛省・湖南省・貴州省・北京市豊台区まで拡大。
10月20日	甘粛省蘭州市は10月21日からすべての幼稚園〜高校で休校，甘粛省酒泉市は10月19日から金塔県の小中学校休校。北京市豊台区は10月19日に1例の確定例が出て，その濃厚接触者1人が出た学校を1週間休校に。陝西省西安市の雁塔区の小中学校は午後半日休校し，全教職員・生徒のPCR検査を実施。
10月21日	内モンゴル自治区額済納旗内に高リスクエリアを設定，二連浩特市で3カ所の中リスクエリア。同時に，家から一歩も出られない封鎖コントロールエリアと，買い物などの外出が制限される管理コントロールエリアが12時より設定。北京市当局の記者会見によると，北京で発生したウイルスもデルタ株で，ゲノム解析の結果，北京市で発見されている海外輸入例ウイルスとは一致せず，最近発生している甘粛・陝西省などのウイルスと一致。甘粛省の蘭州中川空港ではこの日より24時間以内のPCR検査陰性証明がなければ甘粛省から出られず。
10月22日	貴州省遵義市では，映画館・カラオケボックス・雀荘・バー・ネットカフェなどを閉鎖へ。結婚式など人が集まるイベントも禁止。寧夏回族自治区のCDCによると，銀川で発見された1例目患者のウイルスを解析したところ，デルタ株（B.1.617.2系列）で，陝西省（西安）で報告された確定例とほぼ一致。呉中市と銀川市の確定例のウイルスのゲノムもほぼ一致。
10月23日	北京市昌平区で6例の確定例が出た関係で，北京市昌平区で住宅地1カ所が高リスクエリア。中国文化旅行部では，感染拡大を防ぐため，高・中リスクエリアのある省（区・市）に関して，省を跨ぐツアー商品や「航空券＋ホテル」商品の発売を即時停止することを厳格に行うよう通知。西安市でも空港の出入りに48時間以内のPCR検査陰性証明が必要に。甘粛省張掖市で一般車両が通行禁止に。河北省石家庄市裕華区で1例PCR陽性。濃厚接触者の隔離，住宅地の封鎖，住民のPCR検査を開始。甘粛省文旅当局は，甘粛省内の旅行観光活動をすべて停止，観光地をすべて閉鎖，映画館・公共文化サービス施設・ネットカフェなどもすべて閉鎖。
10月24日	四川省自貢市富順県で1例の無症状感染者。北京市公安局は中リスクエリアから北京に戻って発熱等の症状があったのに報告せず，PCR検査等も受けず，勝手に薬を服用して麻雀をした確定例2人を刑事事件として捜査開始。このケースでは麻雀をした8人のうち5人が感

	染，高リスクエリア指定にまで発展。10 月 17 日に解熱剤・鎮咳剤・感冒薬などの医薬品購入者の実名登録義務を怠った薬局の責任者 2 人，10 月 22 日に北京市昌平区の封鎖エリアの住宅地柵を乗り越えて脱出しようとした住民 2 人も刑事事件として立件。
10月25日	内モンゴル自治区額済納旗では，防疫対策のために住民および観光客の外出を一切禁止に。違反者には民事・刑事責任も。
10月27日	河北省石家庄市では，省 CDC が確定例のゲノムを解析したところ，デルタ株で，甘粛・内モンゴルとほぼ一致。山東省五蓮県で 10 月 27 日までに 6 例の確定例が確認された段階で中リスクエリアも出ており，五蓮県では小・中・高校，幼稚園が休校，山東省全域で省外への旅行を禁止。
10月28日	上海市で 6 〜 11 歳のワクチン接種登録を開始。15 時 20 分頃，上海発，北京南行きの高速列車 G14 で乗務員 1 人が確定例の濃厚接触者と判断され，山東省済南西駅に緊急停車，車内の濃厚接触者 1 人と 2 次濃厚接触者 211 人を集中隔離と消毒。この日，G108 列車でも河北省で乗務員 1 人が他地域で確定例の濃厚接触者と判断されたため緊急停車，車内の濃厚接触者 1 人，2 次濃厚接触者 133 人を集中隔離。
10月29日	上海市で 11 月 1 日より，全市の 18 歳以上で 2 回目接種完了後 6 カ月経った中国籍を対象にワクチンの追加接種開始と発表。第 4 回上海輸入博参加者の入場時 48 時間以内 PCR 検査陰性証明取得の利便性向上のため，参加証所持者を対象に 11 月 1 日〜 10 日で 24 時間 PCR 検査場を市内 37 カ所で開設。甘粛省蘭州市では感染状況を考慮して，①感染者が生活していた社区は封鎖コントロール区域，②感染者が仕事などで活動していたエリアを管理コントロール区域，③上記以外のエリアを防範区域に指定。
10月30日	内モンゴル自治区では，現在，エリア内国境での鉄道や道路の旅客対応を停止。貨物輸送は稼働。
10月31日	上海ディズニーリゾートで，外省疫学調査の通知により即刻入場停止。屋内の一部アトラクション停止。すでに入場した人は出口で PCR 検査。CDC の要求で，24 時間後にさらに PCR 検査。12 日間の自主健康観察。10 月 30 日，31 日に上海ディズニーリゾートとディズニー小鎮に行った人はただちに PCR 検査し，各地区に登録するように通知。また 2 日間の自宅隔離と 12 日間の健康管理。1，2，7，14 日目に PCR 検査を行い，最初の 2 日間は登校・出勤禁止。（結局，この件では上海市で感染者は出ず，11 月 3 日より営業再開）

2021 年 12 月 13 日現在の中国大陸の感染状況

【新規】

・市中感染確定例 51 例（浙江省 44 例，内モンゴル自治区 5 例，黒竜江省 1 例，陝西省 1 例）

・海外輸入確定例 25 例

・市中無症状感染者 4 例（すべて黒竜江省）

・海外輸入無症状感染者 11 例

・死者 0 例

【累計】

・入院中市中確定例 913 例（重症重篤例 18 例）

・入院中海外確定例 518 例（重症重篤例 4 例）

・入院中海外輸入無症状感染者 399 例

・入院中市中無症状感染者 46 例

・医学観察中の濃厚接触者 58,721 人

・累計確定例 99,856 例

・死者 4,636 例

（2021 年 12 月 14 日　国家衛健委発表のデータより）

　2021 年 12 月 13 日には，12 月 9 日に PCR 検査で発見された天津市で隔離中の海外輸入無症状感染者から中国大陸初のオミクロン株が検出されました。今日も「動態ゼロコロナ」を目標に対策は続く……。

あとがき

　予想通り，2021年も新型コロナの影響で日本に戻ることなくあっという間に1年が過ぎてしまいました。2020年1月16日に新型コロナ禍前最後の日本出張から上海に戻って以来，かれこれ2年近く日本に行くことができていないことになります。日中間を移動するにあたっての最大の障害は，空港での感染リスクと，中国に戻るときに課される強制隔離，そして高騰した航空券や隔離等にかかるコストの問題です。上海の場合，2021年11月の段階でもホテルでの集中隔離2週間，自宅での健康観察1週間と計3週間は拘束されることになるうえ，これに日本に戻ってからの自宅での隔離期間も合わせると計1カ月以上の時間が防疫対策のために消えてしまうことになります。当面，以前のように気軽に日中間を移動するようなことはまだまだ難しいでしょう。

　一方で，私たちの上海での暮らしは，2020年の春頃は出勤もできず自宅に籠もっていましたが，それ以降はコロナ禍前とほとんど変わらず，旅行へもいけるようになりましたし，会食も安心してできるようになっています。診察も途切れることなく継続できています。仮に散発的にでも感染者が出れば，ここ上海でも一時的かつ局所的な厳戒態勢になりますが，上海だと大体2週間我慢すればまた通常通りに戻り，「常態化」（警戒しながらも日常生活を継続する）対策が継続されます。

　世間ではしばしば，日本など世界の一部の国々で行われている「ウィズコロナ対策」と比較して，「中国のゼロコロナ対策」と，やや皮肉を込めていわれることを目にしますが，実は中国は現段階で決して新型コロナウイルスの撲滅を目指しているわけではありません。もちろん撲滅できることが望ましいわけですが，いまの全世界の状況をみると限りなく不可能になってしまいました。いくら国内でゼロコロナ（感染者や入院者がゼロ）が達成できても，毎日海外からの輸入感染例があり，コールドチェーンの輸入食品などからもウイルスが運び込まれてくるからで

す。むしろ，中国がいま行っている対策は，人口 14 億人の巨大かつ複雑な国で犠牲者を最小限に食い止めるために考えられた，いわば「中国式ウィズコロナ対策」（中国では「動態ゼロコロナ」と呼ばれています。動態ゼロコロナとは感染者が出続けても再びゼロに持っていく対策のことをいいます）の結果と考えるほうが自然だと思います。そして世界で新型コロナが落ち着き，治療薬が普及し，ワクチン接種が行き渡るまで時間稼ぎをしているのです。本書でも度々登場する鐘南山院士や張文宏主任も，このことを幾度となく国民に向けて発信しています。人それぞれに個性があるように，それぞれの国が抱える事情は異なり，対策方法がまったく違うのは当然で，未知の感染症に対して，犠牲者をできるだけ出さないように，それぞれの政府が取り組める対策を最大限に行っていくしかありません。これらには決して優劣はないのです。

　私は中国で働く医療者の一人として，中国在住の日本人が少しでも正しい情報に基づいて行動できるように，武漢が大変だった頃から SNS 通じて中国から発せられる情報を整理し発信するように心がけました。背景には 2003 年の SARS の頃，中国で留学していた自分自身がなかなか正しい情報にありつけず，日本や欧米諸国のマスコミ情報に色々と翻弄された苦い経験がありました。その時の経験から，まずは私たち自身の中国での日常生活を淡々と SNS などで呟くことが重要であることに気がつきました。日常生活そのものから，中国の感染症対策の一端を垣間見ることができるからです。しかし時間の経過とともに，どうも中国で行われている実際の対策が的確に日本に伝わっておらず，日々もどかしく感じるようになりました。とくに，マスコミなどで中国事情が紹介されても極めて断片的なうえ，むしろ興味本位の情報がインターネット上に溢れ，裏情報みたいに聞こえてくるデマ情報が，あたかも事実のようにもてはやされ，それらが徐々にインターネット上だけでなく実社会でも一人歩きするようになり，私たち現地在住者にとって必要な中国の新型コロナ対策の核心が一向に世界に伝わっていないことに不安を感じるようになりました。そして実際に武漢での流行の頃から現在まで私た

ち自身が体験したことを，記録に残すことも社会的に意義があるのではないかと思い至りました。2020年1月から2021年10月まで私たちが上海での実生活を通して新型コロナと対峙した記録が本書になります。

さらに上海で暮らすだけでなく，湖北省武漢市をはじめとして，東北地方各省，江蘇省揚州市や福建省泉州市など新型コロナが収束したばかりのエリアを実際に自分の足で歩いてみました。回復した街の活気を感じつつ，そこで知り合った現地の人たちからも色々と貴重な体験を伺うことができました。ここで共通して感じたのは，人それぞれが自分たちのできる範囲で，自分たちや家族の命を守るために奮闘していたということです。決して政府にいわれたから行動するというレベルではありませんでした。日本でも，国民一人ひとりが対策に十分に気をつけていたのと同様に，中国でもこうした一人ひとりの新型コロナとの闘いが，中国国内の感染拡大防止に大いに役立っていたことは間違いありません。

本書でもう一つ取りあげたかった大きなテーマは，中国の新型コロナ対策で欠かすことのできない中医学の積極的な活用です。日本でも一時，中国では「怪しい漢方薬」を使っていると報道されていたようですが，これも断片的な情報しか日本語になっていませんでした。そもそも中国では，大きく分けて西洋医学と中国伝統医学の医師ライセンスがあり，日常的にお互いが対等にかつ協力し合って病気を治療し，患者も自分の好みに応じて治療を選択することができる環境ができています。中国の長い歴史のなかで，中医学は常に感染症と闘ってきており，豊富な経験の蓄積があります。このことを認識せずに，中国の新型コロナ対策を語ることはできません。決してサプリメントを服用するような感じの漢方薬ではないのです。実際に，デルタ株が中国各地で散発的にみられるようになっても死亡例はほとんど出ておらず，人工呼吸器やECMOを使うような重篤例の患者も回復しています。その背景には常に中医学の存在がありました。そして，いまでは後遺症に対しても中医学を活用した対策が考え出されています。こうした感染者一人ひとりに対して，中国

では国をあげて西洋医学だけでなく，中医学でフォローする方針がコロナ禍の当初から現在まで続けられています。

　新型コロナのような未知の感染症が流行した場合，症状から処方が組み立てられる中医学の役割は非常に重要で，かつ中医学は中国に根ざしている文化の一つでもあるため，一般市民にも受け入れやすいという背景もありました。また，西洋医学で開発された様々な高価な新型コロナの治療薬と違って安価に手に入るうえ，すぐに処方を出すことも可能です。こうした中国の経験は，中医学をルーツにもつ日本の漢方でも決して活用が不可能ではなかったはずですが，残念なことに，新型コロナを漢方薬で早期治療するという発想は，なかなか日本では受け入れられませんでした。日本の累計患者数や死者数が，中国の数を軽く越えてしまった現在，そして多くの方がいまなお後遺症で苦しんでいるなかで，日本でも中医学や漢方の活用をもっと真剣に考えてもよいのではないかと思います。いまの日本の現状は，われわれ中医学や漢方に携わる医療者として非常に残念に思いますし，まだまだ普及のための力が足りないことを痛感させられました。

　こうした色々な思いを込めながら，2021年秋にようやく本書を書き上げることができました。2021年11月の段階では，内モンゴル自治区など中国内陸部を発端としたクラスターや，遼寧省大連市の輸入品を扱うコールドチェーンをきっかけに広まったクラスターがまだ完全には沈静化していませんが，政府と国民一人ひとりの地道な対策で今回もきっと収束に向かうことでしょう。すでに2週間連続ゼロを達成した地域も出始めてきました。このように日々刻々と状況が変化し，常に新しい情報が更新されるなか，本書の出版にご尽力くださった東洋学術出版社の井ノ上匠社長には心よりお礼申しあげます。また，さまざまな情報を提供してくださった中国在住の日本人の皆さま，中国各地に点在する私の現地の友人，色々とアドバイスをくださった中国各地の中医学の専門家の皆さまにも深く感謝いたします。そして日々の勤務の間に，原稿執筆

に奔走していた私を支えてくれた家族にも感謝します。

　少しでも早く全世界で新型コロナが沈静化し，私たちの日本への一時帰国が実現し，日本の皆さまに直にお会いできることを楽しみにしています。また皆さまにも中国に来ていただいて，いまの中国の本当の姿をじっくりと見ていただきたいです。

　最後に全世界で新型コロナに感染して亡くなった皆さまへご冥福をお祈りいたします。

　　2021 年 11 月　初冬の寒さを感じるようになった上海浦東新区にて
　　　　　　　　　　　　　　　　　　　　　　　　藤田　康介

索　引

用　語

人　名

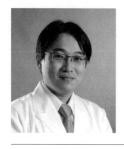

【著者略歴】

藤田　康介（ふじた　こうすけ）

1974 年	大阪府生まれ　カナダ・三重県・奈良県育ち。
1996 年	上海上陸
1999 年	中国政府全額奨学生
2002 年	上海中医薬大学医学部卒業
2005 年	上海中医薬大学大学院　医学修士（中医内科学）取得
2005 年	中国執業医師資格取得（中国の医師資格）
	2008 年 上海中医薬大学大学院　医学博士（中医内科学）取得
	（中国の中医師としては日本人初）
	上海中医薬大学附属竜華医院・上海市徐匯区中心医院などで研修
2008 年	上海鼎瀚中医クリニック勤務
2013 年	中国永住権取得
2014 年	上海 TOWA クリニック勤務
2016 年	中医内科主治医師資格取得（外国人初）
2020 年	大阪大学大学院医学系研究科（先進融合医学共同研究講座）招聘教員就任
現　在	上海 TOWA クリニック中医科 主治医師・医学博士

大阪大学大学院医学系研究科招聘教員。
脈景健康管理有限公司 中医 AI 開発日本顧問。NPO 21 世紀の医療医学を考える会 理事・スタッフ中医師。NPO TCM 小児推拿協会 副理事長。日本中医薬学会 評議員 国際交流委員会副委員長。日本温泉気候物理医学会会員。奈良今井町町並み保存会会員。上海奈良県人会会長。

| 訳　書 | 『標準・中医内科学』（東洋学術出版社） |
| 著　書 | 『中医養生のすすめ～病院にかかる前に～』（東洋学術出版社） |

公式 HP：mdfujita.jp/　Twitter：twitter.com/mdfujita

上海清零 〜上海ゼロコロナ大作戦〜

2022年1月11日　　　第1版　第1刷発行

著　者　　藤田　康介

発行者　　井ノ上　匠

発行所　　東洋学術出版社

〒272-0021　千葉県市川市八幡2-16-15-405

販売部：電話 047（321）4428　FAX 047（321）4429
　　　　e-mail hanbai@chuui.co.jp

編集部：電話 047（335）6780　FAX 047（300）0565
　　　　e-mail henshu@chuui.co.jp

ホームページ　http://www.chuui.co.jp/

カバーデザイン──山口 方舟

印刷・製本──株式会社丸井工文社

◎定価はカバーに表示してあります　◎落丁，乱丁本はお取り替えいたします

2022 Printed in Japan ©　　　ISBN 978-4-910643-56-4 C0047

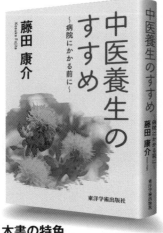

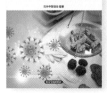

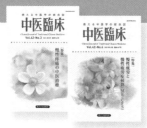